· 大国医经典医案赏析系列 ·

费伯雄

经典医案赏析

总主编　李家庚

主　编　林俊华　李成年

中国医药科技出版社

内 容 提 要

费伯雄（1800~1879年），字晋卿，江苏省武进县孟河镇人。曾两度应召入宫廷治病，先后治疗皇太后肺痈和道光皇帝失音证，均取得显效。为此获赐匾额和联幅，称道其是"活国手"。

本书以疾病归类方式精选费氏医案，包括内、外、妇、儿各科，从诊治思路、处方用药等方面进行了评析，重点阐发其精妙之处，以启迪后学。

图书在版编目（CIP）数据

费伯雄经典医案赏析/林俊华，李成年主编．—北京：中国医药科技出版社，2015.1（2024.8重印）．

（大国医经典医案赏析系列）

ISBN 978－7－5067－7077－4

Ⅰ.①费…　Ⅱ.①林…②李…　Ⅲ.①医案－汇编－中国－近代

Ⅳ.①R249.5

中国版本图书馆 CIP 数据核字（2014）第 246971 号

美术编辑　陈君杞
版式设计　郭小平

出版　中国医药科技出版社
地址　北京市海淀区文慧园北路甲 22 号
邮编　100082
电话　发行：010－62227427　邮购：010－62236938
网址　www.cmstp.com
规格　710×1020mm $^1/_{16}$
印张　17
字数　268 千字
版次　2015 年 1 月第 1 版
印次　2024 年 8 月第 2 次印刷
印刷　大厂回族自治县彩虹印刷有限公司
经销　全国各地新华书店
书号　ISBN 978－7－5067－7077－4
定价　35.00 元
本社图书如存在印装质量问题请与本社联系调换

《大国医经典医案赏析系列》

编委会

总主编 李家庚

编　委 （按姓氏笔画排序）

马维平	叶　勇	吕文亮	刘松林
李云海	李成年	李家庚	肖万泽
邱明义	宋恩峰	陈　雨	林俊华
范　恒	周燕萍	胡锡元	陶春晖
黄廷荣	崔金涛	蒋跃文	谢沛霖
樊　讯	戴天木		

《费伯雄经典医案赏析》

编委会

主　编　林俊华　李成年

副主编　赵厚睿　张智华　肖毓光

编　委　林俊华　李成年　赵厚睿　张智华

　　　　肖毓光　樊　云　黄　芳　王　玲

　　　　王朝阳

前　言

　　医案，古时称为诊籍、脉案及方案，现在亦称为病案、案典。医案是中医临床实践的记录，体现了理法方药的具体运用。中医医案起源极早，其萌芽可追溯到周代，《左传》及先秦诸子著作中亦散在记载关于医家诊治疾病的过程，可视为医案之雏形。现存最早且记录比较完整的病案为淳于意的诊籍，每则载有患者姓氏、住址、职务、病名、脉象、治法及预后等内容，涉及内、外、伤、妇、儿各科病证，诊法以脉为主，兼有病机分析，治法有药物、针刺、熏洗等，用药或汤或丸或酒。秦汉以降，医学崇尚方书，直至隋唐五代，医案未能取得突破性发展。宋金元时期为医案空前发展的阶段，宋代许叔微的《伤寒九十论》，是我国现存最早的医案专著。该书将常见的伤寒病证方分为 90 种，每证一案。立案严谨，内容全面完整，且以《内经》、《难经》、《伤寒论》等经典著作为依据，对医案加以剖析，颇有启发。然纵览许多名家医案，其并非简单的诊疗纪实，也不同于一般的病历记录，而是取材于大量病案中的验案总结，蕴涵着医家心法和创意，反映了医家临床经验和学术特点，启迪思维，给人以智慧。因此，医案不仅是医学发展的奠基石，也是中医理论形成的最基本元素。

　　大国医是指在中医药历史发展过程中，具有较大声望和非凡中医造诣，对中医药事业发展具有推动作用的著名中医。《大国医经典医案赏析系列》，收集明清及民国时期著名中医医家如喻嘉言、尤在泾、叶天士、吴鞠通、程杏轩、王旭高、费伯雄、陈莲舫、张聿青、丁甘仁、张锡纯、曹颖甫、章次公等的经典医案，这 13 位医家均为当时名噪一时，并对后世影响深远的中医大家。丛书以各医家医案为分册，以临床各科常见疑难病为主题，内容涉及内、外、妇、儿等临床各科，选录医家具有较高临床价值的病案进行分析、辨别、评按。

1

　　总的编写原则：依据医家原病案体例，始录该医家原始病案，后对该病案进行赏析，重点揭示案例之精要，指明名医独特之学术思想、知常达变之诊治技巧和用药特色。力求使整个内容突出科学性、先进性、实用性，更进一步贴合临床。

　　是书由湖北中医药大学李家庚教授担任总主编，各分册主编聘请湖北中医药大学、湖北省中医院、武汉市中医院、华中科技大学协和医院、武汉大学人民医院、江汉大学、湖北省高等中医药专科学校等单位的知名中医药专家领衔。几经寒暑，焚膏继晷，数易其稿，终得完功。然因时间仓促，编者学识有限，古今语言差距，理解角度有别，难免挂一漏万，或有未合之处，尚祈学者不吝赐教，以便再版时修改。

大国医经典医案赏析系列编委会

2014 年 9 月 24 日于武昌

编者的话

费伯雄（1800～1879年），字晋卿。江苏省武进县孟河镇人。费伯雄生长在世医家庭，家学渊源，先儒后医。悬壶执业不久，即以擅长治疗虚劳驰誉江南。道光年间（1821～1851年）曾两度应召入宫廷治病。先后治疗皇太后肺痈和道光皇帝失音证，均取得显效。为此获赐匾额和联幅，称道其是"活国手"。至咸丰（1851～1861年）时，费氏医名大振，远近求医者慕名而至，门前时常舟楫相接，孟河水乡小镇此时也以医药业发达而成为一个繁盛地区。费氏博学通儒，医术精湛，人称其以名士为名医，蔚然为医界重望。

费伯雄先生几十年行医生涯积累了丰富的临证经验，平素治学颇多心得，乃着手著书立说。他认为医学发展至今芜杂已极，必须执简驭繁，救弊纠偏，以使后学者一归醇正。所著医书，尤于杂病最详，略于伤寒，最初著有《医醇》（24卷），毁于战火，后撮其要义，辑成《医醇剩义》（4卷），总结了他一生治疗杂病的学术经验。其余有《食鉴本草》（1册）、《医方论》（4卷）、《怪疾奇方》（10卷）和《留云山馆文诗钞》等。

本书以疾病归类方式精选费氏医案，包括内、外、妇、儿各科，从诊治思路、处方用药等方面进行了评析，重点阐发其精妙之处，以启迪后学。《费伯雄经典医案赏析》编写分工：在林俊华教授的亲自指导下，李成年、赵厚睿、张智华、肖毓光等老师参与了本书的编写工作，花费了大量的时间和精力，具体分工如下：内科部分由樊云、黄芳、王玲和肖毓光老师负责，外科部分由王朝阳老师负责，妇科部分由张智华老师负责，五官科、小儿科和皮肤科部分由赵厚睿老师负责；最后由李成年、赵厚睿、张智华和肖毓光老师负责审稿；李成年老师负责定稿。本书可供临床中医师及学习研究中医者参考。

由于编者水平有限，不当或错误之处在所难免，恳请广大读者批评指正。

编者
2014年8月

目录

第一章 内 科

第二章　外　科

第三章　皮　肤　科

第七章　妇　科

第一章 内 科

一、伤寒

案1 暑湿外感案

某　伤寒四肢倦怠，食少胸痞，加味神术汤主之。

茅白术各一钱　赤苓三钱　全当归二钱　佩兰叶二钱　半夏曲三钱　生苡仁三钱　荷叶一角　生姜一片

【赏析】

此案之伤寒属广义伤寒，实因暑湿外感所致。脾主四肢肌肉，今湿困脾阳故四肢倦怠。又湿阻脾胃气机，失于运化，故食少胸痞。此病重在脾虚湿盛，兼有表证，故治疗当以健脾为主，佐以芳香化湿。神术汤出自《重订通俗伤寒论》，其组成是藿香、苍术、新会皮、楂肉、砂仁、川朴、炙甘草、焦六曲，主治饮食不洁，湿浊中阻，恶寒发热，胸膈痞满，腹痛吐泻，舌淡苔腻，脉沉实。费氏用神术汤之义而未尽用其药，方以苍术燥湿以健脾，白术健脾以利湿，茯苓健脾利水，半夏曲健运脾胃而化痰湿，薏苡仁健脾利湿，共奏健脾燥湿之功，又以佩兰、荷叶消暑利湿而醒脾，生姜解表护胃，当归活血以利除湿。

案2 外感表邪，内伤饮食案

某　胸闷，不时寒热，邪滞郁结，结胸拒，宜解表和中，兼以导滞。

豆豉三钱　藿梗一钱　连翘一钱五分　前胡一钱　瓜蒌仁三钱　川朴（姜汁炒）一钱　枳实一钱　川郁金二钱　赤茯苓三钱　大荸荠三枚

【赏析】

　　本案因外感表邪，内伤饮食所致，外邪未解，故身有寒热。中焦气机郁滞，故胸闷结胸。治宜解表和中，兼以导滞。方用豆豉、藿梗、前胡、连翘辛凉解表，瓜蒌仁、川朴、枳实、郁金消食导滞、宽胸理气。赤茯苓行水，利湿热，荸荠具有清热生津，凉血解毒的功用。表邪得解，邪有出路则正气通畅，逆邪自除矣。

案3　表邪兼里热案

　　某　心烦口渴，内热恶寒，四肢厥冷，桂枝合泻心汤。

川连三分　桂枝六分　陈皮一钱　砂仁一钱　葛根二钱　神曲三钱

【赏析】

　　此案是表证兼有里热的典型病例，恶寒者，为表证之确证，心烦口渴者，为内热炽盛。外寒内热，气机不畅，不达于四末，故四肢厥冷。其治宜以解表为主，兼以清里热，故方用桂枝合泻心汤。桂枝汤和泻心汤均为《伤寒杂病论》方，分别为解肌发表及清泻里热，本案取其意，以桂枝一味代替桂枝汤，以黄连一药代替泻心汤。又以神曲、陈皮、砂仁行气消食，以助黄连散其内热，用葛根佐桂枝解肌发表、生津止渴，以解表邪。

案4　邪入少阳案

　　某　邪入少阳，湿蕴阳明，寒热月余，胸闷呕恶，头痛口干，脉弦滑而数，症势非轻，始拟和解宣化。

　　前柴胡各四分　法半夏一钱　桑叶二钱　赤苓二钱　桔梗一钱　枳壳一钱　象贝三钱　佩兰一钱　姜竹茹二钱　鸡苏散（包）三钱　鲜佛手一钱　荷叶一角　麦芽三钱

【赏析】

患者寒热月余已入少阳，胸闷、呕恶、头痛、口干、脉弦者，均为邪入少阳之征，呈小柴胡汤证，呕恶兼脉滑数者，为痰热内蕴，故断为湿郁阳明。故处以小柴胡汤、温胆汤、鸡苏散加清宣肺胃邪热之品，其中柴胡和解少阳，鸡苏散清热利湿，前胡、桑叶、荷叶、桔梗清解里热，法半夏、赤茯苓、竹茹、麦芽、浙贝清化痰湿。

案5 伤寒少阴案

某　肾气厥逆，气喘汗出，手足厥冷，舌白脉细，大有亡阳汗出之患。姑拟全真一气汤加减。

潞党参　大麦冬　北五味　川郁金　厚杜仲　甘杞子　广皮白　制附子
淡干姜　上沉香　旋覆花

【赏析】

此案为伤寒之少阴症，皆因伤寒日久，最后传至少阴所致，因此治宜补肾纳气，回阳救逆，方用全真一气汤，而全真一气汤出自《冯氏锦囊·药按》卷二十，方由熟地、制麦门冬、白术、牛膝、五味子、制附子、人参组成，其本意救阴回阳，因本案以肾气虚衰为主，故去滋腻之熟地，入中焦之白术及活血行气之牛膝，用麦冬、五味子加用潞党参、郁金以益气健脾、滋阴补肾，以杜仲、枸杞配以干姜附子汤来温里散寒、回阳救逆，沉香、旋覆花纳气平喘并助摄纳外散之浮阳。

二、感冒

案1 外感风热案

某　外感风邪，发热咳嗽，咽喉作痛，宜祛风清热，兼以化痰。

桔梗—钱　生甘草五分　冬桑叶—钱　蝉蜕—钱　薄荷—钱　连翘二钱　杏仁

三钱　象贝三钱　云苓二钱　鲜竹叶三十张

【赏析】

外感风热之邪，故发热咳嗽、咽喉作痛，其必有咯吐黄稠痰，治宜祛风清热，兼以化痰。方以桑叶、蝉蜕、薄荷、连翘、鲜竹叶祛风清热解表，杏仁、象贝、茯苓止咳化痰，桔梗、甘草利咽止痛，佐以止咳。

案2　外感风邪案

某　外感风邪，发热恶寒，头痛脉浮，舌白，治宜疏解。

荆芥一钱　光杏仁三钱　豆豉三钱　香附二钱　桑叶二钱　苏梗三钱　大力子三钱　前胡一钱　赤芍二钱　新会皮一钱　佛手八分

【赏析】

此案为外感风邪所致，发热恶寒并见为外邪郁表之证，与头痛脉浮共为太阳病之脉证。舌白者，当为苔白，表明其在上焦卫分，未及脏腑。故治疗当疏解太阳之表。方以荆芥、豆豉、桑叶、苏梗、牛蒡子、杏仁、前胡疏风清热，香附、陈皮、佛手行气理气，赤芍清热凉血，全方共奏疏风解表之功。

案3　外感风热兼内伤食滞案

某　外感风邪，内有食滞。发热恶寒，胸闷不舒，治宜表里双解。

青蒿一钱　葛根二钱　前胡一钱　薄荷一钱　陈皮一钱　连翘二钱　豆豉三钱　制半夏一钱　神曲三钱　生熟谷芽各三钱　荷叶一角　姜一片

【赏析】

此患者因外感风热之邪则发为寒热并见，内伤食滞故胸闷不舒。治当辛凉解表，消食导滞。方用青蒿、葛根、薄荷、前胡、连翘清热，陈皮、神曲、谷芽、荷叶、法夏、生姜消食导滞。费氏喜用荷叶，无论外感内伤，但凡纳呆者，用之在外可清暑化湿，在内可行气除湿而醒脾。从李东垣对荷叶的论述可略得其妙："荷叶之体，生于水土之下，出于污秽之中，而不为污秽所染，挺然独立。其色青，形乃空，因而象风木者也。食药感此气之化，胃气何由不上升乎?"

案4 内伤七情兼外感风邪案

某 恼怒伤于七情，肺胃外受风邪，寒微热甚，气急咳嗽，腋胁胀闷，肢节酸麻，当疏解和达。

苏子叶各一钱 杏仁三钱 橘红络各一钱 前胡一钱 象贝三钱 黑栀三钱 沉香四分 薄荷一钱 枳壳一钱 蔻仁四分 荆芥一钱 酒芩一钱 竹茹二钱

【赏析】

患者因七情过激，恼怒伤肝，致肝气郁滞，故腋胁胀闷。郁而化火，木火刑金而致肺失肃降而气急，又肺胃外受风邪，致肺胃失降，故咳嗽气急。内在肝郁气滞，外有邪阻经络，故肢节酸麻。当疏解和达者，和者，调和气机之意，达者，使气机达于四末也，一谓应疏散外邪以解表，二谓疏肝理气。故宜疏肝解郁、疏散风邪、化痰降逆止咳。方用橘络、枳壳、沉香以疏肝解郁，用苏叶、薄荷、前胡、荆芥疏散表邪，山栀、酒芩清肝经郁热，橘红、杏仁、竹茹、苏子、象贝、豆蔻仁化痰止咳，全方共奏解表清热、化痰止咳之效。尤其沉香一药，其归肾经，具有行气止痛，温中止呕，纳气平喘的功效，多用于胸腹胀闷疼痛，胃寒呕吐呃逆，肾虚气逆喘急等症。

案5 外感暑湿案

某 感冒暑邪，寒热日作，胸闷头痛，脉来濡数，拟用疏解。

豆卷四钱 神曲三钱 荆芥穗一钱 藿梗一钱 苏梗一钱 生草五分 枳壳一钱 新会皮一钱 赤茯苓二钱 蔻仁五分 川朴一钱 法夏一钱 谷芽三钱 青荷叶一角

【赏析】

薛生白在《湿热病篇》中说："太阴内伤，湿饮停聚，客邪再至，内外相引，故病湿热。此皆先有内伤，再感客邪……"叶天士亦云："长夏湿令，暑必兼湿。暑伤气分，湿亦伤气。"此案因感受暑热之邪，而暑热又多夹湿，因而出现寒热日作、胸闷头痛、脉来濡数等症。而先生治疗暑邪为病多以疏解为主。豆卷、荆芥、藿梗、苏梗、荷叶疏风清热，枳壳、陈皮、茯苓、蔻仁、厚朴、法半夏行气燥湿，神曲、谷芽健脾消食，生甘草则调和诸药，兼以化痰。全方以疏散表邪、健脾燥湿为主。

案6　外感湿温兼内蕴痰热案

某　时温感冒，著于太阳、阳明，遂头般皆痛，恶寒发热，口燥作恶，无汗，脉来缓浑，邪滞交阻，拟解肌疏邪，冀透汗为幸。

豆卷五钱　薄荷一钱　葛根二钱　枳壳一钱　焦白术二钱　荆芥一钱　秦艽一钱半　法半夏二钱　藿香二钱　酒芩一钱　抑青丸六分　茅根四钱　竹茹一钱半

【赏析】

费氏治病之方善化裁变通，学前人用方之意，能熔经方、时方于一炉而不拘于一格。本案因感受时温，侵犯太阳、阳明二经所致整个头痛、发热恶寒、烦躁无汗等症，治宜解肌疏表，透汗为佳。方用豆卷、薄荷、葛根、荆芥、藿香、黄芩、茅根疏散太阳之表邪，用枳壳、白术、秦艽、法半夏、左金丸、竹茹清解阳明之痰热。

注：抑青丸即左金丸。

案7　疏风解表，清热利湿案

某　时温感冒，发热头痛，少汗，脉来浮数，治宜解表。

豆卷三钱　枳壳一钱　生甘草五分　荆芥一钱　陈皮一钱　左秦艽一钱　苏梗一钱　赤苓三钱　茅根四钱　神曲三钱

【赏析】

此案为感冒时温所致，故脉浮数，又因湿热蕴结于里，不得宣泄故见少汗，湿热壅滞经络不通则发热头痛。因此治疗当以辛凉解表为主。方中重用豆卷、茅根、赤茯苓，佐以秦艽来清热利湿；荆芥、苏梗辛散解表；因湿邪易于困脾伤脾，故配用枳壳、陈皮、神曲、生甘草健脾行气以利除湿，共奏疏风解表，清热利湿之功。

三、风温

案1 外感风热，内伤食滞案

某 风邪夹滞，发热头痛，胸中饱闷，干咳，舌苔白腻，防延春温转惊，先拟透邪导滞治之。

荆芥—钱 姜半夏—钱半 豆卷三钱 前胡—钱 青陈皮各—钱 枳实—钱 防风—钱 焦山楂三钱 粉葛根二钱 白茅根（去壳）四钱

【赏析】

风温乃春季感受风热邪气所致之温病。初起以发热，微寒，头痛，咳嗽，口微渴，舌边尖红苔薄白，脉浮数为主要临床特点。此案因外感风热、内伤食滞所致，故治宜疏风透邪，佐以消食导滞。方中豆卷、葛根、前胡、白茅根辛凉解表，配用荆芥、防风以加强解表之功，青皮、半夏、陈皮、枳实和胃理气，助山楂消食化积，且用姜半夏以加强解表和胃之力，诸药协同，共同发挥透邪导滞之功。

案2 风热犯肺案

某 风热犯肺，咳嗽喉痛，发热形寒。胸闷食少，先宜疏解。

桑叶 杏仁 蝉蜕 桔梗 豆豉 大力子 甘草 象贝 赤苓 蒌皮通草 茅根

【赏析】

此案是因风热犯肺、肺失清肃所致，肺受温热之邪，上熏口咽，故口渴，咽痛；肺失清肃，故咳嗽。邪犯中焦脾胃，故见胸闷食少。治当辛凉解表，透邪泄肺。方中桑叶、蝉蜕、豆豉、牛蒡子辛凉解表，杏仁、桔梗、象贝、赤茯苓、瓜蒌皮止咳化痰、宽胸理气，通草、茅根利尿泄热，甘草调和诸药。

案3　清热泻火，解表行气案

某　有汗而热不解，名曰风温，脉来弦数。治当清解。

青蒿一钱半　黄芩一钱半　赤苓二钱　川朴一钱　抑青丸四分　葛根一钱半　枳实一钱　陈皮一钱　丹皮一钱　通草四分　佩兰一钱　竹茹二钱

【赏析】

温者，火之气也，自口鼻而入，内通于肺，所以说"温邪上受，首先犯肺"。肺与皮毛相合，所以温病初起，多见发热头痛，微恶风寒。治宜解表行气，清热泻火，方中用青蒿、黄芩、竹茹、抑青丸（黄连、吴茱萸）清热泻火，茯苓、厚朴、枳实、陈皮行气燥湿，葛根、佩兰疏利表邪，丹皮清热凉血，通草利水，使邪有出路，全方共奏清热泻火、解表行气之功。

案4　表里同病案

某　肺受风热，邪从其合，移于大肠，以致作咳作泻，宜表里同治。

嫩桔梗一钱　江枳壳一钱　赤苓二钱　嫩前胡一钱　生熟苡仁各三钱　淡酒芩一钱　统车前三钱

【赏析】

肺与大肠相表里，肺热移于大肠，故患者有咳嗽、泄泻之证。治疗宜清热宣肺、止咳化痰，方中黄芩清肺热，桔梗、枳壳、前胡止咳化痰，茯苓、薏苡仁、车前草利水通淋，使湿热邪气从小便而出。

案5　热入气分案

某　风热上壅，先宜疏解。

老苏梗　薄荷叶　粉葛根　白茅根　荆芥穗　赤茯苓　新会皮　白蒺藜

连翘壳　香豆豉　甘菊花　夏枯草　淡竹叶

【赏析】

风热上壅即风热袭表，临证应以上焦头面及心肺症状为主，治疗应辛凉解表、清气分热为主。方中苏梗、薄荷、葛根、荆芥、豆豉疏风解表，连翘、菊花、夏枯草、竹叶、白茅根、赤茯苓清热利尿。白蒺藜味苦辛，性微温，有散风疏肝、行气破血、祛风明目等功效，此处用之主要取其散风解表之功。叶天士云："大凡看法，卫之后方言气，营之后方言血"、"在卫汗之可也，到气才可清气，入营犹可透热转气"，费氏治疗风温风热上壅之证不用大苦大寒之药，而用清气分热之连翘、菊花之类，可见其深得叶氏之心。

四、春温

案1　肺胃郁热案

某　风邪内郁肺胃，遂成春温，旬日热盛，其咳不爽，气急烦躁，胸腹痞痛，鼻衄，幼孩当此，势非轻浅。

豆卷三钱　丹皮一钱半　前胡一钱　炙桑皮二钱　葛根一钱半　杏仁（打）三钱　枳壳一钱　车前子三钱　法夏二钱　防风一钱　茯神三钱　茅根四钱　姜汁炒竹茹二钱

【赏析】

此症因风邪内郁肺胃，郁至春天而化热，出现肺胃郁热证，而肺胃郁热证见发热、气急、烦躁、胸腹痞痛不适、鼻衄。幼儿外感病症变化较速，邪热可入里伤阴，故言"势非轻浅"。本患者为热入营阴、耗血动血，治当清热凉血、止咳化痰、佐以理气止痛，方中豆卷、葛根、防风疏散风邪，姜竹茹、枳壳、法半夏清胃化痰兼以宽胸止痛，丹皮、车前子、茅根清热凉血以止痛，前胡、杏仁、桑白皮泻肺化痰止咳，茯神养心安神。

案2　春温夹湿案

某　春温夹湿，症延五朝，热成烦躁，口极渴而所饮不多，自胸脘至少腹皆拒按，呕恶，面色黯滞。舌苔糙白，吴氏所谓白砂苔，热极不变黄色者，脉左浑数，右手沉滑，温邪夹痰夹滞，滞阻三焦，表里之气不通，酷似伤寒大结胸症，殊属棘手，拟方候裁。

薤白头一钱半　淡豆豉三钱　枳实一钱　旋覆花（包煎）一钱半　葱白头五寸　枇杷叶二片　鲜石菖蒲一钱　瓜蒌三钱　花粉四钱　鲜竹叶三十张　大荸荠三枚　淡海蜇（漂淡后入煎）一两

【赏析】

春温病是发生于春季的初起即以里热为主的温病。春温病发病急骤，初起就可见高热，烦渴，甚则痉厥。一般来说，变化较多，病情较重。此症是因为春温夹湿，病情又延误五日所致，患者白砂苔（水晶苔）特征为白厚干硬，糙如砂皮，为邪热迅速化燥入胃，津液大伤之征。吴又可："舌上白苔，干硬如砂皮，一名水晶苔。乃自白苔之时，津液干燥，邪虽入胃，不能变黄，宜急下之。"其温邪夹痰夹滞，表里之气不通，治疗当解表通里、清热养阴并行。方中豆豉、葱白祛风解表，薤白、瓜蒌、枳实宽胸理气化痰以止痛，鲜石菖蒲、枇杷叶、旋覆花和胃降逆以止呕，天花粉、鲜竹叶、大荸荠、淡海蜇清热养阴，全方协同则表里得通，痰邪可解。

案3　外感风热失治内传阳明案

某　热邪内陷，神昏谵语，大便不通，宜表里并解。

酒川连四分　黑栀三钱　连翘二钱　前胡一钱　薄荷一钱　瓜蒌仁四钱　淡酒芩一钱　法半夏（梨汁炒）一钱　江枳壳一钱　川朴一钱　鲜竹叶三十张　大荸荠三枚

【赏析】

此案系因外感风热失治，热邪内传阳明而致神昏谵语，大便不通，治宜疏散表热，清解里热。方中连翘、前胡、薄荷、竹叶疏散表热，黄连、黄芩、栀子清解里热，瓜蒌仁、法半夏、枳壳、厚朴宽胸理气，而重用瓜蒌仁则有通便泄里热之效，荸荠养阴生津。

案4 肝气郁结，热邪内陷案

某 恙由情志不遂，肝郁生火，兼温邪内陷，热郁生痰，痰火上升，绕漫心包，清阳之气失旷，以致神识不清，汗多肢冷，脉伏舌灰，口干欲饮，阴液下耗，虚阳上越，内风萌动，将内闭外脱，危险之症也。急拟清心豁痰，开窍清神，以望转机，候明启政。

连心麦冬　玄参心　连翘心　鲜石斛　石菖蒲　川贝　钩钩　朱茯神　郁金　天麻　莲子心　灯心　竹叶卷心　竹沥　珠粉　姜汁　牛黄清心丸（化服）

【赏析】

此案因素有肝气郁结、郁而化火，又温热之邪内陷、炼熬津液而生痰，此痰此火，上扰心包，蒙蔽心神；所以治疗急宜清心豁痰，开窍清神。方剂中用竹沥、姜汁、鲜石菖蒲汁、川贝来豁痰开窍，以开心包之闭。这里生姜汁与竹沥同用，一寒一温，相互为用，既护胃又止呕，共奏化痰之功。连翘、灯心轻扬宣透，透热转气。麦冬、玄参心、连翘心、鲜石斛、郁金、莲子心、牛黄清心丸等诸药协同以清心火、化痰，茯神、珍珠粉安神定志。

案5 热入营分案

某 温邪十天，身热发斑，神昏不清，防其剧变，候高才政之。

淡豆豉二钱　黑山栀三钱　前胡二钱　枳壳一钱半　桑叶二钱　赤芍一钱半　大力子三钱　连翘壳二钱　朱茯神二钱　竹茹一钱半　玉雪丹（开水化服）一粒

【赏析】

此案为感温邪日久所致身热发斑，神昏不清等热入营分证，故治宜清营透气，方中淡豆豉、山栀、桑叶、牛蒡子、连翘、前胡、竹茹清气分热，枳壳理气化痰，赤芍清热凉血，朱茯神宁心安神，另加玉雪丹重清营分之热以防热入血分之变。

案 6　外感时温失治致邪传少阳案

某　时温得汗不解，而寒热口苦耳鸣，脉来弦数，邪传少阳，拟进和解。

青蒿一钱半　桔梗一钱　生甘草五分　大豆卷三钱　郁金二钱　藿苏梗各一钱半　赤苓二钱　枳壳一钱　福曲三钱　炒谷芽三钱　青陈皮各一钱　茅根四钱　竹茹三钱

【赏析】

此案因感受时温后汗解不得法，故致邪传少阳，治宜和解少阳，兼清表热，方中青蒿、竹茹、郁金、枳壳、青陈皮和解少阳兼清其热，大豆卷、藿梗、苏梗清解表热，桔梗、生甘草利咽止痛，赤茯苓、茅根利水渗湿，建曲、炒谷芽消食化积，全方共奏和解之功。

案 7　外感温邪夹湿案

某　温邪夹滞，发热胸闷，饱不能食，宜清热导滞。

青蒿梗一钱半　前胡一钱　薄荷一钱　连翘一钱半　川朴一钱　赤苓三钱　六神曲三钱　统车前三钱　生熟谷芽各三钱

复诊：加豆豉三钱，葛根三钱，荸荠三枚，荷叶一角。

【赏析】

此案为感受温邪夹食滞所致之发热胸闷、饱不能食等症，故治宜清热导滞，方用青蒿梗、薄荷、前胡、连翘清热解表，赤茯苓、车前利水通淋，神曲、厚朴、生熟谷芽健脾和胃，消食调中。

复诊则在原方的基础上加豆豉以加强解表之力，加用葛根、荸荠以升胃津，加荷叶醒胃，并增强健脾和胃之功。

案 8　邪热入营案

某　温邪五朝，壮热不退，口干欲饮，神昏谵语，脉数苔黄，此乃邪热入里，化火生痰，痰热上蒙，神明散乱，虑其痉厥，姑宜清宫汤加减。

玄参心二钱　连翘心二钱　银花三钱　黑山栀三钱　川贝二钱　郁金二钱　钩藤（后入）三钱　酒炒黄芩一钱　青蒿一钱半　石菖一钱半　卷心竹叶二十张　白茅根四钱　紫雪丹（冲服）四分

【赏析】

本证乃感温热之邪五日后，邪热内传营分，耗伤营阴所致。邪热传营，伏于阴分，入夜阳气内归营阴，与热相合，故身热夜甚；营气通于心，热扰心营，故神烦少寐、时有谵语；邪热深入营分，则蒸腾营阴，使血中津液上潮于口，邪热初入营分，气分热邪未尽，灼伤肺胃阴津，则必见身热口渴、苔黄燥。方中玄参滋阴降火解毒。温邪初入营分，故用银花、连翘、竹叶、山栀、青蒿、黄芩清热解毒，轻清透泄，使营分热邪有外达之机，促其透出气分而解，此即"入营犹可透热转气"之具体应用。川贝、郁金、石菖蒲、白茅根清热除湿化痰，钩藤、紫雪丹清热平肝、安神定志。

案9　温热之邪灼伤阴液案

某　发热日久，津液不足，口内作渴，宜养阴清热。

川石斛三钱　花粉三钱　牡丹皮二钱　青蒿梗一钱半　黑山栀三钱　南沙参四钱　茯苓二钱　前胡一钱　薄荷一钱　郁金一钱半　连翘二钱　淡竹叶三十张

【赏析】

此病案因感受温热之邪日久，灼伤阴液，导致阴津不足，治宜养阴清热，方中石斛、天花粉、沙参甘寒养阴佐以清热，薄荷、连翘、前胡、竹叶清气分之热，丹皮、青蒿、山栀、茯苓清营分之热，加用郁金凉血清心解郁以除心烦。

案10　热邪化燥伤阴案

某　时邪化燥。伤阴劫液，壮热口渴，神志不清，舌糙焦黄，齿垢不润，脉沉数。颇虑肝风内动，内闭外脱之险，勉拟增液承气法。

鲜生地四钱　玄参二钱　花粉三钱　连心麦冬二钱　青蒿二钱　鲜石斛四钱
生甘草五分　生军三钱　玄明粉（冲化）一钱

【赏析】

此案因感受时邪化燥，劫灼阴液所致，临床出现一派燥热伤阴之象，如壮热口渴、舌糙焦黄、齿垢不润等症，治宜滋阴清热，通腑泄热。拟用增液承气汤之法来滋阴壮水，通便泄热，方用生地、玄参、天花粉、麦冬、石斛来滋阴清热，用青蒿来清解少阳之热、以防肝风内动，大黄、芒硝润肠攻下，清泄内热。阴虚液枯，燥屎不行，下之徒伤其阴，润之又有恋邪之弊。增水行舟之法，以使燥屎顺流而下。硝黄配增液汤，下之而不伤其阴，增液汤伍硝黄，润之而无恋邪之弊。患者壮热口渴，神志不清，舌糙焦黄，齿垢不润一派热邪伤阴之像，恐增液汤犹有不及，故又加入鲜石斛滋阴润燥。

五、暑湿

案1　暑湿内阻，气痹不宣案

某　暑湿内阻，气痹不宣，寒热胸痞，腹满便溏，头疼眩晕。

陈香薷八分　薄荷六分　猪茯苓各二钱　川朴（姜汁炒）一钱　酒木通八分
泽泻二钱　川郁金三钱　煨葛根二钱　煨木香五分　炒苡仁三钱　白蔻仁四分　南
沙参四钱　鲜荷叶一角　荷梗一尺　生姜一片

【赏析】

此案断为暑湿内阻、气痹不宣所致。因暑湿停阻胸膈则寒热胸痞，停阻脘腹则腹满便溏，气痹不宣则头疼眩晕，治宜清利暑热、行气祛湿，方用香薷、薄荷、葛根、荷叶、荷梗清暑解表，茯苓、猪苓、泽泻、木通利尿祛湿，薏苡仁、白蔻仁健脾利湿，厚朴、郁金、木香行气除痹，因暑热易于伤阴，故佐以南沙参滋阴清热。全方共奏清利暑热、行气祛湿之功。

案2 暑湿发热，湿浊困脾案

某 暑湿发热。

豆卷三钱 苏藿梗各一钱 陈皮一钱 法夏一钱半 赤白苓各二钱 枳壳一钱
光杏仁三钱 佩兰一钱 白通草五分 桑叶一钱半 荷叶一角

【赏析】

此病案因暑湿发热，湿浊困阻，脾失健运，热蕴湿中所致，患者多有身热
不扬、周身重楚、脘痞不饥、口淡不渴、大便溏滞不爽、舌苔白腻、脉濡等症，
治疗宜清热祛暑、芳香化浊、健脾除湿，费氏选用豆卷、桑叶清热解表，苏梗、
藿梗、佩兰、荷叶芳香化浊，陈皮、半夏、枳壳、杏仁健脾除湿化痰，赤白苓、
白通草清利水湿，全方共奏清利暑热、芳香化浊、健脾除湿之功。

案3 气虚复感暑热案

某 动劳伤阳，暑热伤气，遂致寒热不分，脉来浮虚而数，宜清暑和解。

葛根二钱 抑青丸四分 桔梗一钱 青皮一钱半 枳壳一钱 益元散（包）三
钱 酒芩一钱 赤苓三钱 丹皮二钱 通草八分 赤芍一钱半 生甘草五分 鲜竹叶
三十张 荷叶一角

【赏析】

此病案是因劳作后耗损阳气，又感受暑热而致寒热往来，脉来浮虚而数，
治宜清暑祛湿、和解少阳，方中葛根、益元散、生甘草、竹叶、荷叶清暑益
气，抑青丸、桔梗、青皮、枳壳疏肝理气、和解少阳，黄芩、丹皮、赤芍清
肝凉血，赤茯苓、通草通利水湿。

六、湿温

案1 湿热阻滞三焦案

某 湿温一候，发热无汗，口渴引饮，胸闷作恶，大便燥结，症势极险，

速退为吉。

粉葛根二钱　麸炒枳实一钱　老苏梗三钱　酒黄芩一钱　赤苓三钱　神曲三钱
光杏仁三钱　桔梗一钱　白蔻仁五分　青蒿梗一钱半　鲜荷叶一角

【赏析】

本证为湿热为患、湿滞三焦，口渴引饮者为津液已伤、症势险恶，治以清热祛湿、佐以滋阴退热，方中黄芩、葛根、苏梗清上焦湿热兼以解表，荷叶、枳实、神曲、蔻仁健脾宽胸除中焦之湿，杏仁、桔梗利咽兼化痰湿，青蒿、茯苓利水以清利下焦之湿热，另外方中葛根、荷叶能升津以止渴。费氏对于湿热一病，尤喜用鲜荷叶一药，正如李东垣对荷叶的论述："荷叶之体，生于水土之下，出于污秽之中，而不为污秽所染，挺然独立。其色青，形乃空，因而象风木者也。食药感此气之化，胃气何由不上升呼？"

案2　湿温内伏，湿重于热案

某　湿温内伏，舌强不语，脉沉肢厥，谨防邪陷，拟方候政。

炒苍术　杏仁　枳壳　川朴　郁金　法半夏　橘红　柴胡　苡仁　桔梗
独活　蒌皮　枇杷叶

【赏析】

此病案因湿温内伏，且湿重于热，故脉沉肢厥，痰湿阻滞胸中，蒙蔽心窍，舌为心苗，故舌强不语；治宜燥湿化痰，佐以宽胸理气；方用苍术、独活、橘红燥湿化痰，厚朴、半夏、薏苡仁健脾除湿化痰，柴胡、郁金疏肝以健脾，瓜蒌皮、枇杷叶、杏仁、桔梗、枳壳宽胸理气、化痰除湿。

案3　暑湿为患，胃气上逆案

某　时邪发呃，宜降逆和中。

酒炒黄连四分　淡吴萸三分　赤茯苓三钱　广藿梗一钱　新会皮一钱　制半夏
一钱半　广木香五分　春砂仁一钱　佩兰叶一钱　白蒺藜三钱　粉葛根二钱　佛手

片五分 姜竹茹—钱

【赏析】

呃逆是指胃气上逆动膈，以气逆上冲，喉间呃呃连声，声短而频，难以自制为主要表现的病证。患者为感受暑湿时邪、引胃气上逆而发呃逆，呃声多洪亮有力，冲逆而出，此症常常伴有口臭烦渴、多喜冷饮、脘腹满闷、大便秘结、小便短赤、苔黄燥、脉滑数等证。治法宜清胃和中、降逆止呃。方中黄连、吴茱萸、竹茹清降胃火，茯苓、藿梗、陈皮、半夏、木香、砂仁、白蒺藜、佛手理气和中，佩兰叶、葛根解表退热，全方共奏降逆和中之效。

七、伏暑

案1 伏暑绵延，耗伤胃阴案

某 伏暑延绵三旬，发热不清，入夜更甚，胸闷口干，胃阴已伤，余邪未楚，症势非轻，宜存阴清宣。

金石斛 青蒿 杏仁 抱茯神 郁金 花粉 知母 白薇 钩钩 全瓜蒌 炒竹茹 藕 更衣丸

【赏析】

所谓伏暑者，不发于暑，而发于深秋霜降立冬前后，但以暑湿或暑热见证为主者。此案因感受伏暑、延绵三旬、耗伤胃阴导致正虚邪恋之症，因其病程长，缠绵难愈，故病情较重，其治宜滋阴养胃、清利虚热，方用石斛、知母、天花粉、藕滋养胃阴，杏仁、全瓜蒌宽胸理气，钩钩、茯神、更衣丸宁心安神，青蒿、竹茹、白薇、郁金清利虚热。更衣丸出自《先醒斋医学广笔记》卷一，由朱砂、芦荟组成，具有泻火，通便，安神功效。治肝火上炎，肠热便秘，目赤易怒，头晕心烦，睡眠不安。

案2 素体亏虚复感暑湿案

某 平昔操劳过度，思虑伤及心脾，兼之郁怒伤肝，左胁结瘕，心悸不麻，脘闷，皆属内伤，迩来寒热，一轻一重，是又外感触动伏暑，内外合邪，气机不宣，先宜和解开导，候症退再商调理。

青蒿一钱半　仙半夏一钱　沙参三钱　佩兰一钱　青陈皮各一钱　乌药一钱半
沉香曲一钱半　香附二钱　郁金三钱　五加皮三钱　炒枳实一钱　赤苓二钱　生草
五分

【赏析】

此案因患者素体亏虚、思虑过度而心脾气血两虚，加之郁怒伤肝，气结胁下而成痞，近来又复感暑湿、引动伏暑，此属本虚标实，治宜急则治其标，予以疏肝理气、理气宽胸、和解暑湿之剂；缓则治本。方用青陈皮、郁金、枳实、香附、乌药、沉香疏肝理气，青蒿、生甘草清热解暑，五加皮、半夏、佩兰、茯苓健脾燥湿化痰，沙参清养胃阴。同时强调等疾病转经再酌情调理，这里既体现了先生的急则治其标、缓则治其本的思想，又体现了先生临床辨证用药的灵活思路。

仙半夏，《本草纲目拾遗》记载："仙半夏，近日诸医皆用之。《纲目》半夏条附方载法制半夏，其制法与此不同。今药肆所售仙半夏，惟将半夏浸泡，尽去其汁味，然后以甘草浸晒，入口淡而微甘，全失本性，名曰仙半夏，并非照方制法，医家亦视虚人有痰者用之，以为性平和而不伤于燥烈，是无异食半夏渣滓，何益之有？"其功效是清痰开郁，行气理痹。

案3　内有伏暑外感风寒之外寒风热案

某　伏暑内蕴，风寒外束，寒热日作，胸闷不舒，头胀且痛。宜疏解畅中。

前柴胡各四分　豆卷在钱　酒黄芩一钱　半夏曲二钱　蝉蜕一钱　伏苓一钱
桔梗一钱　通草五分　佩兰叶一钱　蜜炙枳壳一钱　光杏仁三钱　姜一片　荷叶一角

【赏析】

此案为内有暑热，外感风寒所致的外寒内热症，治疗宜解表清热、健中除湿，方用前胡、柴胡、豆卷、蝉蜕、荷叶辛凉解表，黄芩、杏仁清泄内热，半夏曲、茯苓、桔梗、枳壳、生姜健中除湿，通草清热利尿，佩兰芳香解表、佐以祛湿。

案 4 湿热中阻，阴液亏耗案

某 伏暑秋发，寒热不清，胸闷呕恶，口干舌黄。脉细弦数，阴分素亏，少阳、阳明同病，病势非轻，急宜和解宣化。

前柴胡各五分 青蒿一钱半 川石斛三钱 半夏一钱 黄芩一钱 赤苓三钱 桑叶二钱 大贝二钱 佩兰一钱 鸡苏散（包）三钱 炒竹茹三钱 荷梗一尺 荷叶一角

【赏析】

此病案因感夏天伏暑至秋天发病，故患者表现为寒热不清，胸闷呕恶，口干舌黄等症，究其病机为湿热中阻、阴液亏耗之征，宜清暑解表、清热利湿、佐以养阴。方中青蒿、前胡、柴胡、桑叶、荷梗、荷叶清暑解表，黄芩、半夏、贝母、茯苓、佩兰、鸡苏散清热利湿，石斛养阴清热。

案 5 暑热内伏复感秋凉案

某 伏暑内郁，秋邪外束，寒热头胀。胸闷呕恶，肠鸣泄泻，表里两病，症势非轻，姑拟解表畅中。

藿梗 车前 豆卷 前胡 芥穗 佩兰 六曲 赤苓 枳壳 桔梗 鸡苏散（包） 黄芩（桂枝二分拌炒） 荷叶

【赏析】

本证因暑热内伏、复感秋凉之邪所致，治疗宜清暑解表、清热祛湿，方中前胡、藿梗、豆卷、荆芥、荷叶辛凉解表，黄芩、鸡苏散、车前子（草）、茯苓清热利湿，佩兰、建曲醒胃化湿，枳壳、桔梗宽胸理气。

八、秋温、秋燥

案1 感受秋温失治案

某 秋温五日。寒热较轻，胸闷呕恶，脉弦滑，舌黄腻，邪滞未楚，少阳、阳明不和，仍防传变，再拟和解畅中。

豆卷 山栀 前柴胡 法半夏 黄芩 赤苓 佩兰 枳壳 桔梗 麦芽
青蒿 青荷叶 姜竹茹

【赏析】

此病案因患者感受秋温失治五日，表证未解，又已传变至少阳和阳明二经，表现为寒热较轻，胸闷呕恶，脉弦滑，舌黄腻等症，治宜辛凉解表、和解畅中、清解秋温。方中豆卷、前胡、佩兰、荷叶辛凉解表，法半夏、茯苓、麦芽、桔梗健胃宽中，柴胡、枳壳、青蒿理气和解，山栀、黄芩、竹茹清解秋温。

案2 外感秋温复受夹滞案

某 秋温夹滞。发热胸闷，溲赤无汗，脉来弦细，宜解表畅中。

葛根三钱 法夏一钱 薄荷一钱 制朴一钱 莱菔子三钱 枳壳一钱 陈皮一钱
豆豉三钱 神曲三钱 山栀三钱 泽泻三钱 赤苓三钱 荷叶一角 籼稻青一把

【赏析】

此病案系感受秋温、复受夹滞之困所致，患者表现为发热胸闷，溲赤无汗，脉来弦细等症，治宜清温解表、佐以消食导滞，方用葛根、薄荷、山栀、豆豉、荷叶清温解表，莱菔子、神曲、籼稻青消食导滞，法半夏、厚朴、枳壳、陈皮行气除积，泽泻、茯苓通利小便。

案3 外感秋燥伤阴案

某 秋燥之邪，客于明阳之络，牙龈先痛，继则咽喉咽津纳物皆疼，外恶风而里内热，脉右弦且数，关部滑大，均为邪从火化，宜清泄疏风。

豆卷三钱　柴胡一钱　连翘壳二钱　花粉三钱　薄荷一钱　桑叶二钱　大贝三钱　赤苓三钱　桔梗一钱　夏枯草二钱　石斛三钱　生草五分　竹叶　茅根四根

【赏析】

此病案因感受秋燥、又客于阳明之络所致牙龈痛，又因为秋燥易于伤阴，故咽喉咽津纳物皆疼，因表邪未清又客于阳明之络，故恶风而里内热、右脉弦且数、关部滑大等症，治宜清泄内热、滋阴利咽、佐以疏风解表，方用连翘、夏枯草、茅根、茯苓、竹叶清泄内热，天花粉、石斛、贝母、桔梗、杏仁滋阴利咽，佐用桑叶、豆卷、生甘草、柴胡疏风解表。

九、冬温

案1　感受冬温痞阻胸膈案

某　冬温，发热胸闷，宜解表和中。

苏叶梗各八分　赤苓二钱　枳壳一钱　前胡一钱　薄荷一钱　陈皮一钱　黄芩一钱　桑叶二钱　防风一钱　豆豉三钱　通草五分　白茅根四钱

【赏析】

冬温，指冬季感受反常气候（冬应寒而反温）而发生的热性病。此病案因感受冬温后，表则郁闭腠理，内则痞阻胸膈，因致发热胸闷之症，治宜辛凉解表、宽胸理气，方用苏叶、通草、薄荷、桑叶、防风、前胡、黄芩、白茅根、豆豉辛凉解表，枳壳、苏梗、茯苓、陈皮宽胸理气。苏叶善于治疗风寒表症为主，配以黄芩后，可以发挥其解表之功，并有和中之效，苏梗更有宽胸利膈之用。

案2　感受冬温案

某　冬温邪入太阳，恶寒发热，咳嗽鼻塞，此邪客于表。宜疏解之。

紫苏一钱　荆芥一钱　杏仁三钱　橘红一钱　大贝母二钱　茯苓三钱　生草五分
神曲三钱　桔梗一钱　豆卷三钱　枳壳一钱　茅根五钱　竹茹二钱

【赏析】

此病案为感受冬温之邪所致的初始症状，临床表现为恶寒发热，咳嗽鼻塞等症，治宜辛凉解表、止咳化痰，方用紫苏、荆芥、茅根、豆卷辛散解表，杏仁、橘红、川贝、桔梗、茯苓、枳壳、竹茹理气止咳化痰，神曲消食导滞以利除湿化痰，生甘草调和诸药。紫苏、荆芥性温，但用量极少，与清热解表除湿的白茅根、豆卷等相伍，则无辛温之弊，反增解表之力。

十、霍乱

案1　湿邪阻滞，脾胃不和案

某　湿滞交阻，脾胃不和，胸闷呕恶，肠鸣而泄，防变霍乱，急宜和中、化浊。

煨葛根三钱　藿梗二钱　金石斛三钱　川朴一钱　半夏一钱　陈皮一钱　茯苓三钱　白术一钱　扁豆衣三钱　六曲三钱　车前子三钱　砂仁（后入）五分　熟谷芽三钱　干荷叶一角　伏龙肝三钱（煎汤代水）

【赏析】

此案因湿邪阻滞、脾胃不和所致，治宜健脾祛湿、和胃止呕，方用白术、砂仁、茯苓、扁豆衣、伏龙肝（即灶心黄土）健脾祛湿，厚朴、陈皮行气燥湿，半夏、藿梗温胃止呕，石斛、神曲、谷芽和胃止呕，干荷叶醒胃止呕，车前子利湿止泄，葛根升阳止泄，全方共奏健脾祛湿、和胃止呕之效。

案2　脾胃气虚，湿热内蕴，津液脱失之重症案

某　腹痛吐泻，霍乱症也，势属可虑，当请明师裁酌。

藿苏梗各一钱半　白蔻仁四分　煨葛根三钱　姜半夏一钱半　煨木香五分　陈

皮一钱 猪赤苓二钱 车前子三钱 川朴一钱 左金丸（包煎）四分 泽泻二钱 姜竹茹二钱 益元散（包）三钱 荷叶一角

又方：苏藿梗各二钱 麸炒枳实一钱 六一散（包）三钱 制朴一钱 砂仁一钱 范志曲三钱 姜半夏一钱 川郁金三钱 酒炒木瓜二钱 薤白头一钱 花粉四钱 竹茹二钱 荷叶一角

【赏析】

霍乱症来势急迫凶猛，上吐下泻，既有湿热之邪内蕴而致病势猛烈，又见津液脱失严重，脾胃之气亦失，若不及时控制，可致阳气暴脱。腹痛者，乃因肠胃气机为水湿浊邪所阻，不通则痛。此时可谓寒热虚实错杂，一时攻补失措，病情急重，又颇为疑难，故言"势属可虑，当请明师裁酌"。

此时虽危急重症，亦须勉力为之，针对呕泻、腹痛之外症，以及脾胃气虚、湿热之邪、气机不畅等环节综合对治。拟方以藿梗、苏梗、白蔻仁芳香化湿、宽中行气，煨葛根益胃生津、升阳止泻，姜半夏、陈皮化痰湿以护胃气，又与姜竹茹相伍，可清热化痰，清胃止呕，以降胃气。猪赤苓、车前子清利湿热之邪，有利小便以实大便之功，泽泻、煨木香、川朴化湿行气，宽中止痛，荷叶、益元散（即六一散加朱砂）均为清暑利湿，用于此处可助清除湿热之邪。

方中配以左金丸，即黄连配吴萸。此方本为治疗肝郁化火，横逆犯胃，肝胃不和所致之嘈杂吞酸、呕吐口苦、胁痛，其中黄连清泻肝火，泻胃热，吴茱萸疏肝解郁，并以其辛热之性反佐以制黄连之寒，使泻火而无凉遏之弊，还可平降胃之气逆，所谓"辛开苦降，肝胃同治"之良方也。借用在此处，颇为巧妙：霍乱之症，与湿热之邪有关，其泻势之猛，与湿热痢疾类似，用黄连、吴茱萸、半夏等配伍，取半夏泻心汤之意，辛开苦降，除肠胃之湿热以止泻，散中焦枢纽之郁结，以调畅中焦之气机，而三药皆为止腹痛之良药。

同时又制一方，与上方之意类似，以芳化湿浊、疏畅气机、清化热痰、养护胃气等为法，可能为以备于前方取效后的调理方。

案3　暑湿内存，胃阴内伤，阳气渐衰案

某　霍乱七天，吐泻未止，口干欲饮，烦躁胸闷，脉细数，舌光绛，中薄腻，脾阳胃阴已伤，暑湿郁而未楚，症势沉重，虑有肝风痰厥之忧。急宜扶正存阴，宣化和中。

藿梗二钱　豆豉三钱　黑栀三钱　金斛三钱　左金丸四分　党参三钱　花粉三钱　滑石三钱　茯苓二钱　于术一钱　牡蛎三钱　车前三钱　范志曲三钱　枇杷叶三钱　炒荷叶一角

【赏析】

霍乱吐泻七天未止，一者暑湿之邪存于内，二者已伤胃阴，三者阳气渐衰。口干欲饮，烦躁胸闷，脉细数，舌光绛等，乃阴津耗伤也。舌虽呈光绛，乃阴虚之象，却苔中薄腻，乃内有痰湿之邪，故虑有肝风痰厥之忧。制扶正存阴，宣化和中之法救之。

方以栀子清热利湿除烦，豆豉芳香升散调中，二者相伍为栀子豉汤，共奏清热除烦之功。石斛滋养胃阴，党参、茯苓、白术温补脾胃之阳气，天花粉、牡蛎益胃生津止渴兼以化痰热，藿梗芳香化湿、宽中行气，神曲健胃消食，以和胃气，诸药相伍，以达护胃之功。滑石、荷叶清暑利湿，车前清利湿热，利小便以实大便，枇杷叶和胃降逆止渴，用于此处可助清除湿热之邪。以左金丸辛开苦降，既可清利肠胃湿热之邪以止泻，又可调畅中焦之气机而止呕止痛。全方扶正祛邪并举，扶正以调脾胃阴阳为主，祛邪则清热除湿化痰兼顾，方证相应，效验可期。

案4　寒湿暑交阻中阳大伤案

某　霍乱吐泻交作，腹中绞痛，寒、湿、暑滞交阻三焦，阴阳逆乱，清浊不分，脉细肢冷，症势沉重，颇虑厥脱，姑拟芳香宣浊，以望转机。

藿梗　陈皮　半夏曲　左金丸　白术　茯苓　蔻仁　滑石　车前　六曲

腹皮 荷叶 姜竹茹 伏龙肝

【赏析】

夏月感受寒湿而致霍乱吐泻交作，腹中绞痛。此时寒、湿、暑邪交阻，中阳大伤。现脉细肢冷，欲呈厥脱之象，急宜温阳救逆，再驱其外邪。

方以藿梗、陈皮、半夏曲、白术、茯苓、蔻仁、六曲、伏龙肝等健脾胃之阳气，并宣化中焦湿浊。大腹皮下气宽中、行水消肿，滑石、车前、荷叶清暑利湿，姜竹茹化痰止呕，左金丸清热化湿止呕止泻。全方用药主次分明，惜未列明药量，揣度其意，健脾胃之力必大于驱邪之力，以救厥脱为先。

案5 湿热中阻阳气欲脱案

某 寒湿暑滞，交阻中焦，上吐下泻，脉伏肢冷，证属霍乱，防其转筋内脱外闭之险，拟方候高明政。

藿苏梗 陈皮 川朴 姜半夏 茯苓 车前子 六曲 腹皮 黄连（干姜拌炒） 蔻仁 苡仁 荷叶 伏龙肝

【赏析】

此霍乱仍是夏月感寒湿，暑热、寒湿交阻中焦。上吐下泻即为湿热中阻所致，脉伏肢冷乃吐泻过度引起的阳气欲脱之证。方以藿苏梗、陈皮、川厚朴、蔻仁、大腹皮宽中行气化湿，薏苡仁、姜半夏、茯苓健脾化痰湿，伏龙肝温中燥湿，六曲健脾胃化湿浊，薏苡仁、车前子、荷叶并清中焦湿热。黄连、干姜、半夏相伍，有半夏泻心汤意，辛开苦降，清热化湿，上止呕下止泻中消痞，开通中焦道路。

案6 霍乱后胃阴大伤虚夹湿热之毒案

某 霍乱后，胃阴大伤，虚火湿热上蒸，口糜满布，延及咽喉。内热口干，胸闷呕恶，肝火上逆，肺失清肃之权，咳嗽纳少，脉来沉细而数，舌光，阴分大亏，浮阳上越，阴寒内伏。症属上热下寒，药剂顾此失彼，病势险重，防其汗脱，再拟育阴泄木，扶正清解。

炒潞党　玄参　生甘草　桔梗　茯苓　川石斛　青蒿　白芍　扁豆衣

牡蛎　大贝　谷芽　枇杷叶　干荷叶　鲜青果

【赏析】

霍乱后口糜满布，延及咽喉者，此乃因霍乱吐泻后胃阴大伤，虚火夹湿热之毒上蒸于咽所致。阴虚内热及湿热内蕴均可致内热口干，而胸闷呕恶则为湿热阻滞之见症，阴虚内热者，多引动肝火上逆，木火刑金，可致肺失清肃之权，故现咳嗽之症，胃阴久虚，故纳少。而所现舌脉皆为阴分大亏、虚火上越之象。费氏言症属上热下寒，而尚未述及下寒之症为何，"防其汗脱"一语，似认为阳气亏极，惜其所对应之方药未见记录，"再拟育阴泄木，扶正清解"之语，似为在经前已敛阳固脱之后，再针对现症所施之方案，细审症情确如其言，阴虚火旺至甚，宜育阴泄木，扶正清解之法，理法与症情极为合拍。

方以炒潞党、玄参、生甘草、茯苓、石斛益气滋阴。谷芽健脾养胃，合前药以资后天之本。白芍柔肝育阴泄木，桔梗开宣肺气，枇杷叶、贝母润肺止咳化痰，四药共治肝郁犯肺之咳嗽。干荷叶清暑热之余邪，鲜青果清热利咽、生津解毒，青蒿清热透邪，扁豆衣善清暑湿，对胸闷呕逆之症，四药相伍，既可治咽喉糜烂、胸闷呕恶之现症，又能防余邪滞留。稍加牡蛎者，或为前诊之阳气初固，今仍以此收敛阳气而防阳气脱失，可见处方心思缜密，值得师法。

十一、痢疾

案1　下痢后阳气大伤，寒湿中阻案

某　下痢胸痞，脉沉迟，胸腹痞闷，此乃寒邪内伏，阳气不升所由来也，宜扶土。

广皮—钱　枳壳—钱　炮姜炭八分　木香五分　焦茅术—钱　炒神曲三钱　乌

药一钱半　青皮一钱　焦山楂三钱　川朴一钱　桔梗一钱　姜二片

【赏析】

下痢多因肠道湿热所致，本案为下痢后阳气大伤，湿热之邪从阴化寒，寒湿中阻，故胸腹痞闷而脉沉迟，言脉沉迟者，当有脉弱，脾阳气虚，寒湿阻滞，故宜扶土益阳气而散寒湿。方以焦茅术、广皮、炮姜炭、生姜、炒神曲、焦山楂等温中补气，其中炒神曲、焦山楂健运脾胃，消食和中。枳壳、木香、乌药、青皮、川厚朴等散寒除湿、行气消胀，而以川厚朴之行气消胀之效最著，其善除胸腹痞闷，为临床所习用，今与枳壳相伍更能发挥其消胀之特能。桔梗有宣肺、祛痰、利咽、排脓等功效，此处非为取此功用，而重在与枳壳相伍，一升一降，斡旋中阳之气，既有助于祛除胸闷痞满，也可助脾胃之气通达上下，还利于湿邪之外散。

案2　肺热移于大肠案

某　发热气喘，下痢不止，更兼脉促。此乃是热邪灼肺，肺与大肠相表里，肺热移于大肠，肠既受热，下痢亦固所宜，加以脉促，阳盛阴衰之至，姑宜养阴肃肺，兼以清化之治。

川黄连（酒炒）四分　生地炭三钱　炒丹皮二钱　酒黄芩一钱　酒白芍一钱　南沙参四钱　桔梗一钱　炒枳壳一钱　茯苓三钱　冬术（土炒）一钱　益智仁一钱　木香四分　石莲子（去心、皮）三钱　罂粟壳三钱　杏仁三钱

【赏析】

下痢不止伴发热气喘，为肺热移于大肠，脉促者，为热邪内盛。因肺与大肠相表里，宜肺肠两清，方为得法。方以南沙参润肺清热，并以其止咳化痰平喘。杏仁降气平喘，桔梗宣肺祛痰止咳，二药一升一降，相反相成，使肺气宣降复常，又与南沙参相伍，平喘之力更佳。酒黄芩可清肺肠之热，且与黄连相伍擅治大肠湿热之痢疾。湿热痢疾日久，伤及肠络，易致血痢，血痢者，既为出血，又有留瘀，故用生地炭、丹皮、酒白芍凉血活血止血。枳

壳、木香通行肠腑之气。茯苓、冬术健脾化湿,益智仁温脾暖肾、固气涩精,三药均以健脾为主,恐久痢伤脾,苓、术补而不涩,故不会有留邪之弊。石莲子清湿热,可治噤口痢,罂粟壳涩肠止泻、敛肺止咳,少少用之,有助缓其急症,而无收涩之虞。

案3 下痢日久兼脾肾两虚案

某 痢下纯红,延绵二月余。脾肾两亏必然之理,拟脾肾并补,兼分利调和肠胃之治。

炒于术一钱半　赤白苓各一钱半　炒槐米三钱　赤白芍各一钱半　焦山楂三钱　炒丹皮一钱半　地榆炭三钱　炒泽泻二钱　乌梅炭五分　五味子七粒　补骨脂一钱半　秦皮二钱　炒白扁豆三钱　罂粟壳三钱　茶叶三钱

复诊:上方服后病减六七,加陈棕炭五分　炙升麻四分　荷蒂(炒)七个　潞党参(元米炒)三钱　甘杞子二钱

【赏析】

痢下纯红之血痢最易伤及脾肾之精血,现已延绵二月余,故脾肾两虚在所难免,治之以脾肾并补,兼分利肠胃湿热,并调和肠胃气机。方以炒白术、赤白苓、白扁豆、焦山楂健脾补气,补骨脂温补肾气,赤白芍、炒丹皮、地榆炭清热凉血止痢,炒槐米凉血止血,能治血痢。乌梅、五味子、罂粟壳涩肠止痢,而乌梅炒炭则又能加强止血之力,炒泽泻清肠道湿热,秦皮善清湿热而治湿热痢。全方既治脾肾亏虚之本,又治热毒血痢之标。

复诊时方已见效,故加入陈棕炭、荷蒂以加强止血痢之力,炙升麻升举阳气以止痢,又兼清热解毒除肠道之余邪,潞党参健脾补气,甘杞子补肝肾之精血。

案4 下痢日久脾肾两伤兼湿热留滞案

某 痢经两月,赤白相杂,腹痛不解,后重食少,近日加之小溲不利,

时而坠胀，中气不足，脾肾皆伤，症反转剧。

西洋参（元米炒）一钱 煨葛根三钱 砂仁一钱 煨木香八分 川连四分（吴萸二分拌炒） 酒黄芩一钱 地榆炭三钱 炒白芍二钱 广皮一钱 猪赤苓各二钱 泽泻二钱 川升麻六分 熟谷芽三钱 荷蒂一枚 荷叶一角 陈仓米（煎汤代米）一合

【赏析】

赤白痢日久已伤脾肾，其腹痛后重者，为湿热之邪留滞于肠道，食少、腹部坠胀者，为中气不足而有下陷之势，小溲不利者，为肾气已伤。故拟脾肾两补，兼清利湿热。

方以纯西洋参补气养阴，谷芽、陈仓米、广皮健胃消食，砂仁行气化湿开胃、温脾止泻，荷叶清热利湿醒脾，葛根升举中气。此为扶正固本之法。木香生用行气，煨用止痢，此处取其煨用。川连清热燥湿，酒芩清热燥湿而止血，荷蒂、地榆炭凉血止血，白芍凉血活血，缓急止痛，既能行肠道之血滞，又能治痢疾之腹痛，猪赤苓、泽泻清热利湿，诸药相伍，共治赤白血痢。

案5 暑热下痢，热重于寒案

某 暑热寒滞并阻，腹痛泄泻延久，刻今不爽，内热甚，溺少，势成痢疾，急宜慎口腹。当导滞提邪，分利之治。

赤苓二钱 荷蒂一枚 姜一片 苏藿梗各二钱 煨葛根二钱 煨木香五分 青陈皮各一钱 车前子三钱 焦山楂三钱 独活一钱 中川朴一钱 制香附一钱

【赏析】

本案为暑季所得之痢，故热寒相滞并阻，虽泄泻延久，因表现为内热殊甚，小便量少，仍属湿热痢疾之实证。故宜疏导湿热之邪，分利二便而止痢。

方以赤苓清热利湿解毒，车前子清热利湿。荷蒂凉血止痢。苏梗、藿梗芳香化湿，而苏梗还能治腹胀腹痛。川厚朴行气化湿消腹胀，香附疏肝理气止痛，独活祛风胜湿，"风能胜湿"，以风药治痢独出心裁。此为导滞提邪分利法并用。

又以葛根升阳止泻，煨木香健脾止痢，青陈皮理气健脾化湿，焦山楂健脾开胃、消食化滞。此为祛邪中兼顾脾胃之法。

案6　先疟后痢邪气内陷案

某　先患疟疾，退后复痢，缘邪内陷，腹痛后重，带红无度，苔腻，胸闷，势成噤口。宜导滞提邪。

生熟葛根（土炒）各二钱　川连三分　赤苓二钱　车前子三钱　青陈皮各一钱
独活一钱　枳实（炒）一钱　焦山楂三钱　地榆三钱　桔梗一钱　佛手八分

【赏析】

本案为先疟疾后患痢，此为邪气内陷所致，现赤白血痢，里急后重而腹痛，苔腻，胸闷，显为湿热之邪内阻，故宜清热利湿，行气导滞。

方以生熟葛根并用，一者解肌退热、生津止渴，二者升阳止泻。川连清热燥湿，赤苓、车前子清热利湿解毒，三者均为治痢常用药。青陈皮、佛手行气化痰、健脾和胃而止痛，青陈皮、枳实还可化湿导滞，以治湿热痢疾之腹痛后重。独活祛风胜湿、止痛，治肠道湿热痢而腹痛者颇效。地榆凉血止血而治血痢，桔梗宣肺止咳，用于此处为升提肺气以助止痢。焦山楂健脾开胃、消食化滞，以防痢后肠道食滞而致"食复"。

案7　气滞湿阻案

某　肝脾不调，湿浊阻于气分，腹痛下痢白积。当理气和脾。

当归　乌药　青皮　桂枝　砂仁　云苓　煨木香　枳壳　姜炒茴香　香橼皮

【赏析】

本案之痢以气滞湿阻为主，故下痢白积。气滞于肠道者，因肝主疏畅气机，脾主化生气血，故为肝脾不调，当疏理肝气而和脾。

方以当归补血活血，和营而止痛，且其为血中之气药，还善理肝脾之气。

乌药行气止痛散寒，长于温散下焦之气滞，此处用之，以其温散之力散肠道之湿邪，以其疏导之力行肠道之气滞。青皮理气健脾燥湿，砂仁化湿开胃、温脾止泻，云苓健脾去湿，煨木香行气止痢，枳壳理气宽中，行滞消胀，姜炒茴香理气和胃、祛湿利浊，香橼皮理气宽胸止痛，疏肝和胃，诸药均为行气化湿之品，且肝脾同调，共奏疏散肠道湿滞之功。一味桂枝，能走表入里，可调和营卫、温经通络，以其温通之力，温散下焦之湿邪，与当归相伍，有气血同调之义。

案8　噤口痢之难治案

某　痢下无度，后重不爽，不思纳食，属噤口痢，难治之症。宜培土、导滞、提邪。

木香五分　川连三分（吴萸二分拌炒）　赤白芍各一钱　生熟苡仁各三钱　陈皮一钱　焦山楂三钱　车前子二钱　生熟谷芽各三钱　陈仓米一撮（荷叶包，刺孔入煎）

【赏析】

本案噤口痢已致水米不进，实为难治之症。急宜培土调脾胃，并清热利湿、解毒止痢。

方以木香行气健脾、消滞化湿，川黄连清热燥湿、解毒止痢，车前子健脾利湿止泻，赤白芍缓急止痛，治血痢腹痛，上药共治赤白血痢里急腹痛之症。薏苡仁健脾去湿、清热除湿，陈皮健脾理气化湿，陈仓米、焦山楂健脾开胃、消食化滞，谷芽消食健脾开胃，上药共调脾胃之气，扶正祛邪。方虽简而层次井然，攻守兼备。

十二、疟疾

案1　先天不足，后天虚损之三阴大疟案

某　三阴大疟，先天本亏，后天更弱，邪伏三阴，以致寒热日久，绵延

不止，胸腹胀，胁肋成痞，名曰疟母，口渴咽干。姑拟透解伏邪，再培两天。

前柴胡（各）　砂仁　薄荷　桑叶　生熟谷芽（各）　佛手　荷叶　青蒿梗　炙鳖甲　鲜石斛　鲜首乌　川朴　丹皮　广皮　半夏

【原注】三剂而愈。

【赏析】

本案为先天不足，后天虚损之人所患之疟，所称之三阴大疟者，乃为肝脾肾三阴并损，正气大虚之人罹患疟疾，易成疟母之痞。现口渴咽干，故治宜滋补三阴，并透解伏邪。

方中前胡、柴胡并用，以外散疏解透邪，柴胡还具解疟之效。砂仁化湿开胃，温脾止泻，薄荷透邪解郁，桑叶疏散风热，清肺润燥，荷叶清热解毒，四者气味芳香，均能透邪外出。青蒿清暑泄热，凉血解毒，善透湿邪外散，炙鳖甲滋阴潜阳，软坚散结，善入血络搜邪，二药相伍，入络搜邪使其无所遁形，且鳖甲还能治久疟疟母，消其痞块，与丹皮相伍，凉血散瘀，其消痞块之力更强。

另以补三阴之药以固本，鲜首乌滋补肝肾之阴，鲜石斛滋补胃肾之阴。又以川朴行气化湿消胀、生熟谷芽消食健脾和中，佛手理气化痰、止呕消胀、舒肝健脾，半夏调脾和胃的功效，广皮化痰止咳，诸药共调脾胃之气，扶助正气以驱邪外出，并防其复发。

案2　疟邪阻滞气机渐伤阳气与痰瘀互结致疟母案

某　大疟久延。

前柴胡各八分　苏藿梗各一钱　制首乌四钱　蒿梗二钱　姜一片　荷叶一角　炙鳖甲（打）一钱　法半夏一钱　酒黄芩一钱　象贝三钱　桑叶二钱　煨草果五分　青皮一钱　赤苓三钱

复诊：服药三剂，疟邪已止，胸腹渐舒，尚宜和解，清养并培。

鹿角霜三钱　炙鳖甲（打）二钱　青蒿梗一钱五分　丹皮二钱　鲜石斛三钱

鲜首乌四钱　生龟板四钱　南沙参四钱　前胡一钱　陈皮一钱　法半夏一钱　川朴一钱　薄荷一钱　桑叶二钱　生谷芽三钱

【赏析】

疟病以往来寒热，发作有时为特征，其病位多为半表半里之少阳。疟邪多郁阻气机，气郁者，多痰热，疟病久者反复发作，必致正气渐衰，疟邪可与瘀血痰浊结成痞块，居胁下而成疟母。方取鳖甲煎丸之意，以鳖甲软坚散结，黄芩、象贝清热，前柴胡、桑叶退热，首乌、青蒿、草果均能截疟解毒，其中首乌尚能补益精血，青蒿能芳香透热，草果燥湿祛痰。苏梗、藿梗、青皮、法半夏、赤苓能理气健脾、清热利湿，以扶助正气。

复诊时已见效，仍以和解兼清热养阴为主，以鲜石斛、鲜首乌、生龟板、南沙参、桑叶等滋阴清热，鳖甲、丹皮滋阴凉血散血，前胡、陈皮、法半夏、川厚朴化痰湿，生谷芽健脾，鹿角霜阴中求阳之意。

案3　湿热邪居半表半里之夏秋疟案

某　夏伤于暑，秋冒风凉，致成疟疾。日晡寒热，胸闷食少，大便溏薄。投剂合度，尚宜和解畅中。

前柴胡各一钱　法半夏一钱　酒芩一钱　桑叶一钱　茯苓三钱　青陈皮各一钱　煨草果五分　知母二钱　大贝三钱　车前子二钱　薄荷一钱　川朴一钱　姜一片　荷叶一角

【赏析】

夏秋所致疟疾，据所现之日晡寒热、胸闷食少、大便溏薄等可知，其以湿热为主，邪居半表半里，故仍宜和解畅中为法。以小柴胡汤和解少阳，清半表半里之热邪，以达原饮去芍药而清中焦湿热，加入桑叶、茯苓、青陈皮、大贝、车前子、薄荷皆为健脾扶正、清热化痰。

案4　湿热之邪伤及少阳、中焦之疟案

某　大疟日久，寒轻热重，更兼脘痞，便溏咳嗽，口中作甜，邪痰湿浊

阻中也。

前柴胡各一钱　云茯苓三钱　桔梗一钱　炒枳壳一钱　煨葛根二钱　煨木香五分　法夏一钱　川朴一钱　青陈皮各一钱　酒芩一钱　苏梗三钱　煨草果一钱　姜三片　荷叶一角

【赏析】

据本案之症可知湿热踞于半表半里之少阳及中焦，而便溏咳嗽，口中作甜者，乃中焦脾胃为痰湿所伤。故以和解少阳，健脾化湿清热为法。仍以小柴胡汤和解少阳，透其邪热，云茯苓、煨木香、法半夏、川厚朴、苏梗、青陈皮、桔梗、枳壳健脾理气化痰湿，葛根清透邪热，煨草果除湿截疟。

十三、中风

案1　气血两虚，痰瘀阻络之中风案

某　半身不遂，名曰偏枯。古云：左为血虚，右为气衰，似亦近理。盖营行脉中，气行脉外，气非血不行，血非气不化，气血不能充泽，则半身偏废。有如树木之衰，一支津液不到，则一支偏枯。人之偏废，亦由是也。今偏枯于右，手足弛纵不用，麻木不仁，脉来沉滑，滑者痰也。因平素嗜酒生湿，湿郁生痰，痰湿深入络中。沉痼之疾，非易瘥也。当补气为主，养血佐之，参以化湿通络，使气血充和，湿化痰去，病可望愈。

黄芪　党参　茯苓　姜半夏　石菖蒲　全当归　天麻　陈皮　生薏苡仁　陈胆星　甜瓜子仁　鸡椇子

【赏析】

偏枯之症多因气血不荣所致，前贤经验为左为血虚，右为气衰，费氏似有借用之意。不过对气与血的关系理解应是整体联系而灵活对待的，故其又言气非血不行，血非气不化，二者实不可分离，宜气血并治，只是偏重于气而已，而血亦不可忽视。又因患者之脉来沉滑，为痰湿内盛之象，考其平素嗜酒，易生痰湿，故此人定有痰湿内停无疑。拟补气养血，化湿通络法，方为全面之治。

方以黄芪、党参补气，全当归养血活血，茯苓、半夏、石菖蒲、陈皮、生薏苡仁、陈胆星健脾和胃、祛湿化痰，其中生薏苡仁健脾胃，清湿热，舒筋活络。天麻平肝熄风、祛风止痛，行气活血，临床常用治半身不遂。甜瓜子仁化痰祛瘀而通络，鸡棋子解酒毒之湿热。

案2 脾胃气虚，痰浊阻络之中风案

某 中气不足，痰涎上壅，手足麻木。宜补气化痰。

潞党参 茯苓 冬术 橘红 半夏 炙芪 象贝 僵蚕 姜汁 竹沥

【赏析】

脾胃气虚者，易生痰浊，患者由此发为手足麻木，并见痰涎上壅证，故治宜调补中气，化痰祛湿。

治以六君子汤加味，六君子汤具健脾益气、燥湿化痰之功，加炙黄芪益气补中，象贝、僵蚕、白术、橘红、茯苓、姜汁、竹沥皆能荡涤痰湿，其中象贝、僵蚕还可通络散结，白术、橘红、茯苓、姜汁能健脾化痰，竹沥能清化热痰。

案3 肾气久亏，痰浊阻络之中风案

某 肾气久亏，内风鼓动，舌废不能言，足废不能行。宜温肾、祛风、通络。

制首乌 鹿角霜 茯苓神 山药 远志肉 川石斛 秦艽 牛膝 川断

【赏析】

喑痱证多由肾气久亏所致，除舌废不能言、足废不能行外，多有舌苔浮腻，脉沉迟细弱等症，宜温补肾气，化痰祛风通络。方以制首乌滋补肾阴，鹿角霜温补肾阳，山药平补肺脾肾之阴阳，石斛益胃肾之阴，牛膝、川断温

补肾阳。茯神、远志化痰益智，秦艽祛风通络。

案4 血虚肝经失养之中风案

某 偏枯于左，荣血大亏，不能滋养肝木，筋节失养，以至偏枯于左，手足屈而不伸。当养血活络法。

当归 生地 川芎 毛脊 独活 怀牛膝 酒炒木瓜 杞子 秦艽 桑寄生 红枣 桑枝 姜

【赏析】

前贤谓偏枯于左为血虚，右为气衰，此为偏左故断为荣血大亏，肝藏血又主筋，血虚故肝无以藏而筋节失养，宜养肝血通经络。方以当归、生地、川芎、枸杞子、桑寄生、红枣滋补肝肾而养血活血，毛脊、独活、怀牛膝、酒炒木瓜、秦艽、桑枝祛风湿、强筋骨、通经络。

案5 阴血亏耗，痰火伤津之中风案

某 素积操劳，营血暗损，肝阳上越，痰火随之，以致络脉失调，舌强言謇，右半身不遂，类中堪虑。仿河间法。

生地 当归 石斛 僵蚕 萸肉 麦冬 茯苓 菖蒲 远志 蝎尾

【赏析】

本案患者积劳日久，暗耗阴血，阴不足于下则肝阳僭越于上，痰火亦随之逆上。阴血不足则络脉失于濡养，故右半身不遂；肝阳有余、痰火上扰，均可加重阴津损伤，又痰浊上蒙心窍，"风痰上升，阻塞灵窍，不能言语"，故见舌强言謇等，有类中风之虑。治宜仿河间之法。中风证治，唐宋前各医家，诸药从"外风"立论，刘河间始以"内风"辨治，力主"心火暴甚"说，认为中风的发生"由于将息失宜而心火暴甚。肾水虚衰不能制之，则阴虚阳实……"，此内风，与心、肝、肾等脏腑功能失调密切相关。费氏颇赞同河间立论。本案拟滋阴养血，调补肝肾，化痰祛风之法。

方中生地、当归、石斛、麦冬、萸肉之属滋阴养血，补益肝肾治本；僵蚕、茯苓、菖蒲、远志均可化痰治标；僵蚕祛风化痰；茯苓健脾祛湿化痰；菖蒲开窍化痰；远志安神化痰；另加蝎尾平息肝风，通经活络。全方益肝肾，补阴血，息肝风，化痰火，通络脉，标本兼顾，诸症自愈。

案6 气血两亏，痰涎壅盛之中风案

某 气血两亏，遍身强着，四肢麻木不仁，痰涎上壅，舌强言謇。

黄芪（防风拌炒） 党参 白芷 茯苓 鹿角胶 独活（酒炒） 淮牛膝 法半夏 白芍（酒炒） 当归 天麻 炒橘红 大枣 生姜 桑枝

【赏析】

费氏亦指出："中风之症皆由气血损亏，外风乘隙而入"，经、俞、络、溪失去灌养而发。本案患者气血两亏，气不能行，津液凝聚成痰，痰涎壅盛，蒙蔽心窍则舌强言謇；血不能濡，加之痰涎闭阻经脉则遍身强着，四肢麻木不仁。法当益气养血，化痰祛风。

方中黄芪以防风拌炒便有玉屏风散之义，益气固表祛风，邪正兼顾；配党参益气养血，尤其与当归、白芍同用，白芍酒炒，又增其和营之效；白芷、独活（酒炒）、桑枝祛风通络，散"乘隙而入"之外风；法半夏、炒橘红、茯苓化痰、理气、健脾、祛湿，取"二陈"之义；鹿角胶、淮牛膝补益肝肾，强壮筋骨以除"遍身强着"；天麻平肝熄风，与独活等同用，内外兼顾，防其内外相引；姜枣调和脾胃。全方益气、养血、祛风、化痰、调气、利湿、健脾，诸法并施，仍以益气养血，化痰祛风为主。

案7 肝肾失调，风痰流窜经络之中风案

某 风门有四，首重偏枯。就偏枯一门，又有中络、中经、中脏、中腑之别。恙起于右体不仁，大筋软缩，手指屈而不伸，风痰流窜经络。急宜养血祛风，化痰涎、利关节。

　　大生地　当归身　杭白芍　生白术　川独活　甜瓜子　化橘红　姜半夏
川断肉　汉防己　嫩桑枝　怀牛膝　虎胫骨　生姜　红枣

【赏析】

　　中风的证治,河间着重阐述了中腑与中脏。费氏认为"有中络、中经、中脏、中腑之别",本案当属中经络。患者起病于右侧肢体不仁,大筋软缩,手指屈而不伸,为风痰流窜经络所致。费氏认为肝肾失调是使各脏腑致病的重要病因。"肾水久亏,水不涵木,使肝阳无制","肝阳上升,肝风内动",易"驱脾经之湿痰上升,流窜筋节",即为风痰流窜经络所致,治宜养血祛风,化痰涎、利关节。

　　方中生地、当归身、杭白芍滋阴养血,兼补肝肾;川独活、嫩桑枝、汉防己祛风湿,通经络;生白术、化橘红、姜半夏有"二陈"之义,健脾除湿,理气化痰;川断肉、怀牛膝、虎胫骨补肝肾,强筋骨,利关节;费氏认为甜瓜子"治腰腿疼痛",凡肢体萎废疼痛必用之;姜、枣调脾胃,和营卫。诸药同用,共奏养阴血、补肝肾、祛风湿、化痰涎、利关节之功。

案8　肝血不足,肝阳上亢,湿痰阻络之中风案

　　某　脉来右部细弦而滑,营血不足,肝风内动,驱脾经之湿痰上升,流窜筋节,大有中风之势。急宜养血祛风,化痰利节。

　　炙生地　川断肉　云茯苓　法半夏　新会皮　冬白术　杭白芍　左秦艽
当归身　广木香　冬瓜子　晚蚕沙(包)　苡仁　生姜　红枣

【赏析】

　　右脉细弦而滑,均为痰湿之象。患者营血不足,肝阳易于上亢而化风,肝风内动则可驱脾经之湿痰上升,流窜筋节,导致中风的可能性较大。急宜养血祛风,化痰利节。

　　方中炙生地、杭白芍、当归身养血;云茯苓、法半夏、新会皮、冬白术、广木香、晚蚕沙(包)、薏苡仁、冬瓜子化痰、健脾、调气、利湿;川断肉补

肝肾，壮筋骨；左秦艽祛风湿；姜、枣调和脾胃。本案病机、立法近似前案，但以方测证，略有不同。本案脾湿较甚，故在上案生白术、化橘红、姜半夏的基础上，加用了大量健脾、祛湿、行气药，诸如广木香、晚蚕沙（包）、薏苡仁、冬瓜子等；前案风湿较甚，故祛风湿、补肝肾、强筋骨者居多，如川独活、嫩桑枝、汉防己、怀牛膝、虎胫骨等。由此可见，临证当审慎辨识，治疗上分清主次，方能中的。

十四、肝风

案1 肾虚肝旺兼脾虚痰盛致肝风挟痰之肝风案

某 经云：诸风掉眩，皆属于肝。以肝为风木之脏也，肾阴久亏，不能养肝，肝虚生风，脾虚生湿，湿郁生痰，肝风挟痰上扰，头眩且痛，时时呕吐，脉来弦滑。宜滋肾柔肝，化痰镇逆之法。

菊花二钱　天麻八分　细生地三钱　生白芍一钱五分　生石决（打，先煎）八钱　半夏曲一钱五分　旋覆花（包）一钱五分　代赭石（煅）三钱　桑叶一钱五分　料豆衣三钱　丹皮二钱　薄橘红一钱五分　茯苓二钱　姜汁炒竹茹一钱五分

【赏析】

此证为肾虚肝旺，兼脾虚痰盛，致肝风挟痰所致。水亏则不能涵木，或肝阳上亢，风痰上升；或肝气横逆，肺胃受制。肝阳夹痰上扰清空，则头痛目眩；脾胃受肝气克伐，升降失常，则时时呕吐。脉弦为肝阳亢盛之征，脉滑为痰湿内盛之象。费氏认为肝性至刚，治肝"宜柔而不宜伐"，故治以滋肾柔肝，平肝熄风，健脾化痰，降逆止呕。

本方是以羚角钩藤汤、旋覆代赭汤、温胆汤三方化裁而成。以石决明、桑叶、菊花、赭石平潜肝阳，加用天麻平肝熄风，且天麻有"定风草"之称，止眩晕之功颇著；生地滋肾阴，白芍补肝血，料豆衣（即黑豆衣）补益肝肾阴血，意在使阳气得阴血之涵敛，以治亢阳之本；其中白芍酸甘，既补肝血，又能敛肝阳，柔肝气，为治血虚肝旺之要药，与丹皮同用，兼泄营中之热；

脾虚痰盛，肝胆有热，则以温胆汤清热化痰，复胆气清肃之职，竹茹以姜汁炒，意在加强止呕之功。全方标本兼顾，肝脾同治，则肝风平息，痰祛逆止，诸症可愈。

案2　肾水亏虚，肝风内动，风痰阻滞经络之肝风案

某　肝风扰胃，口眼歪斜。宜柔肝熄风。

羚羊片　明天麻　生石决　僵蚕　川石斛　麦冬　橘红　象贝　南沙参

嫩钩钩（后入）

【赏析】

此证为肾水亏虚，肝风内动，风痰上壅，经络阻滞所致口眼歪斜，非为外风所致。阳明胃经主面，面部经络受风痰所扰，故曰肝风扰胃，故治以柔肝熄风为主，兼以滋阴、化痰。

此方以羚角、钩藤、天麻、石决明平肝熄风，治风动之标；肝风内动，总以水不涵木所致，治宜壮水以柔肝，故以沙参、麦冬、石斛滋阴，补阴虚之本；风痰上升，壅阻经络，则以僵蚕、橘红、象贝化痰，配伍天麻加强祛风通络止痉。方中僵蚕尤宜多讲，本品为虫类药，功善祛风化痰，于本案中无异两擅其功，其通络止痉之力尤佳，临床应用此方，亦可加用全蝎、蜈蚣等虫类走窜通络之品，以助药力。

此方反映了费氏用药中正平和的特点，其壮水之药，多用沙参、麦冬、石斛等滋而不腻之品；治风痰上升，每以僵蚕"升清开窍"；平肝潜阳喜用介类，诸如石决明、牡蛎等品。

案3　水火不济风痰阻络之肝风案

某　五心烦扰。自头至腰时时作颤，坐卧不安。驯龙汤。

龙齿二钱　珍珠母八钱　羚羊片一钱五分　杭菊二钱　生地六钱　当归二钱　白芍一钱　薄荷一钱　沉香五分　川断三钱　独活一钱　钩钩（后入）三钱　红枣十枚

【赏析】

此方为费氏自拟方，见于其著作《医醇賸义》。龙为水中之物，方名驯龙，意即使上腾之龙潜归于水。中医所谓龙火即肾火，肾为水火之脏，内寄命门真火。若肾水不足，火失其制则离位上奔，古人喻为水浅不养龙；或肾阳虚衰，肾水寒于下，逼真火浮游于上，致火不归源之势。又肝肾同源，肾水不足，水不涵木，常使肝中所寄雷火随龙火上腾而致种种上热之证（一说，雷火指心火）。本方意在通过滋水涵木，平息肝风，达到使龙归大海，水波不兴，风平雷静之目的。

患者五心烦扰，是为肾水不足，虚火亢盛所致；而肾阴久亏之人，阴损及阳，必致真阳虚损，肾水不能上济于心，亦使心肝之火独亢于上；经云："诸风掉眩，皆属于肝"，自头至腰时时作颤，则为肝风内动之象。

方中生地、当归、白芍、红枣滋肾阴，补肝血；羚羊片、龙齿、珍珠母、钩藤、菊花平肝清肝，熄风止痉；妙在用辛香之薄荷清肝疏肝，费氏每于肝火肆虐，风火升动之证中，加用柴胡或薄荷辛香之品清疏，以"有风药以散伏火，有清药以泻积热"（《医醇賸义》），且用量甚轻，以防伤阴之弊；沉香温肾，续断温补肾阳，与滋肾之品同用，可助肾水上济于心，心火下降，且沉香性质沉降，《本草通玄》谓沉香"达肾而导火归元"；独活搜肝经之风邪，与熄风药共奏祛风止痉之效。费氏治肝风之证，每于熄风药中用祛风通络之品，如独活、僵蚕、蝉蜕等，以"凡人必先有内风而后外风，亦有外风引动内风者，故肝风门中，每多夹杂，则搜风之药，亦当引用也，如天麻、羌活、独活、薄荷、蔓荆子、防风、荆芥、僵蚕、蚕蜕、白附子"。（《西溪书屋夜话》）

综观全方，镇潜与补益同用，滋阴与温阳并举，可谓标本兼治、阴阳双补，以成水火共济，龙归大海。现代临床亦常用此方治疗帕金森病，有一定的疗效。

案4 肾水不足，水不涵木之肝风案

某 肾风内动，如登舟中，蒙被畏人。宜祛风化痰。

钩钩（后入）三钱　巴戟天三钱　独活二钱　僵蚕三钱　小生地四钱　朱茯神二钱　黑料豆三钱　潼白蒺藜各三钱　川郁金二钱

【赏析】

肾风内动，指肾水不足，水不涵木，致肝风内动。肾阴久亏，则阴阳俱虚，阴不制阳，虚阳浮越于上，则蒙被羞明；肾水不能上济于心，心火亢盛，故有心烦不欲人扰等症；阳虚失于气化，脾肾不足，则痰湿内生，随阳气升动，上扰头目，则头目眩晕，如坐舟中。此证为阴阳俱虚，虚阳上越，故不宜过用寒凉滋润之品，亦不宜用重镇之剂潜降，治宜滋阴熄风，补火以引虚阳归元，兼以化痰。

方用生地、沙苑子（潼蒺藜）、黑料豆（即黑豆）滋补肝肾之阴；巴戟天温润之品，补肾中之阳，助元阳归于下焦；独活，《汤液本草》谓其"除足少阴伏风"，配伍白蒺藜、僵蚕祛肝经风邪；朱茯神清心火，镇心神，与滋肾水之品同用，则心肾相交，水火得济；风痰上升，以僵蚕"升清开窍"，配伍钩藤、白蒺藜加强平肝熄风，祛风通络之功；郁金疏肝，兼泄营中之郁热。此方特点在于阴阳双补，滋肾水而心火自降，补肾阳则虚阳归宁，不用重镇之剂而阳气自潜，可谓得阴阳之道。

由此方可以看出费氏用药的一些特点，其用药强调"和缓醇正"，非起废不用峻药，如此方补益肝肾用巴戟天、黑豆、潼蒺藜等温润平和之品，平肝熄风用钩藤、僵蚕，疏肝凉血用郁金、丹参等，惟其和缓醇正，才不犯滋补而碍阳，疏利而伤阴等流弊。

案5 血虚肝旺横逆犯胃之肝风案

某 肝风上升，头目不爽，肝气犯胃，中脘不舒。宜柔肝熄风，兼调

胃气。

当归身　杭白芍　香抚芎　白蒺藜　川郁金　明天麻　甘菊花　细青皮
石决明　广木香　春砂仁　佩兰叶　陈广皮　佛手片　降香

【赏析】

肝为风木之脏，需得阴血之涵养。"血主濡之，主下降，虚则上升，当敛
而举之"。亢阳上扰清空，则头目不爽；肝气横逆犯脾胃，则中脘不舒。因此
血虚肝旺，肝风内动，肝气犯胃之证，当以补肝血柔肝熄风为要，兼调胃气。

方用当归、白芍补养肝血，用归身意在强调补血之功；天麻、白蒺藜、
菊花平肝疏肝，祛风止痛，与川芎同用，加强疏风止痛之功；郁金、青皮、
佛手、降香同用，意在疏肝和胃，木香、砂仁、佩兰、陈皮辛香温通，功能
理气健脾，祛湿除浊，以复脾胃升降之职。以方测证，当有脾胃不健，气滞
湿阻，舌苔白腻等征象。

此方用药，颇能反映费氏治肝思想及用药之特色。其一，费氏认为肝性
至刚，当以调营柔肝为要，"宜柔不宜伐"，故常用当归、白芍等养肝、柔肝，
且用量必重，以制亢阳，柔肝气；其二，费氏治肝，极虑中土，常"于健脾
燥湿中寓滋阴凉血"，与经云"见肝之病，知肝传脾，当先实脾"相合。方中
用了数味辛香健脾燥湿之品，可见其注重脾胃的思想。其三，费氏用药，主
张"和缓醇正"，常轻药联用，既避辛燥伤阴之弊，又可达"轻药重投"之
效。观此方理气健脾之药，用木香、砂仁、佩兰、陈皮、佛手、降香诸多药
物，然多为平和之品，且用量必轻，充分反映费氏"轻药重投"，"和药缓
治"的特点。

案6　肾阴不足，肝阳化热生风之肝风案

某　内热头痛，久而不愈，此肾阴久亏，肝热生风候也。宜滋肾柔肝法。

南沙参四钱　潼白蒺藜各三钱　羚羊片（先煎）一钱　怀牛膝二钱　天麦冬
（青黛拌）各二钱　女贞二钱　淮山药三钱　丹皮二钱　生龟板（打）四钱　茯苓二

钱　莲子十枚

【赏析】

此证为肾阴不足，肝阳上亢，肝阳有余便是热，故而化热生风所致。故治宜滋肾柔肝之法，滋阴潜阳，兼清肝热。

方中以龟板血肉有情之品大补真阴，育阴潜阳，针对肾阴久亏，并配二冬、南沙参、女贞子、潼白蒺藜加强其滋阴清热之功，稍佐青黛、丹皮以清肝阳有余之热；怀牛膝补益肝肾，兼引火下行；羚羊片凉肝熄风；山药、茯苓、莲子补脾健脾，扶土抑木，后二者又可补心气，安心神，预防肝热扰心之心烦不寐。

此方充分反映了费氏注重脾胃的思想，其每于滋补肝肾之中，配伍茯苓以健运脾土，脾土健运，肝血充盛，则阳气归藏，肝风平息。

案7　血虚肝风内动之肝风案

某　血虚肝风内动，头痛不止。

明天麻（煨）八分　杭菊花二钱　钩藤（后入）三钱　酒炒白芍二钱　丹皮二钱　当归二钱　桑叶二钱　料豆衣三钱　刺蒺藜三钱　黑芝麻一撮　蝎尾二条

【赏析】

肝血不足，一则血虚无以濡养，一则肝阳易于上亢，则虚风内动而致头痛。治当养血柔肝，平降肝阳为要，兼疏利头目。

方中当归、白芍、料豆衣、黑芝麻均为补养肝肾之品，补肝之余兼顾补肾，是滋水涵木之义，肝肾阴血充足，则阳气得其敛藏之处；桑叶、菊花、天麻、钩藤、刺蒺藜共奏平肝熄风、祛风止痛之功，且与丹皮同用，加强凉血清肝之用；头痛不止，故以虫药蝎尾性猛走窜之性，入络搜剔邪气，加强祛风止痉定痛之功。

案8　肝阳化风，肺胃不和之肝风案

某　肝阳上升，肺胃不和，不时呛咳，头角作痛。姑拟柔肝熄风，兼清

肺胃。

羚羊角　杭菊花　象贝母　桑白皮　潼沙苑　南沙参　云茯苓　苡仁
全当归　生石决　大丹参　霜桑叶　白蒺藜

【赏析】

本案仍由肝阳化风内动所致。头角为胆经所过，因此头角作痛，是为肝胆之热；肝火上炎，肺金失于清肃，胃土失于运化则津液凝聚而作呛咳。肝阳上升，总因阴血不足，因此治宜滋阴清热，柔肝熄风，复肺胃肃降之职。

方用羚羊角、石决明、桑叶、菊花、白蒺藜平肝熄风，清肝疏风止痛，桑叶用经霜者，合菊花又取其润肺清肺之功；沙苑子、南沙参养阴润肺，与象贝、桑白皮等清肺祛痰之品同用，共奏清润、肃降之功；当归、丹参养血活血；茯苓、薏苡仁健脾渗湿，既祛痰湿，又助脾升清，以利肺胃之肃降。本证为阴血亏虚，虚热上扰所致，故全方用药皆以清润肃降为主，而不用温燥伤阴之品，以治肝以柔肝为要。

案9　血虚生风，痰浊阻络之肝风案

某　脉来左弦右滑，肝风内动，驱痰上升，不时呛咳，入夜则厥，抱恙日久，不易速瘳，急宜养血祛风，化痰通络。

南沙参　大丹参　云茯神　石决明　麦门冬　川贝母　天竺黄　法半夏
明天麻　甘菊花　炙僵蚕　化橘红　光杏仁

【赏析】

脉诊中，左脉应心肝肾，右脉应肺脾命门，左脉候阴血，右脉候阳气，左脉弦多为阴血不足，肝失濡养，木气太过之象，右脉滑主痰湿内盛，且有呛咳之症，故断为肝风内动，夹痰上扰，致肺失清肃；入夜则厥，是痰涎上壅气道所致。治宜养血柔肝，祛痰止咳，开窍醒神。

方用天麻、石决明、菊花平肝清肝；沙参、麦冬、川贝、杏仁养阴润肺，化痰止咳，配伍半夏、橘红、僵蚕、天竺黄祛痰开窍，其中天竺黄尤善豁痰涩而定惊，僵蚕善"升清开窍"；丹参养血和血，有"治风先治血"之义；茯神安神健脾祛湿，助祛痰之力。

案10　脾肾两虚，肝胃不和之肝风案

某　两尺虚细，左关独弦，右部浮滑。水不涵木，肝阳上升，肺胃不和，脾土困顿。先宜培土生金，后再峻补。

南沙参　柏子仁　潼沙苑　黑料豆　全当归　云茯苓　夜合花　大丹参
川石斛　女贞子　淮山药　陈皮白　金橘饼

【赏析】

尺脉候肾，两尺虚细为肾中阴阳俱虚之象。肾水不足，则肝失濡养，致肝阳亢盛，故左关部现弦象；肝气太过，则易犯侮肺胃，故致肺胃不和，肺失清肃，胃失和降；肾中阳气不足，火不暖土，则脾土失于健运，致痰湿内生，故右脉现浮滑。治宜培补脾肾，健脾祛痰，疏肝和胃，肃降肺气。

本方用沙苑子、黑料豆、石斛、女贞子、山药滋补肾阴，当归补养肝血，诸药同用，滋补肝肾以涵敛木气；陈皮、茯苓、金橘饼理气健脾，祛痰除湿，陈皮兼能降逆止呕，陈皮用其白则意在不欲其过于辛燥；南沙参养阴润肺，益气祛痰，与健脾祛痰之品同用以助肺气肃降；柏子仁润肠通便，助肺气之肃降；丹参、夜合花凉血活血安神。

此方突出体现了费氏和药缓治的制方思想及注重脾土的思想。方中滋补肾阴之品，均为滋而不腻之品如沙苑子、石斛、女贞子或药食同用之平和中正之品，如黑料豆、山药等；理气健脾则以陈皮白、茯苓、金橘饼等淡渗利湿及辛香不燥烈之品；活血则用药力缓和不伤阴血之丹参、夜合花之类，足见其用药平和，不伤正气，和药缓治的用方特色。

案11　血虚肝旺，横逆犯胃之肝风案

某　胃之大络，名曰虚里，入脾而布于咽。肝气太强，上犯虚里，中脘

不畅，作哕舌灰，职失故也。至于肢节流窜作痛，甚则发厥，肝风所致。宜养血柔肝，和胃通络。

　　当归身　杭白芍　大丹参　玫瑰花　化橘红　制半夏　白蒺藜　春砂仁川断肉　川独活　怀牛膝　左秦艽　川厚朴　晚蚕沙　佛手片　甜瓜子

【赏析】

　　虚里在左乳下三寸，候宗气，而宗气本于胃气，故称作"胃之大络"。若肝气太过，横逆犯胃，则致胃气上逆，上犯虚里而悸动不安，浊气上逆则作哕；脾胃气滞，痰湿内生，则舌苔白腻。若阳亢生风，易挟痰阻闭清窍，流窜肢节经络，而出现痰厥、肢节作痛之症。因此宜养血柔肝，疏肝和胃，祛痰通络止痛。

　　方用当归、白芍补养肝血以柔肝；丹参凉血，祛血中之热以安神；玫瑰花、佛手片、厚朴、砂仁疏肝理气，和胃止痛，玫瑰花兼能活血止痛；半夏、橘红、厚朴、砂仁、蚕沙燥湿化痰、理气祛湿，降逆止呕，其中半夏最善降逆气，以救虚里之悸动；怀牛膝、独活、秦艽、川续断、甜瓜子补益肝肾，祛风除湿，通络止痛；诸药同用，共奏养血柔肝、疏肝和胃、理气化痰、通络止痛之功。

　　本方用药特点，在于肝脾同治，疏养通补互寓。以肝为藏血之脏，肝血充盛，肝气才得柔和，故疏肝与养肝并举，标本兼治；脾（胃）虚则易被肝乘，故疏肝与健脾（和胃）同用，才能肝脾（胃）调和。

案12　肝胆风火上郁之肝风案

　　某　肝胆风火上郁，头面清空失宣，筋掣不和。治以清散。

　　羚羊角　犀角　山栀　连翘心　瓜蒌　薄荷梗　荷叶梗　青菊叶

【赏析】

　　肝为刚脏，风木之火上升，燔灼阴液，筋脉失于濡养，则拘急疼痛。治当"火郁发之"，清热同时疏散邪气，立清泄肝火，疏散头面郁火之法。

方用羚角、犀角入心肝两经，清肝经火热，泄营血之热，以解筋脉之急；山栀、连翘清宣肝胆郁火，配伍薄荷梗、荷叶梗、青菊叶轻清疏散之品，助山栀、连翘散肝经郁火，又祛头面风邪，且清香入于脾胃，升发脾胃之清阳，不使寒凉伤及脾阳。方中连翘、薄荷等质轻升散，便有"火郁发之"之义。

案13　血虚肝旺，痰浊阻络之肝风案

某　风痰上升，筋脉牵掣。宜柔肝熄风，兼化痰通络。

生石决八钱　紫丹参三钱　麦门冬一钱五分　云茯神三钱　炙僵蚕一钱五分　甘菊花二钱　明天麻八分　象贝母二钱　天竺黄六分　制半夏一钱　陈橘红五分　左秦艽一钱　钩藤二钱

【赏析】

肝为刚脏，肝风上升，必因阴血亏虚，失于敛藏所致。肝风挟痰，上壅头面，致头面部筋脉拘急疼痛。治当滋肾柔肝，平肝熄风，祛痰通络。

此方以半夏白术天麻汤合天麻钩藤饮加味组方。半夏、橘红、象贝、天竺黄健脾燥湿，清热化痰，茯苓、白术补气健脾，以治生痰之源，橘红强调陈久，半夏制用，是防其燥烈伤阴；麦冬养阴润肺，虚则补其母，以滋水涵木；生石决、菊花、天麻、钩藤、僵蚕平肝熄风；炙僵蚕、天麻配伍秦艽祛风通络；丹参凉血活血，以泄肝营之热。

此方用药，体现了费氏用药平和醇正的特点。平肝喜用石决明、菊花，壮水喜用麦冬，祛风通络喜用秦艽、天麻、僵蚕等，化痰用象贝、陈皮等药，以期滋阴而不碍阳气，祛风而不伤阴血，燥湿化痰不过用辛燥。

案14　少阳阳明风热之肝风案

某　右偏风头痛，木火上升，先从牙龈起，继起头胀而疼。当从少阳、阳明合治。

刺蒺藜三钱　嫩钩钩（后下）三钱　荷叶边三钱　炙生地三钱　蔓荆子三钱　黄菊花二钱　杞子三钱　桑叶一钱　丹皮二钱　川石斛三钱　山栀三钱

【赏析】

中医学认为，肝在左，其气主升，肺在右，其气主降，所以有"左升右降"之说。右侧偏头痛，是为肝气升发太过，肺气肃降不及，木火上炎所致。脾主肉，足阳明胃经挟口环唇，其症先从牙龈起，可知为胃经火热上炎，灼伤阴津；肝胆为少气少血之经，阴血灼伤，则引动肝火；阴血不足，又常致肝经易受风热邪气，致头风易作。故治当清少阳肝胆及阳明胃经之火热，疏风解热，兼补养肝阴以制亢阳。

方用桑叶、菊花、钩藤、刺蒺藜清肝平肝，疏散肝经风热，蔓荆子性升，善祛头面诸邪，加强止头痛之功；生地、枸杞、石斛滋补肝阴，以制亢阳，清虚热；山栀清泻三焦，用以清肝胆及脾胃经之伏火，佐以丹皮清营中之热，妙在用辛香清轻之荷叶边升清疏肝，既助栀子升散肝胆之伏火，又清香入脾，助脾胃升清，防栀子苦寒碍胃。

此方在用药方面，突显了费氏善用和药缓治的特点。如平肝疏肝则用桑叶、菊花、刺蒺藜、钩藤等药，轻药联投；凉血清肝用丹皮、山栀等药，滋阴则用枸杞、生地、石斛等滋而不腻等品。且治肝必虑及中土，常用荷叶等药健脾升清，以扶土抑木。

案15　肝肾阴虚，肝阳上扰之肝风案

某　阴虚头痛。

南沙参　茯苓　牡蛎　菊花　刺蒺藜　钩钩　天麻　桑叶　麦冬　生龟板　生石决　荷叶边

【赏析】

阴虚头痛，多为肝肾阴亏，肝阳上扰清空所致，故治当育阴潜阳。

方中龟板大补真阴，又质重潜阳，为标本兼治之品；配伍南沙参、麦冬

滋补肺胃之阴，以"虚则补其母"之故，加强养阴之功；钩藤、天麻、桑叶、菊花、刺蒺藜、生石决、牡蛎均能平抑肝阳，且阴虚之人，易感风热外邪，其中天麻、桑叶、菊花、刺蒺藜又能祛风止痛，内外兼治；荷叶清香之品，长于升发脾胃清阳，与茯苓甘淡下渗之品同用，可复脾胃升降之职，使清阳得升，浊阴下降，利于头目清窍。全方用药，不仅标本兼顾，内外兼治，又贵在注重脾胃升清降浊之功，升降并用，使阴血充盛，亢阳敛降，且清阳得养清窍，则头痛得愈。

十五、眩晕

案1 肝肾阴虚，肝阳上扰之眩晕案

某 肝为风木之脏，藉肾水以滋之。今肾水不足，不能养肝，肝阳上升，头目眩晕，肢体摇颤，如登云雾，如坐舟中，甚则跌仆。宜壮水柔肝，介类潜阳。

细生地四钱　牡丹皮二钱　生白芍一钱五分　生石决八钱　菊花二钱　桑叶二钱　川石斛三钱　明天麻八分　灵磁石（整块入煎）五钱

【赏析】

经云："诸风掉眩，皆属于肝。"以肝为刚脏，体阴而用阳，阴血不足，常致肝风内动，阳扰于上之证。头目眩晕、肢体摇颤、甚则跌仆皆为肝风内动，亢阳上扰清空之象。故治以滋阴熄风，平肝潜阳。

方以生地、石斛滋肾阴，白芍养肝敛肝，柔肝缓急；生石决、菊花、桑叶、磁石平潜肝阳，天麻熄风止痉；丹皮活血清肝，诸药同用，则肾水可潜敛肝阳，诸症可愈。此方反映费氏善以介类潜阳镇逆的用药特色，如其平肝，常用石决明、牡蛎等，以"壮水制火，究竟苦寒太过，徒伤胃气，水亦无以滋生，不如介类潜阳生精益髓为妥"。

案2 肝血不足，肝阳亢盛之眩晕案

某 营血久亏，肝风挟痰气上升，以致头目眩晕。宜养血柔肝，以制虚阳。

当归 丹参 石决 天麻 潼白蒺藜 白芍 茯苓 半夏 菊花 白术 广皮 红枣 芝麻

【赏析】

肝血不足，常致肝阳亢盛，夹痰上扰清空，而见头目眩晕。故治以养肝平肝，祛痰熄风。

方以当归、白芍、红枣、芝麻、潼蒺藜滋阴补血，天麻、菊花、白蒺藜、石决明平肝潜阳，丹参凉血清肝；营血久亏之人，脾胃必弱，致痰湿内生。痰浊易随虚阳上扰清窍，故以茯苓、白术、陈皮、半夏健脾燥湿祛痰。此方用药亦多平和，费氏补肝，常于沙苑子、当归、白芍等滋而不腻之品中，加用药食两用之红枣、芝麻等；平肝之药，多用桑叶、菊花、天麻、白蒺藜轻清之品，加用一味介类药。

案3 痰浊邪气上扰之眩晕案

某 痰气阻塞，头目眩晕。

制半夏一钱 化橘红一钱 甘菊花二钱 象贝母三钱 杏仁泥三钱 石决明五钱 桑叶屑一钱 当归二钱 云茯苓三钱 川郁金二钱 沉香五分 佛手七分 芝麻一撮

【赏析】

头面为清空之处，除虚阳上扰清空，痰浊邪气亦常壅塞清道。因此眩晕之证，常风痰并治。治当平肝降浊，疏利头目。

方以石决明、桑叶、菊花平潜肝阳，清肝明目；当归、芝麻补益肝血，使肝阳得其所归；半夏、橘红、象贝、佛手、茯苓健脾理气，祛痰降浊；杏仁温润，肃降肺气；沉香辛温，行气降逆，《本草逢源》谓之"专于化气，诸气郁结不伸者宜之。温而不燥，行而不泄"，以之佐化痰药，则逐痰之力更著，且助半夏降痰浊之功。

案4 水不涵木，痰浊上扰之眩晕案

某 肝者将军之官，其体阴，其用阳，故为风脏。水不涵木，肝阳上升，头眩心悸，有时怔忡，实为肝病。宜滋肾柔肝，熄风化痰之治。

炙生地 青龙齿 制半夏 杭菊花 嫩桑枝 柏子仁 大丹参 杭白芍 石决明 红枣 潼蒺藜 白蒺藜 当归身 云茯神 陈橘红 金橘饼

【赏析】

肝为藏血之脏，故其体阴；其性升，主疏泄，喜条达而恶抑郁，故其用阳。肝肾同源，肝之阳气，需得肾水及肝血之敛藏。阴血不足，或致阳气亢逆，或致木气不舒。肝阳升动，上扰清空，必致头眩，所谓"诸风掉眩，皆属于肝"；肝血不足，必累及其子，心血失于濡养，或肝血不足，冲气上逆，则表现怔忡心悸等症；营血不足之人，脾胃必虚，痰浊内生，随肝阳上逆，壅塞清空，则眩晕更重。故治当滋补阴血，熄风祛痰。

方用生地、当归、白芍、红枣、沙苑子（潼蒺藜）滋补肝肾；青龙齿、石决明、菊花、白蒺藜、桑枝平肝清肝，祛风通络；柏子仁、丹参、茯神养心安神；橘红、金橘饼健脾燥湿祛痰。诸药同用，则阴血充盛，阳气下潜，痰浊祛，惊悸宁，眩晕止。

案5 肝血不足，肝阳上扰肺金之眩晕案

某 营血大亏，肝风内动，不时呛咳，头目作眩，宜养阴调营，熄风化痰。

南沙参 白苏子 女贞子 甜杏仁 潼蒺藜 石决明 化橘红 白蒺藜 云茯苓 苡仁 当归身 象贝母 桑白皮

【赏析】

肝为风木之脏，常因阴血不足而致阳气亢逆，或上扰清空而致眩晕，或上犯肺金而致呛咳。治宜养血柔肝，平肝肃肺。

方以沙参、潼蒺藜、当归、女贞子滋补阴血，橘红、茯苓、苡仁健脾燥湿祛痰，象贝、桑白皮、杏仁、苏子清肺润肺，降气化痰；石决明、白蒺藜平肝疏肝。此方以柔肝润肺，降气祛痰为主。故方用滋阴补血之品用量必重，而祛痰之品皆为清润之品，显出费氏用药中正平和的特点。

案6　水不涵木，肝阳上亢之眩晕案

某　肾水久亏，肝阳上僭，肝营不足，发脱目昏。宜养阴调营，以滋肝木。

南沙参四钱　淮山药四钱　杭白芍一钱　炙生地四钱　石决明八钱　杭甘菊一钱　霜桑叶一钱　黑芝麻二钱　当归身一钱五分　净蝉蜕一钱　云茯神三钱　谷精草一钱五分　福橘饼三钱

【赏析】

肝肾同源，肾水亏虚，不能涵敛木气，则肝阳上亢，致头昏目眩；肾水不足，必定肝营亏虚，发为血之余，则现发脱之证。治当滋阴补血，平肝明目。

方以沙参、山药、生地滋阴，黑芝麻、当归、白芍补血；石决明、菊花、桑叶、谷精草、蝉蜕平肝清肝明目；茯苓、橘饼健脾祛湿。此方虽药物众多，但组方并不复杂，显示了费氏用药平和，轻药联投的特点。上述药物可分为三组，补益阴血之药，用药六味，多滋而不腻；平肝疏风之药，用药五味，除介类药石决明之外，皆为轻清疏散之品，祛风而不耗阴血；健脾祛湿药，仅二味，费氏养肝，常于滋补药中，稍佐平淡之陈皮、橘饼，使脾气健运，滋补而不碍胃，反映其治肝注重脾胃的思想。

案7 营血亏虚，阳失潜敛之眩晕案

某 营血久亏，肝风内动，头目作眩，宜调营柔肝。

炙生地 当归身 杭白芍 香川芎 陈橘红 明天麻 杭菊花 石决明 春砂仁 川断肉 制半夏 川独活 嫩桑枝 荞饼

【赏析】

营血亏虚，阳失潜敛，则阳亢于上，头目作眩。治宜养血柔肝，平肝潜阳。

方中生地、当归、白芍滋补阴血；天麻、菊花、石决明平肝熄风；川断、独活、桑枝补益肝肾，通络止痛；橘红、半夏、荞饼、砂仁和中化浊，健脾祛痰。此方亦体现了费氏治肝以养肝柔肝为主，同时注重肝脾同治的特点。

案8 水不涵木，肝阳夹痰上扰之眩晕案

某 水不涵木，肝阳上亢，头目不清，不时呛咳，腰膝乏力。急宜壮水涵木，清肃肺胃。

南沙参 炙生地 天门冬 女贞子 川杜仲 怀牛膝 谷精珠 净蝉蜕 金毛脊 杭菊瓣 桑白皮 瓜蒌皮 陈橘红 杏仁泥

【赏析】

肝为风木之脏，阴血不足，常致肝阳鸱张，上扰清空，致头目不清；或致肝气太过，上犯肺金，肺失清肃而见呛咳；或横逆犯胃，脾胃不健，痰湿内生。腰为肾之府，又肾主骨，肾精不足，则见腰膝乏力。治当滋补阴血，柔肝清肺，疏肝和胃。

方中生地、女贞子、天冬滋补肾阴，以滋水涵木；怀牛膝、杜仲、狗脊补肝肾；沙参、天冬滋阴润肺，助肺气肃降；菊花、蝉蜕、谷精草清肝明目，疏散肝经风热；桑白皮、瓜蒌皮清肺；杏仁润肺降气；陈皮理气健脾，助脾气升清。此方用药，疏补同用，寓柔肝疏肝于滋阴之中，清肃肺胃于柔肝养

肝之中。疏肝之药，皆用药性平和，清轻疏散之品，如菊花、蝉蜕等；清肃肺气，皆用清润而远苦寒，如桑白皮、瓜蒌、杏仁等，以肺喜润而恶燥，且欲清火热而不伤阴血。此中皆可见费氏和药缓治的特点。

十六、耳鸣、耳聋

案1 阴血亏虚，心肾不交之耳鸣案

某 人身十二经脉，有三百五十六络，其气血皆上注于目，而走空窍。其别气走于耳为听，劳烦无度，心肾皆亏，肝阳升动，气血乖和，两耳作鸣已久。年来渐加重听。心开窍于耳，肾之所司也，肾阴不升，心火无由下降，气道不利，肝阳不潜，职是之故，法宜交心肾，兼以潜阳，多服以冀轻减，是否候正。

生地（蛤粉拌炒）三钱　当归二钱　淮山药三钱　柏子仁二钱　麦冬二钱　沙参三钱　陈皮五分　牡蛎四钱　茯苓三钱　灵磁石三钱　石菖蒲五分

【赏析】

此证为劳烦过度，阴血亏虚，心肾不足。水不涵木，则肝阳升动，上扰清窍，则两耳作鸣，耳窍失养，则渐加重听；肾水不能上济于心，则心火不降；心肝之火上燔，更加灼伤阴液。治当滋水涵木，交通心肾，潜阳降火。

方以生地、沙参、麦冬、山药滋阴补肾，肾水足则心火自潜，加用柏子仁交通心肾，助心火下潜；蛤粉清热化痰；当归补养肝血；牡蛎、磁石平肝潜阳，聪耳明目；陈皮、茯苓健脾，石菖蒲芳化湿浊，祛痰开窍，三药同用，则浊气降，清气升而利清窍；诸药同用，则阳气下潜，耳窍得清气所养，日久则肾水渐足，耳鸣、耳聋可愈。

此方用药特点，在于脾肾兼顾，升降并用。肝阳上潜，并不一味用潜降之药，而是滋补肾水与潜阳并用，肾水足则肝阳可得潜敛，虚火自降；滋肾与健脾并举，于甘寒养阴药中加用健脾升清之品，则水得上升，清窍才得荣养。

案2 肾气亏虚之耳聋案

某 耳为肾窍，肾气久虚，不能上达，耳渐失聪，宜补肾达聪之治。

大熟地 女贞子 黑料豆 潼沙苑 茯苓 远志肉 丹皮 甜杏仁 薄橘红 制半夏 象贝 灵磁石

【原注】耳聋因肾虚，痰火上升壅塞清道者居多。老人加龟板（打）五钱。

【赏析】

肾主藏精，耳为肾窍，亦得肾精荣养，若肾精不足，或肾气亏虚，肾精不能随肾气上达于耳，皆可导致耳鸣失聪。故治当补肾益精，益气升清。

方中熟地、黑料豆、沙苑子、女贞子滋阴补肾，填精补髓；肝肾同源，精血不足，亦常致肝阳上升，夹痰上扰清窍，故以磁石平潜肝阳，杏仁润肺降气，与滋肾药同用，以柔肝肃肺，潜阳降浊；配伍薄橘红、制半夏、茯苓、象贝健脾祛痰，以利清道；远志祛痰开窍，诸药同用，则肾精充，浊邪降，清气上达，则耳窍复聪。老年人更多见肾水不足，阳亢风动之证，故加龟板血肉有情之品，加强滋阴潜阳之功。

案3 营血亏虚，肝风上扰之耳聋案

某 营血久亏，肝风上升，以致头晕目眩，耳聋颈强。治宜养血柔肝，以制虚阳。

炙生地 女贞子 川芎 桔梗 当归 丹参 丹皮 石决 牛膝 天麻 杭菊 广皮 半夏 蚕沙（包） 桑枝叶 潼蒺藜 白蒺藜 灵磁石（整块煎汤）

【赏析】

肾开窍于耳，肝开窍于目，肝肾精血亏虚，则清窍失养，可致耳聋目暗；肾水不足，亦常致肝阳鼓动，夹痰上扰清空，而见头晕目眩，耳鸣失聪；肝主

筋，筋失肝血之濡养，则现颈项强痛。故治当滋水柔肝，潜阳升清，养血濡筋。

方用生地、女贞子、沙苑子滋补肾阴，当归养血濡筋，配伍丹参、丹皮、牛膝、桑枝活血通经，缓筋脉之拘急；石决明、天麻、菊花平肝熄风，配伍磁石潜降虚阳，聪耳明目；陈皮、半夏、蚕沙祛痰，与潜阳药同用，以降痰浊，利清窍；桔梗性升，助清气上达；川芎辛温升散，上达头面，引药上行；菊花、白蒺藜平肝祛风。此方用药特点，反映出费氏组方用药之特点，其一，用药平和，如平肝常用天麻、菊花、石决明、白蒺藜等药；其二，滋阴兼顾阳气，治肝总以养阴血为重。如费氏对于营血久亏之证，常于滋阴药中加用川芎，以"亡血之人，脾胃必弱，若无川芎为之使，则阴寒之品，未能滋阴反以碍脾"（《医方论》）；祛风疏肝之品，每与滋阴药同用，"于滋补药中用升散"，则"风去而血不伤"。

案4　肝肾阴虚，胆火上升之耳聋案

某　耳为肾窍，肝阳上扰，肾穴受伤，聆音不聪，夹有脓血。先宜滋肾柔肝，参以清越，六味丸加味主之。

女贞子　粉丹皮　福泽泻　白蒺藜　杭甘菊　云茯苓　净蝉蜕　石决明　川百合　福橘饼　黑芝麻　红枣　大生地　霜桑叶　淮山药

【赏析】

耳窍失聪，总与肝肾相关，一者肾开窍于耳，耳窍须得肾精之荣养；二者胆经绕于耳，肝胆内寄相火，肝阳鼓动，胆火上升，熏灼耳窍，常致耳窍流脓。因此治以滋肾清肝，柔肝潜阳，使清气上达耳窍，同时清透肝胆火热。肝胆风木之火，不宜苦寒直折，宜于滋阴柔肝之中，清透升散郁火，故曰参以清越。

滋补肾水以六味地黄丸为主方，此方仿六味之意，以山药、生地、女贞子、红枣、黑芝麻滋补肝肾，丹皮、泽泻、茯苓泻虚火，百合养阴清肺，桑叶、菊花、石决明平肝清肝，白蒺藜、蝉蜕疏肝清肝，清利头目，橘饼健脾祛湿。诸药同用，则可肾精上达耳窍，肝阳下潜，胆火得以清泄，复耳之聪慧。

此方用药,以补养为重,清泻肝胆则以轻清疏散之品,祛风泻火于滋阴之中,则风火去则阴血不伤,耳窍得其养,精血各归其脏,风木之火不升,方为正治。

十七、郁证

案1 久郁致心脾两虚之郁证案

某 久郁,心脾气结,利窍佐以益气。

人参 菖蒲 枣仁 远志 茯神 半夏 川连 郁金

【赏析】

郁者,滞而不通之义。凡病之起,多由乎郁。久郁伤脾,致饮食减少,生化乏源,则气血不足,心脾两虚。心主血脉,脉舍神;脾藏营,营舍意。营血不足,必致心神失其养而现情志之病。而血非气不能鼓动,神非气不能振奋,气虚则神疲。故费氏常以人参补益元气,枣仁、茯神养心安神。其中酸枣仁养心安神,最善补肝血,且酸敛之性,助心神之潜敛。郁证之由,虽因气郁,然气郁必致痰湿内生,蒙蔽心神。故在补益心脾,行气解郁之外,当祛痰浊而利心窍。所谓利窍者,祛痰浊之意,非但以辛香走窜之品开窍而已。石菖蒲、远志、半夏皆辛开之品,善于祛痰浊,开心窍,郁金行气解郁,以气行则痰行;佐少量川黄连,清降心火,与远志同用,助其交通心肾,以安神志。

案2 肝郁脾虚,痰气郁结之郁证案

某 经谓:肝气由左而升,肺气由右而降。故左右为阴阳之道也,夫肝喜条达,而恶抑郁,今胸中作痛,直至左胁,是痰气郁结,胸中无由展舒之故。治宜抑木和中,以清痰气。

木香 佛手 橘饼 藿梗 白芍 制陈皮 白蔻 郁金 炙草 炒苏子 法半夏 刺蒺藜

复诊：症势悉松，湿郁渍脾未清，胃气逆满，胸痞嗳噫，苔浊厌食，神疲内热，乃肝脾郁结，七情间病。再用四七汤加味。方佚。

【赏析】

肝居左，其性升，肺居右，其性降。肝主疏泄，肺主一身之气，肝与肺在气机的调畅中有着重要的作用。气的运动，升已而降，降已而升，周流不息，使清阳升而浊阴降，故曰左右者为阴阳之道路也。今肝气抑郁，清气不升，浊气不降，郁于胸胁，则胸胁作痛；肝气郁而横逆犯脾，使脾气不健而痰浊内生，痰气相结，则更加郁滞难通。木郁则达之，金郁则泄之。故治当疏肝健脾，理气化痰。

方以佛手、郁金、白蒺藜疏肝理气；白芍养血柔肝，缓急止痛；陈皮、橘饼、半夏健脾理气，燥湿化痰，配伍芳香入脾之藿梗、白蔻仁醒脾化湿，炙甘草和中，是培土泄木，缓肝之法；苏子化痰，专降肺气，是抑木之法。诸药同用，则木气达，肺气降，痰浊清，正合病机。而方中所用理气诸药，皆不燥烈，且用白芍养肝，炙甘草和中，以防辛香之品伤阴之弊，反映费氏疏肝必以养血柔肝为治，肝脾并重的思想。

复诊诸症减轻，然苔浊厌食，是脾气未健，湿浊未清之证，故有浊气上逆，胸脘痞满之症。脾气健运难复，是肝气犯侮脾胃所致，则当疏肝健脾，燥湿祛浊为要。四七汤即半夏厚朴汤，药用半夏、厚朴、茯苓、苏叶、生姜，用以理七情气，亦名七气汤。方中半夏最善祛痰浊而开郁结，生姜助其辛散，配伍厚朴、苏叶理气化浊，茯苓健脾，用以治痰气郁结之证。其理气健脾，行气散郁结之力更著，故二诊复用此方。

十八、痰证

案1　心肾阴虚，肝风挟痰案

某　风痰上升，阻塞灵窍，不能言语。宜清养心神，熄风化痰。

天竺黄六分　大丹参三钱　茯神二钱　杭麦冬一钱五分　胆南星六分　陈橘红

一钱　杭甘菊二钱　光杏仁三钱　白蒺藜三钱　大贝母二钱　石决明八钱　灯心三尺
鲜竹沥三大匙

【赏析】

痰之特性，变动不居而随气升降。若心肾阴虚，常致心肝火盛，肝风内动。肝风则易夹痰上扰，壅塞清窍。而舌为心窍，心窍被阻，则舌亦失其养。治宜滋养心肾，熄风化痰。

方以石决明、菊花、白蒺藜清肝平肝，丹参、茯神、灯心、麦冬、浙贝母清心安神，清化肝火；天竺黄、胆南星、竹沥、橘红清热祛痰，清心利窍；杏仁功专降气，气行则痰消，既助祛痰利窍，又助肺气以降，抑肝升太过。在诸多肝风升动的医案中，可以看出，费氏非常重视肝与肺的升降运动，常在平肝之时，加用降肺清肺之药，如杏仁、苏子、贝母、桑白皮等，使肺气肃降，意在平木。

案2　肾水不足，肝风内动，痰蒙心窍案

某　风痰上升，神识迷昧。宜清通神明，熄风化痰。

丹参　麦冬　茯苓　化橘红　生石决　炙草　僵蚕　秦艽　天竺黄　杭菊　天麻　杏仁　钩藤

【赏析】

此证属肝风夹痰，蒙蔽心窍。肾水不足，致肝风内动；阴血亏虚之人，脾胃必弱，脾失运化，痰浊内生。风痰升动，则心神被扰。治当熄风化痰，开窍醒神。

此证与上证相似，方药略同，然心肝热象不重，而脾虚痰盛为主，故去竹沥、灯心草、胆南星等清心之剂，而增茯苓、炙甘草健脾和中，以扶土抑木。

案3　脾胃虚寒，内生痰湿案

某　脾土不运，胃有积湿，饮食入胃，不生精血，化为痰涎，气逆上冲，

不时呕吐。宜扶土和中，参以化痰。

沉香 干姜 苏子 象贝 桂枝 制半夏 橘红 生熟苡仁 茯苓 砂仁 焦苍术 炮姜炭 当归

【赏析】

此证为脾阳不振，寒湿内生，浊气上逆之证。治当以健脾祛湿，温中降逆和胃。

此方以香砂六君丸化裁而来，湿浊内盛，故去甘味之甘草、人参，以苍术易白术，加强燥湿祛浊之功，加用薏苡仁、苏子健脾祛湿，降气化痰；炮姜、干姜、桂枝、沉香温中降逆；当归温经养血；痰郁气滞，必有热结，则以象贝泄热散结，助半夏、桂枝等辛开之品散结滞，开郁结，降逆气。

十九、痉厥

肝火内燔，痰气郁闭之痉厥案

某 气火上升，与痰交阻，上焦清阳之气失旷。肝阳内燃，以致神昏不语，四肢痉厥，牙关紧闭，咽喉肿痛，脉来两寸沉伏，势属极重。

羚羊片 黑山栀 丹皮 川贝 橘红 瓜蒌 枳实 郁金 天麻 钩藤 九节菖蒲 淡竹沥一杯 姜汁两滴（同冲）

【赏析】

肝经热盛，致肝风内动，夹痰上壅，蒙蔽心窍，则可见神昏不语、牙关紧闭；风气内动，则四肢痉厥；肝火内燔，则见两寸沉伏，咽喉肿痛，则为肝火内燔，肺金受灼，痰气郁闭之征。证势危重，急当凉肝熄风止痉，祛痰开窍醒神。

方中羚角、钩藤、天麻凉肝熄风，山栀、丹皮凉血清肝，橘红、瓜蒌、枳实、郁金行气祛痰，菖蒲、竹沥、姜汁祛痰开窍醒神。

二十、不寐

案1 营血亏虚，心肾不交之不寐案

某 营血久亏，心肾失交，夜寐不甜。宜养营血，以交心肾。

当归二钱 丹参二钱 茯神二钱 龙齿二钱 炒枣仁三钱 陈皮一钱 半夏一钱
夜合花三钱 薄荷一钱 石决明八钱 潼沙苑三钱 上沉香三分

【赏析】

心藏神，营血久亏，则神失所养；肝藏血，血不足则魂不归藏；阴血不
足，肝阳亢旺，心火不降，心肾不交，则夜寐不宁。营血久亏，必脾胃虚弱，
故治宜补益心脾，养血安神，滋阴降火。

方以当归、枣仁、丹参、茯神、夜合花养血安神，疏肝和血，养血安神；
沙苑子滋肾水，配伍沉香温肾降逆，以助肾水上达，交通心肾；龙齿、石决
明潜肝阳，镇心神，陈皮、半夏健脾祛湿，助补益阴血药之濡养；薄荷疏肝
清肝。费氏对于心肾不交之证，少用知、柏等苦寒之品滋阴降火，而喜用沉
香，与药性平和之沙苑子、石斛、麦冬之滋阴药同用，意在温肾降逆，使肾
水上达，心肾相交即可，不用知、柏之意，是忌其苦寒伤肾中真阳。

案2 心肝血虚，肝阳上扰之不寐案

某 营血久亏，不能养心，心致心悸不安，入夜不寐。姑拟养血分，以
安心神。

当归 白芍 丹参 茯神 柏子仁 炒枣仁 远志 合欢皮 新会皮
珍珠母 龙齿 潼白蒺藜 女贞子 莲子 夜交藤 生地露 琥珀

【赏析】

心主血藏神，肝藏血舍魂，心肝血虚，则神魂失其归藏，肝阳不潜，而
致惊悸不寐，治宜补养心肝，镇惊安神。

方中当归、白芍、丹参、茯神、莲子、夜交藤、柏子仁、酸枣仁补血、养心安神；珍珠母、龙齿、琥珀镇惊安神；沙苑子、女贞子、生地滋补肝阴；远志交通心肾，安神定志；陈皮健脾理气，防补药之滋腻；白蒺藜疏肝平肝，助肝阳之潜降。此方用药，重用滋补阴血之品，稍佐补益心脾及潜阳之药，意在心肝血旺，则神有所藏，虚阳自然潜敛之意。

案3 肝血亏虚，肝阳上扰心神之不寐案

某 肝营久亏，肝阳渐动，风火上升，心神烦扰，夜寐不安。盖人卧则魂藏于肝，肝阳不平，则寐不安也。拟珍珠母丸加减，渐望安适。

石决明 青龙齿 大丹参 大生地 云茯苓 春柴胡 南薄荷 沉香片 柏子仁 夜合花 橘皮白 佩兰叶 白蒺藜 台乌药 毛燕窝 荞饼 鲜藕

【赏析】

肝藏血，舍魂。阴血不足，则魂失其舍，虚阳内扰心神。治当以养血柔肝，镇潜肝阳。

方用珍珠母丸去犀角、辰砂、当归、酸枣仁、人参、金银花，以石决明、龙齿镇潜肝阳，生地、燕窝滋阴，丹参、柏子仁、茯苓、合欢花疏肝和血、养心安神；柴胡、薄荷、白蒺藜疏肝清肝；乌药、沉香降气行气，佩兰、橘皮、橘饼（荞饼）健脾理气，和中化浊，鲜藕润肺降肺。诸药合用，则能充阴血，潜肝阳，解肝郁，安心神。

案4 肝阳亢盛，肺失清肃，扰乱心神之不寐案

某 人卧则魂藏于肝，魄藏于肺。肝阳鼓动，则肺气不清，夜寐不安，心神烦扰，乃肝肺不相接洽，非山泽不交之便。拟柔肝肃肺，安养心神，渐冀痊可。

珍珠母 苍龙齿 云茯神 炙生地 川贝母 夜合花 柏子仁 上降香 川石斛 大丹参 薄荷叶 瓜蒌皮 红枣 鲜藕 荞饼

【赏析】

肝为藏血之脏，阴血不足，则肝阳亢盛，魂不归藏，则夜寐不安；气逆于上，则肺金失其清肃。治当养血安神，柔肝肃肺。

方用生地、石斛滋阴；大枣、柏子仁、丹参、夜合花、茯神养血和血安神；瓜蒌、川贝、鲜藕清肺润肺，以降肺气；珍珠母、龙齿镇心安神，潜降肝阳；降香、薄荷疏肝降气，橘饼（荠饼）健脾理气，以助运化。此方治肝仍以养血为其正治，配伍潜降之品，则魂魄自通归其舍。清肃肺气仍以清润为主，不从气治而其气自降，以肺喜润而恶燥也。

案5 脾肾两虚，心肾不交之不寐案

某　二天不足，心肾失交，夜寐不宁，动则头汗，甚则作渴。脉右强左弱，或时五至，似数非数。久虚之质，峻补不受，偏胜亦忌。当以调养精神，参以开合法，煎丸并进，渐可安康，久服延年，良非诬说也。

天门冬　炙生地　云茯神　焦白术　大丹参　云茯苓　潞党参　白归身　生牡蛎　煅龙齿　新会皮　春砂仁　夜合花　福橘饼　奎红枣

如作丸，以橘饼、红枣二味煎汤泛丸，气分药可加重。

【赏析】

二天不足，即先天不足，后天失养，则气血不足，且化生无源。左脉候心肝肾，主血，右脉候肺脾命，主气。本证脉右强而左弱，时有五至，显示阴血不足，而虚热内生，脾虚痰盛。血虚神失所养，阴亏则虚火内盛，心肾失交，故夜寐不宁；脾虚气弱，故动则汗出，虚火上炎，故而作渴。治宜滋阴补血，清心安神，健脾益气。脾胃虚弱，滋补之品易于碍胃，故曰虚不受补，用药宜平和而不宜滋腻。

方用香砂六君补气健脾，生地、天冬滋阴降火，牡蛎、龙齿镇心安神，收敛止汗；当归、红枣、丹参、合欢花（夜合花）养血和血安神。此方以滋补阴血配伍镇潜心肝之药，则心肾相交，夜寐得宁。

案6 肝阳亢盛，胆热内生之不寐案

某 彻夜不寐，间日轻重，如发疟疾，一载未愈，左关独见弦数，余部平平，少阳、厥阴同病。拟甲乙归藏汤。

珍珠母八钱 龙齿二钱 柴胡（醋炒）一钱 酒白芍一钱五分 丹皮二钱 柏子仁二钱 薄荷一钱 生地六钱 归身二钱 夜合花三钱 沉香五分 夜交藤三钱 红枣五枚

【赏析】

此医案见于费氏《医醇賸义》，其后详载了医者对此案的分析，"因思不寐之症，共十三条，从无间日重轻之象，惟少阳受病，方有起伏。但少阳为半表半里之经，不进则退，安能久留！此实与厥阴同病，甲乙同源，互相胶结，故有起伏而又延久也。为制甲乙归脏汤，连服数十剂而愈。"医者据关脉弦及间日轻重如疟，断此证为少阳证，即仲景所云"但见一症便是，不必悉具"，故治从肝胆。肝为甲木，胆为乙木，同为少气少血之脏，阳气易于升动，若阴血不足，则魂失其舍，肝木升动，胆热内生，扰乱心神，则彻夜不寐。治当养血疏肝，镇惊安神。

方以逍遥散合珍珠母丸化裁，当归、白芍、红枣、柏子仁补肝血，安心神，柔肝气；柴胡、薄荷疏肝，珍珠母、龙齿平肝潜阳，镇心安神；夜合花、夜交藤、丹皮疏肝和血安神；生地滋肾，配伍沉香温肾，以交心肾。诸药同用，则心肝得阴血之濡养，魂归其所藏，胆气得其清宁，故名此方曰甲乙归藏汤。

二十一、惊恐

案1 突受惊恐，心气亏虚之惊恐案

某 因惊外触，见症神怯欲迷，已经肢厥，冷汗怕动。拟镇怯理虚。

人参 茯神 枣仁 生龙骨 石菖蒲 炙甘草 淮山药 南枣

【赏析】

此证为突受惊恐，致神气散乱，心气大虚。心气亏虚，神不守舍，心神恍惚，故神怯欲迷；汗为心之液，心中阳气虚损，失于固摄，则肢冷汗出，阳气不能鼓动，则身懒怕动。治当补心气，敛心神。

本方有安神定志丸之义，为该方去远志，加枣仁、生龙骨、炙甘草、淮山药、南枣而成。方用人参、茯神、炙甘草补心气，安心神；酸枣仁、大枣（南枣）养血安神，敛汗；生龙骨镇心安神，以"重可镇怯"；稍佐石菖蒲祛痰开窍醒神；山药补脾肾，既有助人参等补益心气，又可增补肾固精之力，合菖蒲、龙骨等有助交通心肾以安神定志。此方以补为主，兼用重镇收敛之品，组方严谨，据症遣药，药不乱投。

案2　心肾亏虚，虚热内生之惊恐案

某　惊悸气促，喉舌作痛，驯龙驭虎汤。

莲子（去心）二十粒　沉香（人乳拌）四分　花龙骨二钱　琥珀一钱　珍珠母八分　玉竹四钱　菱皮四钱　石斛三钱　柏子霜二钱　白芍一钱五分　薄荷一钱

【赏析】

此方名驯龙驭虎汤，以方测证，可知此证因心肾亏虚，虚热内生，龙雷之火上腾，致心气不降，血不藏魂，而致惊悸不寐；心肝火盛，故喉舌作痛。

此方由许叔微的珍珠母丸化裁而来。珍珠母、龙骨、琥珀质重沉降，清肝平肝，镇心安神；与柏子仁、莲子养心安神；白芍、玉竹、石斛滋阴补血，以涵敛阳气；沉香镇逆气，助龙火下降，薄荷疏肝散肝热；菱皮性味甘凉，有清热解毒利水之功，以导火下行。

二十二、癫、痫、狂

案1　心血不足，风痰上升之迷昧案

某　心血不足，风痰上升，不时迷昧，宜祛风痰，兼养心血。

丹参三钱　茯神二钱　生地三钱　麦冬二钱　珍珠母（打）八钱　橘红一钱
僵蚕三钱　石斛三钱　天竺黄八分　蒲黄四分　竹叶二十张

【赏析】

肝风内动，必因阴血不足。心肝为子母关系，母病及子，必定心肝俱不足。风痰内盛，上扰心神，则出现神志昏蒙，不时迷昧。治宜滋养阴血，熄风祛痰。

此方用生地、麦冬、石斛滋阴养血，补益心肝之不足，治本；天竺黄、僵蚕祛痰熄风，防风痰上升，治标；两组药同用，标本兼顾，既祛风痰，又兼养心血。橘红行气祛痰，且轻用以其辛散之性有助肝之疏泄；肝风内动，费氏不离调营柔肝，蒲黄、丹参活血祛瘀，和营以调肝，又仲景云："血不利则为水"，祛瘀有助防止津液凝聚而成痰；茯神补心安神，珍珠母镇心安神，丹参又兼凉血安神，竹叶清心利水，四药同用，调心安神，神识自清，迷昧自消。全方标本同治，消补兼施，滋养阴血，熄风祛痰。

案2　肝风内动，风痰上升之昏厥案

某　肝风内动，风痰上升，不时昏厥，口吐涎沫。宜熄风化痰。

当归三钱　丹参二钱　天麻八分　制半夏一钱　菊花二钱　龙齿二钱　僵蚕三钱
橘红一钱　杏仁三钱　天竺黄五分　灯心三尺

【赏析】

此证有昏厥、吐涎沫，当为痫证，是因内风挟痰上蒙心窍所致，当伴有抽搐。治当平肝熄风，祛痰开窍。

本案以定痫丸为主方，天竺黄、半夏、僵蚕、橘红、天麻、灯心祛痰熄风，清心开窍。龙齿重镇安神；丹参、当归养血和营，补心安神；菊花平肝祛风，费氏认为内风之证，多挟外风，菊花一味，内外风均可兼顾；杏仁肃降肺气，以助肝气之平。此方用药，轻灵和缓，反映了费氏治肝阳升动，常肝肺同治；治肝风内动，常内外兼顾。

案3 痰迷心窍之癫痫案

某 痰迷心窍，癫痫。

陈胆星三钱 木香三钱 天竺黄一钱 茯神一钱 沉香一钱 石菖蒲一钱 远志肉一钱 枣仁一钱 辰砂一钱

研末，每服三钱，姜汁汤下。

【赏析】

"怪病痰作祟"，因此癫痫常从痰论治。或涌吐痰涎，用瓜蒂散之类峻剂，或祛痰开窍，用皂荚丸等缓急之剂。本案系痰迷心窍所致之癫痫，治宜祛痰熄风，清热定痫。

本方由程钟龄所制定痫丸化裁而来。陈胆星清热化痰，熄风止痉，合生姜汁既可解南星之毒，又可增其豁痰利窍之功；天竺黄化痰开窍；石菖蒲芳香化浊，祛痰开窍；远志开心窍，安心神，诸药同用可增强祛痰通窍醒神之力；辰砂重镇，安神定惊；茯神、枣仁养心安神；沉香辛、苦、温、重镇，与定惊祛痰药同用，助定惊之功，与木香同用，理气降逆，气顺则痰消也。

案4 肝风痰火郁结胸中之癫狂案

某 肝风痰火上升，痰火郁结胸中，癫狂晕厥。

丹参二钱 茯苓一钱五分 柏子仁二钱 天麻五分 石决四钱 菊花二钱 天竺黄八分 新会皮一钱 僵蚕三钱 象贝三钱 陈胆星五分 桑叶屑一钱 淡竹沥两匙（冲服）

【赏析】

风痰上蒙清窍，常致神昏癫痫；火主动，若痰火内扰，则多为惊狂；又痰火郁结胸中，心中窒塞，则烦闷之势愈重，而现心神狂乱。治当祛痰熄风，清心开窍。

方中竹沥善于清热化痰，定惊利窍；胆南星性凉味苦，功善清热化痰，熄风止痉，两药相合则祛痰利窍之功尤著。僵蚕、天竺黄祛痰开窍，熄风定惊；天麻、石决明、菊花、桑叶平肝熄风；陈皮（新会皮）、象贝清热祛痰，宽胸散结，以解胸中郁结之痰火；丹参、柏子仁、茯苓养心安神。全方风痰并治。兼清热、安神、开窍诸法，使风息、痰消、火降、神安、窍利，诸症自除。

二十三、咳嗽

案1 痰阻气道，肺气不降之咳嗽案

某 痰气上升，呛咳气喘，宜降气化痰。

橘红一钱 半夏二钱 苏子一钱五分 茯苓二钱 桑皮二钱 沉香四分 蒌皮仁（炒、研）二钱 当归二钱 象贝三钱 川郁金二钱 海浮石三钱 杏仁三钱

【赏析】

肺为清虚之脏，痰阻清肃之道，致肺气不降，而现咳喘。呛咳之症，除风邪犯肺外多因肝气犯侮肺金所致，故在祛痰浊，降肺气之外，当舒肝降逆。

此方以苏子降气汤化裁，橘红、半夏、茯苓燥湿化痰，理气健脾，治生痰之源；桑白皮、象贝、瓜蒌皮、海浮石清肺祛痰；苏子、杏仁、瓜蒌仁、当归润肺燥，降气止咳平喘；当归养肝血，郁金疏肝气，两药同用，则肝气柔和而不上犯肺金；"肺为气之主，肾为气之根"，方中沉香纳气归肾，降气平喘，以助肺气之肃降。

此方反映了费氏治咳喘不独治肺，治肺又以清润为重的特点。费氏认为"心肝脾肾各有咳嗽之证，不过假途于肺"，正如内经所云"五脏六腑皆令人咳，不独肺也"。若从气机而论，则肝气上逆，肾不纳气皆可致咳喘。肝气上逆之咳喘每见呛咳，或胁痛易怒，故此方用郁金、当归养血柔肝疏肝，又加沉香潜纳肾气。费氏治肺多以清润为主，以肺喜润而恶燥。如温燥之橘红、半夏用量较少，而质润之品味数多且用量较重，如清润之桑白皮、象贝、瓜蒌仁，温润之当归、杏仁、苏子。

案2 外感风邪之咳嗽案

某 风痰咳嗽。宜祛风化痰。

嫩桔梗一钱 大力子三钱 赤苓三钱 炙草五分 前胡一钱 橘红一钱 荆芥一钱 象贝三钱 桑叶一钱 大杏仁三钱

【赏析】

风痰咳嗽，多为外感风邪所致，或因治不得法，表解不彻而咳仍不止者。风邪犯肺，肺失宣降，或虽经发散，因表解不彻而其邪未尽，故而见咳嗽，常伴咽痒；津液不得输布，聚而成痰，而见咯痰或咯痰不爽。治当宣肺祛痰，疏风止咳，以《医学心悟》之止嗽散加减化裁。

方以牛蒡子（大力子）散邪利咽；风为阳邪，易伤津化燥，则加象贝、桑叶清肺润燥，祛痰止咳；加桔梗宣肺祛痰，杏仁润肺降气，前胡降气化痰止咳，三者宣降同用，以复肺气之开阖。此案以前胡易白前，则知邪偏于风热；以橘红易陈皮，当咯痰较多，故摒除润肺之紫菀、百部，以免助痰；陈皮理气化痰，使气顺则痰消；茯苓健脾渗湿以杜绝生痰之源；荆芥疏风解表止咽痒；甘草益气和中，润肺止咳，调和诸药。虑其外邪十去八九，全方重在宣肺止咳，兼以解表。

案3 肝气上逆，肺失濡润之咳嗽案

某 呛咳伤力，时时漫热。

南沙参四钱 云苓二钱 石决明六钱 生苡仁四钱 茜草根二钱 怀牛膝二钱 大杏仁三钱 大贝三钱 参三七五分 麦冬二钱 丹参二钱 蒌皮三钱 藕二两（同煎）

【赏析】

呛咳之症，多因肺燥失于濡润或因肝气犯肺。而"肝体阴用阳"，肝气不柔，多责之肝血（阴）不足。肺失濡润，宣降失职，加之肝气上逆，则现呛

咳不止，甚则或现咳血。久咳则耗气伤津，致气阴两虚而成低热不退。急当滋阴润肺，兼以平肝。

方中沙参、麦冬滋阴润肺，以清虚热；石决明平肝；杏仁润肺降气；象贝、蒌皮清热化痰；茜草根、丹参凉血止血，三七化瘀止血，防茜草、丹参凉血留瘀，兼能补虚，怀牛膝引血下行；薏苡仁、茯苓健脾渗湿，藕清血分之热，兼补血养心。此方用药，皆为清润之品，更以药食同用之藕补血润肺，补益脾胃，唯其缓和中正，方得滋阴而不碍脾。

案4 燥热犯肺之咳嗽案

某 风热咳嗽，漫热，咽喉作痛作痒。

蒌皮三钱 川贝二钱 荷叶一角 牛蒡子二钱 桑叶一钱 薄荷一钱 前胡一钱
橘红一钱 煨葛根三钱 杏仁泥三钱 桔梗一钱

【赏析】

风热犯肺，肺失宣降而咳；燥热伤津，则干咳，咽喉作痛，风淫于肺道，则咽痒作咳。此证的证候特点是干咳少痰，咽痒即咳，咽干咽痛。治当以清润之品疏散风热，润燥止咳，清热利咽。

方中薄荷、桑叶、前胡、牛蒡子疏散风热；瓜蒌皮、川贝清热祛痰，桔梗合牛蒡子、薄荷清利咽喉；杏仁、川贝润肺止咳；荷叶、葛根升发清阳，使津液输布而解咽干咽痛；橘红行气祛痰。方中妙在用荷叶、葛根升阳之品，以肺失清肃，津液不布，故以升阳之品助脾肺之升清布津，则肺与咽喉皆得津液之濡润，而咳嗽、咽痛得愈。

案5 肺胃不和之咳嗽案

某 肺胃不和，呛咳痰喘。治宜肃降。

当归 茯苓 生苡仁 薄橘红 半夏 炙草 苏子 象贝 郁金 蒌皮
大杏仁 蛤粉 合欢 南沙参 佛手

【赏析】

肺胃均以和降为顺，二者临证常易互相影响。肺胃不和，可因脾胃不健，痰浊内生，胃失和降，致浊气干肺，而现咳喘咯痰。治以健脾祛痰，降气止咳。

方用茯苓、薏苡仁、橘红、半夏、佛手健脾祛湿，理气化痰；沙参、瓜蒌皮、象贝、蛤粉清肺润燥，祛痰止咳；杏仁、苏子润肺降气止咳平喘。费氏治呛咳，常肝肺同治。从其用药来看，若阴血亏虚不甚，则以当归、郁金养血疏肝；若阴血久亏，兼有风动之象，则以滋阴之品柔肝熄风，以平肝气。本案除用当归、郁金之外，兼用佛手、合欢疏肝和血，由此可见一斑。

案6 脾肾阳虚之咳喘案

某 呛咳气喘，交冬即发，肾虚脾湿不化也。

南沙参 茯苓 怀牛膝 川贝 瓜蒌实 女贞 炙紫菀 苡仁 黑料豆 杜仲 旋覆花 橘红 沉香 甜杏仁 海蜇皮（浸淡）

【赏析】

冬令主寒，肾气所主。交冬即发，当是寒喘，脾肾阳虚，寒饮内停所致。治当温肾健脾，温化寒饮。

方中橘红、茯苓、苡仁健脾渗湿，理气化痰；杏仁、瓜蒌、紫菀、川贝、旋覆花润肺祛痰止咳平喘；沙参、女贞子滋肾润肺，黑料豆、海蜇皮、杜仲、怀牛膝补益肝肾；沉香温肾纳气平喘。费氏认为，"治喘之法，不过一降一纳尽之。上焦之有余者尽之，使不得反逆，则清肃之令行矣，下焦不足者纳之，使归其窟宅，则根本之园地固也。"因此费氏治喘，每方多用沉香及杏仁、旋覆花之属，以行降纳之法。

案7 肺胃阴虚，肺失濡润之咳嗽案

某 肺胃不和，痰气交阻，以致呛咳两载，甚则呕吐水谷，诊脉沉数，皆缘七情怫郁，寒暑失调所致。姑拟清金养胃，顺气化痰。

西洋参　川百合　象贝　山药　蛤粉　枇杷叶　石斛　茯苓　白薇
橘白

【赏析】

此证是肺胃阴虚，肺失濡润，而致呛咳，肺失于宣布津液，又致津液聚
而为痰，但必咯痰少而不爽；胃失濡养，气逆不降而现呕吐。脉沉主里主虚
主气郁，脉数主热象。治当濡养肺胃，降逆止咳，兼以润燥化痰。

方用西洋参、山药、石斛、百合补气养阴，滋养肺胃；白薇退虚热；象
贝、海蛤粉清热化痰，润肺止咳，经云："肺苦气上逆，急食苦以泄之"；枇
杷叶味苦而降，能肃降肺气而止咳，稍佐橘白、茯苓理气健脾，防滋阴药之
壅滞碍胃；陈皮又可燥湿和胃，防其呕吐水谷。诸药同用，痰气并治，标本
兼顾。

案8　肝阴不足，肝阳上亢，侮犯肺胃之咳嗽案

某　脉来左弦右滑，肝风驱痰上升，呛咳气逆，喉闷作梗，系阴分不足
故也。宜清泄上焦法。

南沙参　桑白皮　苦杏仁　甘菊花　麦门冬　制半夏　象贝母　杭白芍

二诊：脉来弦象渐平，呛咳亦减。宜宗前法更进一筹。

南沙参　陈橘红　瓜蒌皮　川杜仲　全当归　云茯苓　左牡蛎　川贝母
旋覆花　桑白皮　怀牛膝　冬白术　甜杏仁　莲子肉

三诊：肝营不足，肝气太强，上犯肺胃，呛咳日久。经治虽已获效，旋
于疟后失于调养，肝营更亏。急宜调营柔肝，兼治肺胃。

当归身　川贝母　杏仁泥　大丹参　杭菊花　石决明　淮山药　合欢皮
潼沙苑　莲子肉　云茯苓　桑白皮　陈橘红　柏子仁

【赏析】

脉来左弦右滑，为肝旺痰盛之象。左关必细而弦，右关必沉而滑，脾虚

而痰湿内生。肝阴不足，阳气亢逆，风动挟痰，上逆干肺而现呛咳。治宜滋阴熄风，平肝肃肺，祛痰止咳。

方以沙参、麦冬滋阴润肺，白芍敛阴润肺，养血柔肝，菊花清肺平肝，桑白皮、象贝清肺祛痰，杏仁、半夏降逆祛痰。一诊总以滋肺柔肝，清润肺气为主。二诊弦象渐平，呛咳亦减，是辨治得当，药已显效，然阴血之不足，脾气之不健，非一时可愈，症状稍缓，则当更进一步固本，遂加补气健脾之白术、茯苓、陈皮、莲子，养血之当归，补益肝肾之杜仲、牛膝。三诊因疟后失于调养，阴虚更甚，致肝风夹痰上扰，治宜滋阴熄风，祛痰止咳。于二诊方中，更加菊花、石决明平肝，山药、沙苑子滋肝肾阴，去白术以防壅滞气机。

案9　肺肾阴亏，肝阳独旺，上升犯肺之咳嗽案

某　肺肾阴亏，肝阳独旺，上升犯肺，呛咳夹红，久延入损。急宜清养。

南沙参　桑白皮　淮山药　光杏仁　潼蒺藜　云茯苓　茜草根　女贞子
瓜蒌皮　怀牛膝　麦门冬　象贝母　生藕节

【赏析】

肺肾阴虚，则虚火亢盛，灼伤肺络，肺失濡润，加之肝阳独亢，木火刑金，致呛咳带血。久咳愈伤气阴，咳血则阴血更虚，因此急当滋阴降火，柔肝肃肺，凉血止血。

方中沙参、沙苑子、山药、女贞子、麦门冬滋养肺肾之阴，桑白皮、象贝、瓜蒌皮清肺泻火并化痰止咳；茜草根、生藕节凉血止血，血宁则无妄行之弊；杏仁润肺降气，怀牛膝引火下行，茯苓健脾渗湿，防滋阴药之助湿壅滞。全方用药，皆为甘润清养之品，少有苦寒泻火药，以肺为燥金，宜清润而不宜温燥。

案10　脾虚生痰，肺胃不和之咳嗽案

某　肺胃不和，脾多痰湿，失血之后，呛咳而喘。宜培土生金，参以

肃降。

南沙参 云茯苓 苡仁 麦门冬 桑白皮 瓜蒌皮 参三七 怀牛膝
茜草根 杏仁泥 川贝母 陈橘红 旋覆花 莲子肉

【赏析】

此证为脾气本虚，不能培补肺金，痰湿内生，肺气不收，而宿有咳喘。
又因失血，阴血更亏，肺失濡润，而致呛咳。治当健脾益肺，祛痰止咳平喘。

本方在用南沙参、麦门冬、川贝母等清肺润肺之余，加用茯苓、薏苡仁、
橘红健脾理气祛痰，旋覆花降气化痰，莲子补脾益肾，仍以怀牛膝、茜草根
化瘀止血。本方补益脾肺之品，仅用莲子、茯苓平淡力薄之品，是肺燥阴虚，
不喜温燥之故。

二十四、哮喘

案1 肺失清降，肾不纳气，脾虚生痰之哮喘案

某 痰气哮喘，肺气不降，肾气不纳，脾多湿痰，呛咳而喘。宜扶土化
痰，降纳气机。

家苏子 制半夏 橘红 瓜蒌仁 象贝 桑白皮 郁金 怀牛膝 云苓
杜仲 生熟苡仁 甜杏仁 补骨脂（核桃拌炒）各三钱 沉香三分

【赏析】

哮喘一证，多与肺脾肾不足相关，以肾主纳气，脾主运化，肺主降气。
因此痰气哮喘，当以降纳气机，健脾祛痰为治。

方以杏仁、苏子、郁金降肺气，《本草汇言》谓郁金"清气化痰……能散
郁滞，顺逆气"，且本方用除清气降气之外，也有疏肝以降气之意；补骨脂、
沉香纳肾气，茯苓、半夏、橘红、苡仁健脾祛湿化痰；瓜蒌、象贝、桑白皮
清肺泻热化痰，牛膝、杜仲补肾助其纳气。

案2　脾胃气虚，痰浊阻肺之哮喘案

某　痰气哮喘，胸闷不舒，脾胃失和。宜健脾和胃，化痰理气。

南沙参　茯苓　生苡仁　潼白蒺藜　象贝　橘红　苏子　白芥子　莱菔子　石决　杏仁　郁金　炙桑皮　木香　鹅管石（煅研）各三钱

【赏析】

本案与上案均为痰气哮喘，然以方测证，痰湿壅肺更盛，故有胸闷不舒，而肾虚不纳之象不显。因此，在上方基础上，稍减清润、补肾之品，仅用沙参、沙苑子滋养肺肾，又合三子养汤、鹅管石加强温肺祛痰之功，加木香行气健脾，解胸闷不舒。石决明、白蒺藜平肝，助肺气之肃降，可见费氏降肺平喘常兼治肝。

案3　风痰壅肺之哮喘案

某　风痰者塞肺之小管，而为哮喘。痰鸣气不能降，夜不能睡，脉象浮滑。治当三子养亲汤加味调之。

苏子霜一钱　白芥子一钱　莱菔子三钱　法夏二钱　赭石三钱　旋覆花（包）一钱半　枳实一钱　陈皮一钱　桂枝四分　马兜铃三钱　茯苓三钱　炙草四分　沉香三分　竹茹一钱半

【赏析】

风痰壅肺，致肺气不能宣降，甚则平卧不得，急当祛痰宣肺，降逆平喘。

本案以三子养亲汤温化寒痰，苏子用霜以免滑肠之弊；桂枝温助阳气，助寒痰之温化，但用量很轻，以防助热伤阴；合二陈汤加强健脾理气祛痰之功，旋覆代赭汤降逆平喘，沉香与桂枝相合，温肾纳气之功更著；又佐清肺化痰之竹茹、马兜铃，亦仿温胆汤之意，清肝胆热以宁神。全方用药虽以温化寒痰为主，但仍配伍清润之品，体现了费氏治痰湿停肺，若非一派寒象，必佐清润之品，以过用温燥，易致痰液胶浊，不利祛痰外出。

案4 素有痰火，复感风寒之哮喘案

某 痰火内郁，风寒外束，哮喘发呃，脉滑舌腻。化痰肃降。

蜜炙麻黄三分 苏子霜一钱 杏仁三钱 橘红一钱 法夏二钱 象贝三钱 蒌仁三钱 赭石三钱 旋覆花（包）二钱 海浮石三钱 桑皮三钱 款冬二钱 杷叶（炙）三钱 沉香三分

【赏析】

外有风寒，内有痰火，内外相引，肺失宣降，津液失布，遂病哮喘发呃，脉滑舌逆均为痰浊之象，治当辛温解表之风寒，清宣化痰以降肺气。

方有定喘汤之义。以麻黄解表散寒，兼宣肺平喘；苏子、杏仁、枇杷叶、款冬合旋覆花、赭石润肺降气化痰，沉香纳气平喘；象贝、瓜蒌仁、桑白皮、海浮石清泻痰火；然舌腻表明湿浊不化，非辛香温燥不足以祛浊，湿浊不去则郁火不解。故虽以清化为主，亦需二陈健脾理气，燥湿，加强祛痰浊之功，兼以降逆气。全方表里同治，甘润清泻与辛香温燥并用，然仍以清化为主，故方中辛温解表之麻黄及燥湿祛痰之二陈用量均相对较少。

案5 脾肾阳虚，复感风寒之哮喘案

某 素有哮喘之疾，近因外邪触发，痰稀脉细。寒湿之邪，非温不解，桂枝合六安煎加减。

西桂枝三钱 中朴（姜炒）一钱 制半夏一钱半 白芍（酒炒）一钱半 当归二钱 茯苓三钱 炙草四分 炙紫菀一钱半 上沉香三分 杜苏子（炒）二钱 旋覆花（包）一钱半 浮水石三钱 生姜一片 大枣一枚 枇杷叶（去毛，蜜炙）四钱

【赏析】

素有哮喘，知脾肾阳虚，寒痰不化，又因外邪诱发，急当温化寒痰，外散风寒，兼补脾肾。痰稀脉细显示寒痰内虚之象。

本方以六安煎（茯苓、甘草、半夏、陈皮、杏仁、白芥子）健脾燥湿、温肺化痰，加用厚朴助燥湿化痰，降气平喘之功；合桂枝、沉香温肾助阳，纳气平喘；杏仁、苏子、紫菀、枇杷叶、旋覆花、当归润肺降气化痰；浮水石清肺祛痰，姜、枣和胃，白芍补血敛阴，防他药温燥伤阴之弊。

案6　素有痰喘而外感风寒之哮喘案

某　风痰上升，不时吼喘。宜以疏化。

白芥子二钱　莱菔子（炒）三钱　炙苏子二钱　桑叶二钱　橘红一钱　川贝二钱　浮海石三钱　蒌仁三钱　沉香三分　杏仁三钱　半夏一钱　前胡一钱　姜汁二滴（冲服）

【赏析】

此风痰之证，是素有痰喘，因外感而诱发，风痰阻络，搏击气道，故而吼喘。治当化痰降气平喘，兼以疏散外感风寒。

方以三子养亲汤化痰降气，止咳平喘，配伍二陈燥湿化痰，理气健脾；风痰郁久，易于化热，致胶着难解，遂以浮海石、瓜蒌仁、川贝清肺润燥化痰，姜汁辛散经开痰结；配伍杏仁、桑叶、前胡降气化痰，兼以宣散外邪，宣降肺气，桑叶又能宣通肺络。此方亦可看出，费氏用温药化痰之时，每以清润之瓜蒌仁、桑白皮、浮海石等配用，以防辛温之药胶着痰液之弊。

案7　肺热壅盛，耗伤肺阴之哮喘案

某　寒战热甚，嗽道声嘶痰多，清晨鼻衄，脉数，关部见滑。邪恋肺络，阴分尤伤。然痰带血丝，肺亦日损，即宜早治，勿致劳怯为幸。

南沙参三钱　茯苓三钱　杏仁三钱　丹皮二钱　川石斛三钱　炒黄芩一钱半　橘红一钱　白薇一钱　蒌皮三钱　川贝二钱　苏子二钱　梨三片　竹叶三十张

【赏析】

本案肺热壅盛，邪正交争甚剧，故见寒战热甚；肺失清肃，津液凝聚，致气道不利，嗽道声嘶痰多；热甚动血，可见清晨鼻衄；脉数，关部见滑，均可验证肺热痰盛。邪恋肺络，热势亢盛，可致阴分受损，损伤血络，伴见痰中带血，此案肺亦日损，故宜早治，法当清热化痰，养阴润肺。

方中南沙参、川石斛、梨润肺养阴，南沙参又可化痰止咳；炒黄芩、蒌皮、川贝清肺化痰，川贝合沙参，润肺之功尤佳；杏仁、苏子降逆肺气，以消咳喘；橘红、茯苓理气健脾化痰；丹皮、白薇清阴分之热；竹叶清热利水，导热下行，为费氏退热常用之法。

案8　肾阳亏虚，元气亏损之哮喘案

某　气喘汗流，脉无欲脱。以生脉散为主，兼养血化痰，补火生土之治。

人参五分　麦冬二钱　五味十五粒　丹参二钱　茯苓三钱　炒枣仁二钱　川贝二钱　制半夏　淡苁蓉各三钱　竹沥一匙　手拳米一撮（注：手拳米为把米放在手心，用两手搓，待米热而光滑为拳米）

【赏析】

气喘汗流，脉无欲脱，提示下焦元阳亏虚，不能收摄，肾气不纳则喘，阳虚不密则汗出。急当益气生津以固脱止汗。气阴不足，肺燥失润，平素当有久咳少痰，兼需补肺敛气。

方以生脉散（人参、麦冬、五味子）补益肺肾，敛阴止汗，平喘；淡苁蓉补肾阳，益精血，助五味子补肾纳气平喘；丹参、茯苓养心安神，枣仁、五味子合用补益心肝，收敛止汗；川贝、竹沥清肺润燥化痰；拳米补益脾胃。

案9　痰浊瘀阻之肺胀案

某　肺胀而喘，欲卧不得，面红流汗，系肾气不纳故也。

川贝三钱　潼白蒺藜各三钱　五味子十粒　天竺黄二钱　牡蛎（煅）四钱　伽南香四分

【赏析】

肺胀为久病肺虚，痰浊瘀阻所致。肺为实邪阻滞，故欲卧不得；母病及

子，久喘必致肾气亦亏，肾失潜纳，虚阳上浮，故面红流汗。急当祛痰降逆，纳气平喘。

方以川贝润燥化痰，天竺黄豁痰清心，两药合用以祛痰浊；五味子酸温补益肺肾，敛汗平喘，与沉香（伽南香）合用温肾纳气平喘，与牡蛎、沙苑子合用滋肾敛汗；稍佐白蒺藜疏风平肝，与牡蛎合用，助肺气之降。本方主从肺肾而治，降纳并行，祛邪与扶正兼顾，又兼顾肝肺之升降相因。因病情急重，有喘脱之象，故全方药少不繁，是为集中药力，以取速效，不欲他药掣肘也。

案 10 肺肾气虚之肺胀案

某 气喘汗流。宜酸甘化阴。

旋覆花（包）一钱半 怀牛膝二钱 人参五分 麦冬二钱 五味四分 杜仲三钱 象贝三钱 杏仁三钱 牡蛎（煅）三钱 补骨脂一钱 橘红一钱

【赏析】

此证亦属肺肾两虚，不能摄纳所致。肺肾气虚，降纳不得，而见气喘，气虚不能摄津，故有汗出。急宜益气敛汗，补肾平喘。

方用生脉散补肺肾，敛汗平喘，其中五味子、麦冬为酸甘养阴之品，五味子与补骨脂、杜仲、怀牛膝合用，温肾纳气之功更著；牡蛎平肝敛汗，杏仁、象贝、旋覆花润肺化痰降气平喘，加用橘红助祛痰降逆之功。虽曰酸甘化阴，然此案仍以补益肺肾，收摄纳气为主，兼祛痰降逆，治从肺肾。

案 11 肺失肃降，肾不纳气之咳喘案

某 肺气不降，肾气不纳，呛咳气喘。宜纳气降气治之。

象贝三钱 杏仁三钱 橘红一钱 沉香四分 补骨脂（核桃肉炒）一钱 杜仲三钱 茯苓二钱 五味四分 潼沙苑三钱 山药三钱 炙苏子三钱 半夏一钱

【赏析】

"肺为气之主，肾为气之根"，中医学历来认为咳喘病证与肺肾密切相关。

肺气不降，肾气不纳，故病呛咳气喘，呼多吸少。宜纳肾气降肺气以治之。

方中杏仁、苏子主降，肃降肺气为主；沉香小量，沉降入肾，纳气平喘，兼梳理气机，两组药同用，降之，纳之，以复肺肾功能。象贝、半夏、橘红、茯苓化痰，兼以降逆、理气、健脾渗湿之法；补骨脂、杜仲、潼沙苑补益肾之阴阳，阴阳复自能纳气如常。山药平补肺肾之气阴，又以五味子收敛肺气，止咳平喘，思路清晰，配伍精良。

费氏治喘，不过降纳之法。降气之法，即清肺润肺祛痰，如象贝、杏仁、苏子、橘红、半夏之属；纳气之法，即补肾纳气，如补骨脂、五味子、山药、沙苑子、杜仲、沉香之类。然虽只降纳二字，而尽治喘之法，尤于用药，中正和缓，于肺则清润稍佐辛温，于肾则平补稍佐甘温。

二十五、肺痈

案1 肾水不足，肝阳犯肺之肺痈案

某 肾水久亏，肝阳上扰，肺金受克，呛咳痰腥，已成肺痈。宜壮水柔肝，清养肺气为治。

天麦冬（去心）各一钱半 鲜百部三钱 橘红一钱 女贞子二钱 生石决（打）六钱 南沙参四钱 合欢花三钱 生苡仁四钱 象贝母三钱 甜杏仁（去皮、尖）三钱 瓜蒌皮三钱 川郁金二钱 炙桑皮三钱 金丝荷叶（去背上白毛）三张

复诊：肝火犯肺，致成肺痈重症。拟壮水柔肝，清养肺气。

原方加牡蛎、淮山药、北沙参、川贝、蜜炙百部、怀牛膝、梨、莲子、旱莲。

【赏析】

肺肾水不足，木失涵敛，必致阳亢于上，虚火上灼肺金而致呛咳，甚或咳痰带血；肺肾为子母之脏，肾水久亏，肺金必燥，虚火灼津，炼液为痰，痰热相结，热壅血滞而成肺痈。成痈期重在清肺祛痰消痈，并宜滋阴以降虚火。

方中以天冬、麦冬、女贞子、沙参滋阴清热，百部、杏仁润肺止咳，瓜蒌皮、象贝、桑白皮、荷叶、生薏苡仁清肺祛痰，散结消痈，佐以橘红助祛痰行气之功；合欢花、郁金活血疏肝，凉血消痈，石决明清肝平肝。二诊虚火仍盛，遂加山药、沙参、川贝、炙百部、梨、旱莲草增强滋阴润肺，清降虚火之功，怀牛膝引火下行，牡蛎平肝，莲子补肾，以冀虚火清降，肝阳平敛。

案2　痰热瘀结之肺痈案

某　痈久发热，咳嗽吐脓腥秽，此肺络大伤之故。

鲜百部三钱　鲜石斛三钱　夜合花三钱　女贞子二钱　南沙参三钱　杏仁泥三钱　象贝三钱　蒌皮仁各三钱　天冬二钱　云苓二钱　橘红一钱　薄荷一钱　竹叶二十张　金丝荷叶（去背上白毛）三张

【赏析】

热毒瘀结成脓，血腐肉坏，痈脓外溃则咳吐腥臭脓痰，瘀热未去，正气已损，故有发热。治当清肺化痰，排脓去浊。

方中沙参、百部、石斛、女贞子、天冬滋阴，用鲜品清虚热之力更著；瓜蒌仁、象贝、茯苓、橘红、竹叶、荷叶祛痰排脓，清泻肺热；薄荷疏肝，夜合花疏肝活血消痈。本品清热之品皆为甘淡清润之品，因发热以虚热为主，余热不盛，遂不以苦寒清泻。

案3　脾肺气虚，痰瘀互结之肺痈案

某　咯血汗流，痰腥，阳气渐脱。宜培土生金，化痰理气，祛瘀养阴。

补骨脂（核桃肉拌炒）一钱　丹参二钱　当归二钱　木香五分　乌梅炭四分　三七三分　茜草二钱　川芎八分　五味三分　刘寄奴三钱　藕节五枚　阿胶（蒲黄炒）二钱　侧柏炭三钱　黄芪三钱　桃仁泥一钱

【赏析】

肺痈成脓，必致气血耗伤，肺络受损，咯血是肺络大伤之症，汗流为阳

气虚脱,不能固密之征。治当益气养阴,补血止血,温肾固脱。

补骨脂、五味子、当归、黄芪补气养血,温肾固脱;乌梅、茜草、藕节、三七、侧柏叶炭、蒲黄化瘀收敛止血,阿胶滋阴补血,兼以止血;刘寄奴、桃仁泥、丹参化瘀消痈,祛未尽之邪,防补药留邪之弊。

二十六、失音

案1 外寒客肺,郁而化热之失音案

某 外冷内热,寒热客邪迫肺,久逼失音。用双解法。

石菖蒲二钱 蜜炙麻黄四分 生甘草四分 杏仁(去皮尖,打)三钱 射干一钱 石膏三钱 桑叶一钱 蝉蜕(去翅、足)一钱 生扁豆三钱 枇杷叶(包)四钱 牛蒡子(炒研)三钱 鸡蛋清一个 诃子皮一钱

【赏析】

咽为肺之门户,外寒客肺,肺气失宣,表邪不解,郁而化热,灼伤肺津。咽失濡润,且玄府闭塞,故而失音。治当外散表寒,内清肺热,所谓双解之法。方以麻杏石甘汤解表宣肺,清宣肺热。方中牛蒡子、射干、诃子皮清肺祛痰利咽,鸡蛋清最能清肺利咽,解毒消肿,为治失音要药,旧时伶人音哑,即用鸡蛋清润喉,效极佳。蝉蜕、桑叶合用疏风清肺利咽,枇杷叶降气清肺,石菖蒲辛香醒脾,防寒凉伤胃之弊。

案2 肺肾阴虚之失音案

某 肺肾阴虚,失音,白浊。

橘红 芡实 莲须 煅龙骨 煅牡蛎 川贝 生苡仁 北沙参 桔梗 泽泻 桑皮 赤苓

【赏析】

咽为肺之门户,而肾经上连舌本。肺肾阴虚,咽失濡养,故而失音,其

音哑当伴有咽干隐隐作痛。阴损及阳，日久必肾气亏虚，不能固摄，是以精微杂下而见白浊。治当滋养肺肾，利咽开音，兼固肾涩精。

方中沙参、川贝滋肺润肺，桔梗利咽，桑白皮清肺；莲须、芡实补肾涩精，煅龙牡收敛固涩，泽泻、赤苓利水泻浊，橘红、薏苡仁祛痰。

二十七、自汗、盗汗

案1　阳气亏虚之自汗案

某　脉细自汗，下体怯冷，卫阳式微使然。

黄芪三钱　制附片一钱　炙于术一钱　炙甘草五分　煨姜一片　南枣三枚

【赏析】

自汗一证，多因阳气亏虚，不能固密所致。肺主皮毛，肺卫不固常使自汗而出。然卫出三焦，即卫气源于下焦，长养于中焦，敷布于腠理，卫气的盛衰与三焦阳气皆有密切关系。脉细为气虚之象，下体怯冷，则下焦肾阳虚衰象已显，治当益气固表，温肾助阳。

黄芪、白术补益脾肺，固表实卫止汗；制附子温补肾阳，炙甘草补中，姜、枣调和营卫。三焦兼顾，益气为本，不事收涩而阳气自密。

案2　营卫两虚之自汗案

某　汗出肢酸，营卫两虚。
黄芪　桂枝木　白芍　炙草　防风根　浮小麦　南枣　煨姜
另用单方：五倍子（炒、研）二钱，枯矾少许，同研，用本人津唾调涂脐上，外用膏盖。

【赏析】

肢酸为营血不足，失于濡养之象，汗出为气虚不密之征，治当气营双补。

故以黄芪桂枝汤补气养营，调和营卫；仿玉屏风之意加用防风祛风解表，防补气之壅滞，祛邪而不伤正，加用浮小麦增强固表止汗之功。五倍子、枯矾专于收涩研末外敷，亦可收敛汗之效。

案3 脾气不足，肺阴亏损之盗汗案

某 平时左边面部出汗，至丑时又复盗汗。

人参 茯神 焦白术 五味子 炙草 白芍 枣仁 龙骨

另服琼玉膏，每日早晚各一次，每次三钱。

【赏析】

丑时为肝经旺时，人卧血归于肝，肝之阴血不足，阳气不得敛藏，浮越于外，逼营外泄，则有盗汗潮热。肝居左，其气主升，肺居右，其气主降。左侧汗出，为肺气不降，气机壅滞之象。肺气之不降，与阴血不足，肺失濡润相关。是以治当培土生金，补气养血，滋阴清热敛汗。

方以四君子汤补益脾肺，白芍、酸枣仁养血敛阴止汗，五味子滋肺肾，补气收敛止汗，龙骨收敛止汗。琼玉膏滋阴润肺，益气补脾。不足之证，非汤药短时可补，遂以膏滋之剂，既增润肺补脾之效，又可长时服用，巩固疗效。

二十八、虚劳

案1 劳倦内伤，气阴亏耗之虚劳案

某 劳倦内热，咳嗽咯红，系伤力内亏，脉弦。用肃降存阴。

炙苏子三钱 炙桑皮三钱 枳壳一钱 牛膝三钱 赤芍一钱五分 炒丹皮二钱
甜杏仁三钱 炙橘红一钱 桔梗一钱 归尾三钱 川断三钱 谷芽三钱 藕节三枚

【赏析】

费伯雄先生以擅治虚劳而驰誉江南。他认为，"劳者，五脏积劳也"，发病系"百忧感其心，万事劳其形，有限之气血，消磨殆尽矣。思虑太过则心劳，言语太多则肺劳，怒郁日久则肝劳，饥饱行役则脾劳，酒色无度则肾

劳"，治法遵《难经·十四难》之旨，"损其肺者益其气；损其心者调其营卫；损其脾者调其饮食，适其寒温；损其肝者缓其中；损其肾者益其精"。

本案患者劳倦内伤，气阴亏耗，则虚热内生；咳嗽咯红是肺阴亏虚，肺络受损之症；脉弦为肾虚肝旺之象。急当润肺降火，凉血止血，以免虚火更伤阴血，故曰肃肺存阴。

苏子、杏仁润肺降气止咳；《本经》云当归可"止咳逆上气"，又兼养血润燥之功；赤芍、丹皮、藕节凉血止血，兼化瘀之力；桑白皮长于泻肺热，与善泻阴分之伏火之丹皮同用，清肝泻肺，润肺降火；橘红、桔梗、枳壳宣降同用，化痰止咳；牛膝、川断补肝肾，牛膝祛瘀通脉，引火下行，助丹皮等化瘀止血之功。谷芽健胃，是顾护中焦之意。费氏强调脾胃在劳病中的重要作用，认为劳病"初起气血尚盛，虽日日劳之，而殊不自知；迫至愈劳愈虚，胃中水谷之气，一日所生之精血，足以供一日之用，于是营血渐耗，真气日亏"而现各症，因此在调治心劳、肺劳、肝劳、肾劳之时亦不忘顾护脾胃。此方为救急之用，故滋补药并不多。待症状减轻，自当滋补以善后。

案2 阴血亏虚复感风热之虚劳案

某 经云："劳则气耗。"故咳逆咽痒，每见痰红，阴分已亏，肝火上乘金位，兼思虑伤脾，不时作恶也。宜清泄之。

南沙参三钱 郁金二钱 橘红一钱 蔻壳一钱 青盐半夏二钱 丹皮二钱 茯苓二钱 杏仁三钱 枳壳一钱 白蒺藜三钱 桔梗一钱 生甘草五分 生谷芽三钱

【赏析】

咽痒为风，是素体阴血亏虚，易感风热，致邪扰气道，故咳逆咽痒；且阴虚肝旺，肝风升动，犯侮肺金，致虚火伤络，故有咳逆痰红；又兼脾胃不健，升降失常，则有恶心欲呕之症。治当滋阴清肝，疏风润肺，兼健脾去湿。

沙参滋阴清肺，郁金、丹皮疏肝凉肝，泻肝火；二陈汤（半夏、橘红、茯苓、甘草）合豆蔻壳、枳壳、谷芽等轻宣疏利之品，健脾祛湿，行气降逆，复脾胃升清降浊之职，以助沙参滋阴润肺之功；桔梗、杏仁宣肺降气止咳；白蒺藜、桔梗疏风利咽。此证属阴血不足，肝旺犯肺，兼风热外袭，因此内外兼治，仍以滋阴清润为重，稍佐疏利。

案3　脾虚湿郁，阴虚内热之虚劳案

某　阴虚生内热，脾虚湿易郁。劳热延久，湿滞不清。以致倦乏体软，胸脘满闷，脉形濡弦，两尺皆弱。先宜升清阳，运中土，益阴清热。

南沙参四钱　柴胡一钱　赤芍一钱五分　赤苓三钱　广皮一钱　淮山药三钱　白薇二钱　川朴一钱　炒丹皮二钱　川石斛三钱　法半夏一钱　泽泻一钱五分

【赏析】

"阴虚生内热，脾虚湿易郁"，属李杲之"阴火"。本案阴虚内热、脾虚生湿皆备。胸脘满闷，倦乏体软，脉形濡弦是脾虚湿滞气郁之象；两尺皆弱，是肾之精气俱不足。虚劳发热迁延不愈，责之湿气困脾，清阳不升，致津液难复。是故在滋阴清热之中，亦当健脾祛湿，气阴方得渐复，先天亦可得养。

方以沙参、石斛、山药益气滋阴，白薇、丹皮清虚热；厚朴、茯苓、陈皮、法半夏健脾祛湿，佐以柴胡升举清阳；并以赤苓、泽泻小用其量，清热利水，防滋阴助湿，又不至渗利太过而阻碍清阳。本案既有湿邪困脾，又有阴虚内热。滋阴必用甘寒，而甘寒太过易于助湿；湿困必用辛燥，而辛燥太过易于伤阴，故滋阴与疏利之品在用量上配比需要斟酌。细观此案选药与用量，愈显费氏遣方用药之功力深厚。

案4　营血大亏之虚劳案

某　营血大亏，四肢枯燥。补血和营，养阴敛肝，润肺补脾，强筋舒络。

天冬　炙生地　南沙参　柏子仁　女贞子　怀牛膝　当归身　白芍　川续断　淮山药　云茯苓　猪肤　桑枝　红枣

【赏析】

肺合皮毛，脾主肌肉，肝主筋，故四肢枯燥，与肺、脾、肝三脏之营血

亏虚俱相关。治当补血和营，养阴敛肝，润肺补脾，养肝柔筋。

方以天冬、沙参、女贞子、生地、山药、猪肤滋阴补肾润肺，其中猪肤为血肉有情之品，最善补肺滋肾而润燥，如仲景之猪肤汤即用之滋肺肾、除客热、利咽；白芍、当归、红枣补血养肝和营；柏子仁润肺补心；怀牛膝、川断、桑枝补肝肾，强筋骨，通经络；茯苓利水道，防滋阴助湿。此案为营血大亏，故全方补血滋阴药众多，是病重必用重剂，稍佐茯苓、桑枝等通利之品，是寓行于补，使补中有行，补而不滞。

费氏调营治肝，根据不同病证及营血亏损程度，常执当归、白芍、生地黄、丹参等补肝和肝类药物，即所谓"肝无补法，养血便是补肝"；调营皆用血药，"治肝亦用血药"。乙癸同源，壮水涵木亦为其调肝之常法，冀柔以制刚、阴以济阳、体以为用。其治肝方中常用壮水类药有如沙参、天麦冬、女贞子、石斛等，本案亦可见一斑。

案5　阴虚火旺之虚劳案

某　阴分久亏，虚火上升，津液不济，口干舌碎。宜育阴制阳。

南沙参　川石斛　左牡蛎　麦冬　细生地　龟板　丹皮　茯苓　花粉
女贞子　淮山药　梨

【赏析】

舌为心肾所系，口干舌碎，可知心肾阴虚，虚火亢盛至此。亟当宜育阴制阳，治宜滋阴清热，且当肺肾同补。

此方于南沙参、川石斛、麦冬、细生地、女贞子、淮山药等众多滋阴清热，肺肾同补药中，又加天花粉清热生津止渴；梨，汁多甘凉，最能生津润肺而消痰；丹皮清虚热，牡蛎、龟板滋阴潜阳，使虚火下行。此为阴虚重证，直须补水降火，其他皆非当下所虑，因此仅用一味茯苓利水道足矣。

案6　营血亏虚，虚风内生之虚劳案

某　舌绛如丹，右关滑大，乃知阳明尚有余蕴。舌红者系津亏营弱，虚

风未平。拟用养阴、熄风，以清胃热。

黑荆芥一钱　炒丹皮二钱　麦冬一钱　花粉二钱　南沙参四钱　白菊花二钱
赤芍一钱　枳壳一钱　生甘草五分　归尾一钱五分　橘红一钱　谷芽三钱　藕二两

【赏析】

舌绛如丹，是邪热深入营血，营血已亏；右关主脾胃，右关滑大，表明胃热稽留。营血亏虚，虚风内生，治当清营凉血，养阴熄风。

沙参、麦冬、天花粉养肺胃之阴，兼清胃热；藕，熟用偏甘温补血健胃，生用偏甘凉清热凉血，本案生用为宜；丹皮、赤芍清热凉血活血，复用黑荆芥、归尾辛温入血，以透营分之邪热，防寒凉留瘀，黑荆芥尚有疏肝散肝之功，合菊花疏风平肝，又不致辛散太过；橘红、谷芽、枳壳健脾理气，以助生化之源。此方以清养肺胃，补益营血为重，且重用藕至二两，是不欲甘寒伤胃，且以食为药，显其用药平和醇正，和药缓治之特点；凉血活血之品、健脾理气之品，用量皆轻，是防辛散更伤阴血。

案7　水不滋木，肝阳上升之虚劳案

某　水不滋木，肝阳上升，肺胃受克。失血之后，不时呛咳，饮食不加，势将成损。姑拟壮水、柔肝，清肃肺胃。

天门冬　麦门冬　淮山药　茜草根　象贝母　海蛤粉　南沙参　生龟板
参三七　女贞子　苦杏仁　北沙参　潼沙苑　黑料豆　桑白皮　莲子肉

【赏析】

肾水不足，致肝阳亢逆，上犯肺胃。犯肺则见呛咳，犯胃则可见纳食不佳，甚或吐血。诸症出现在失血之后，愈显阴血之不足之证，久则恐积劳成损。因此急当滋水涵木，柔肝平肝，肃降肺胃。

虽为肾水不足，然虚则补其母，是以肺肾同补，兼补后天，如天冬、麦冬、女贞子、淮山药、南北沙参、潼沙苑等，且龟板育阴潜阳，兼以平肝，与杏仁同用平肝肃肺；阴虚内热，必有燥痰郁肺，是以海蛤粉、象贝、桑白皮、南沙参清肺润燥祛痰；莲子、黑料豆补肾益精；三七、茜草根化瘀止血；莲子、山药等又可调补脾胃，以滋生化之源。此方重用大剂滋补肺肾之品，意在肾水足则肝阳自敛，肝气自柔，虽未用疏肝平肝之品，而肺胃自安。

案8　水不滋木，肝火克金之虚劳案

某　水不滋木，肝火克金，呛咳咯血，势将成损。急宜介类以潜阳。

天门冬　麦门冬　败龟板　左牡蛎　茜草根　甜杏仁　潼沙苑　南沙参象贝母　女贞子　毛燕窝　莲子肉

【赏析】

此案较之前例，呛咳咯血之症明显，滋水涵木之外，需直折其亢逆之势，遂在用二冬、潼沙苑、南沙参、女贞子等滋阴的基础上，加用介类药如龟板、牡蛎滋阴潜阳，质重沉降，以加强平肝肃肺之功。仍以茜草根化瘀止血；甜杏仁肃肺止咳；象贝润肺化痰；莲子肉调补脾肾。毛燕窝系费氏治劳常用之品，清·赵学敏《本草纲目拾遗》载有燕窝"味甘淡平，大养肺阴，化痰止嗽，补而能清，为调理虚损痨瘵之圣药"，"一切病之由于肺虚不能清肃下行者，用此者可治之"。本案中用之润肺、肃肺，化痰止咳，针对肺虚呛咳咯血颇为得当。

考两案方药组成，前案以滋阴柔肝治本为主，后者以降逆治标为要。

案9　肝火上升，侮克肺金之虚劳案

某　肝火上升，肺金受克，咳嗽音喑，症入损门。急宜清养。

南沙参　瓜蒌皮　川贝母　女贞子　北沙参　杏仁泥　桑白皮　潼沙苑生龟板　天门冬　麦门冬　淮山药　淡竹叶　鸡子清

【赏析】

此证是因肾水不足，致肝火上升，木火刑金所致。症见咳嗽音喑，"音喑"，多见于阴虚于下，阳浮于上，气火泛溢，上凌清窍，常伴有咽喉燥痛、

梗塞等症，治当清养，立法滋肾润肺，清肝降火。

滋肺肾以南北沙参、沙苑子、二冬、女贞子、淮山药、龟板等为费氏所常用；费氏治肺火，不尚苦寒，多用润燥养肺之品，本案虚火刑金，必有燥痰，是以瓜蒌皮、川贝、桑白皮、杏仁清肺润燥化痰；鸡子清甘、凉，专以清肺利咽，以治音哑，用于喉痛的治疗由来已久，可见于《伤寒论》之苦酒汤，《本经逢原》亦有"治喉痛"的记载。全方佐以淡竹叶清心利尿，是"实则泻其子"之意，然用量必轻；不用栀、连之属，是肺燥阴亏，非苦寒所宜。

案 10 水不涵木，肝阳上升，上实下虚之虚劳案

某 水不涵木，肝阳上升，上实下虚，延绵日久。拟甘以缓之，酸以收之，重以镇之之法，渐望轻减。

炙生地三钱 南沙参 淮山药三钱 归身二钱 茯苓二钱 潼白蒺藜各三钱 花龙齿三钱 丹参二钱 女贞子二钱 合欢皮三钱 玫瑰花三朵 莲子十粒

【赏析】

肾水虚于下，肝阳亢于上，构成此上实下虚之候，多因迁延日久所致，治宜缓图，非立竿见影起效之证。惟以甘缓、酸收、重镇之品，滋肾水，敛肝气，潜肝阳，其势有望减轻。

费氏滋肾，每肺肾同滋，如生地、沙参、潼蒺藜等同用；稍佐重镇之剂，以下虚而阳气不敛，一味重镇，反徒伤下焦；是故龙齿仅用三钱；复以莲子补肾，以固下焦；虚阳久亢，营血必有郁热，遂合丹参、当归、合欢、玫瑰花、白蒺藜养肝疏肝清肝，助肝阳之潜敛。本案潼、白蒺藜同用，此二药同中有异，临证需区分。二药均可明目，但白蒺藜，又名刺蒺藜，性味苦、辛、平。归肝经。长于祛风而明目，又可祛风止痒、平抑肝阳，并兼有舒肝解郁之功。潼蒺藜，又称沙苑子、沙苑蒺藜等，性味甘、温。归肝、肾两经。长于温补肝肾而明目，并有固精之功。二者同用，补肝肾又平肝阳，标本兼顾。

费氏长于调肝之法，潼、白蒺藜的运用颇具特色。

案11　久病伤阴，脾胃不和之虚劳案

某　久病阴伤，脾胃不和，伏邪不尽，寒热不清，咳嗽胸闷，神羸脉细，防入损门。拟养阴、和中、肃肺之治。

生首乌　青蒿　当归　半夏　杏仁　川贝　茯苓　橘红　谷芽　鳖甲（炙、打）　川石斛　荷叶　姜

复诊：寒热咳嗽稍减，神羸脉细弱，阴分大亏，损怯堪虑。仍养阴、和中、肃肺。

前方去青蒿梗，加淮山药、神曲、甜杏仁。

【赏析】

久病伤阴，亦必损伤脾胃，脾胃不和，肺气不振则邪气稽留难尽，故见寒热；神羸脉细为气阴不足，神失所养，脉失所充；咳嗽胸闷，是因肺肾阴虚，虚火炼津成痰，肺失清肃濡润所致，治以养阴、和中、肃肺。

生首乌、青蒿补虚透邪，清透未尽之寒热；当归、石斛、鳖甲补肝肾，益阴血；尤其青蒿与鳖甲之配伍，吴鞠通青蒿鳖甲汤中以之为君，认为其有"先入后出"之妙，青蒿苦、辛，寒，辛散能透热于外，寒凉可清热；鳖甲咸，寒入阴分，搜剔热邪，又可养阴退虚热；二者配伍，是清透阴分虚热的经典药对。半夏、茯苓、谷芽健脾和胃祛湿以燮理中焦；杏仁、川贝润肺化痰为费氏治肺燥所常用；荷叶、生姜醒脾和胃，升清降浊，复脾胃健运则生化有源。

复诊寒热咳嗽稍减，是邪气外达之象，遂去青蒿辛香祛邪之品，专于补气阴，健脾胃，肃肺气，故酌加山药补三焦之气阴，神曲和胃，甜杏仁润肺止咳。

案12　肺胃阴伤，肾不纳气之虚劳案

某　肺胃阴伤，肾气不纳。故患久咳，气逆若喘，日中热甚，肌瘦食少，

舌张，脉浮虚数，势有损怯之虞。拟补气、养阴滋化源。

西洋参三钱　白芍二钱　地骨皮三钱　炙生地三钱　炙苏子三钱半　炒丹皮二钱　生甘草五分　川百合三钱　青蒿梗一钱半　怀牛膝二钱　白薇一钱　藕三片　枇杷膏一两（冲服）

复诊：咳久伤阴，阴虚内热，热久不解，日中则甚，形瘦食少，脉虚数。右关独大，系金土皆亏，木扣金鸣，虚火上升，火燥所致。行经如常。急急调养，勿致劳怯为幸。

西洋参一钱半　淮山药三钱　地骨皮三钱　麦冬二钱　炙苏子一钱半　青蒿一钱半　淮山药三钱　白薇一钱　茯苓二钱　丹皮二钱　白芍一钱　藕三片　生谷芽三钱

【赏析】

肌瘦食少，是脾胃虚弱之象，故化源不足，必致气阴俱虚。肺胃阴伤，久必及肾。久咳若喘是肺肾气阴皆虚，肺失濡润，肾气不纳之征。日中阳气隆盛，阴虚愈显，则虚热必甚。脉浮虚为肾气不潜，肺气不收之象。治当补益肺肾，益气养阴，健脾益胃。

西洋参、百合、生地益气养阴，白芍补血敛肝，防木气侮金；地骨皮、白薇、青蒿、丹皮清虚热；怀牛膝补肝肾，引虚火下行；藕养血益胃；苏子温润降气。合用枇杷膏以助润肺之力。此膏（以枇杷叶入水煎取浓汁，去叶与柄不用，再将梨、枣、莲、蜜和入煎熬，至莲肉融烂为度，收膏）专以补虚润肺，降气止咳，性平甘醇，最宜虚劳咳嗽、咯血之症。

二诊脉虚数不浮，表明肺肾之气渐复收纳之职，遂减洋参之量；阳气易补，而阴液难复，故虚热未解，木气升动，遂以麦冬、山药滋肺肾，清虚火。右关独大，是脾虚肝旺之象，遂加茯苓、谷芽健运脾胃，以助化源；减苏子之量，是虑其辛温伤阴。

如前所述，费氏将虚劳归属五脏，认为虚劳的产生与心、肝、脾、肺、肾积劳有关。就气血阴阳而论，费氏尤重阴血；就脏腑而论，费氏多重视肝对机体生理病理的调控作用，其次是肾、肺及脾。费氏治肝多从调营柔肝着手，谓精血乃"人身之圣水"，"惟患其少，不患其多"。肝"其体阴，其用阳"，其性最刚，"一有怫郁，则其性怒张，不可复制"。肝营久亏，或气机横逆，肺胃受制；或肝阳上潜，风痰上升；或血涩不行，筋节失养。治肝火克金之咽痛多用淡竹叶；咯血用茜草根；呛咳用杏仁、川贝母、桑白皮；化痰用橘红、浙贝母、半夏、天竺黄；若阴分久亏则用瓜蒌皮；夜寐不安、心神烦扰用柏子仁、合欢花；筋挛肢萎用牛膝、川续断；毛燕窝、黑料豆、莲子肉、藕汁则为清养之品。费氏亦重视药物炮炙，如调营柔肝用生地黄，养阴滋肾用熟地黄；生地常炙用等，用药如斯，颇具匠心，值得深入学习。

二十九、血证

案1 肺肾阴虚，肝阳上亢，木火刑金之咳血案

某 肝阳上僭，巨口咯红，不时呛咳，损症渐成，势极沉重。始拟清养。

明天冬一钱 南沙参四钱 北沙参三钱 丹皮二钱 茯苓二钱 归身二钱 炒淮山药三钱 刘寄奴二钱 鲜毛姜三钱 茜草根二钱 怀牛膝二钱 肥玉竹三钱 甜川贝（研）三钱 杏仁三钱 梨三片 藕节三枚

【赏析】

此为肺肾阴虚，肝阳僭越，木火刑金之证。肝气逆上，肺气不降，因致呛咳；虚火上炎，损伤肺络，遂致咯血。急当滋养肺肾，清肝肃肺，凉降止血。

方中天冬、南北沙参、玉竹滋肺肾，清虚火，本案以肺逆不降之呛咳为主，故南沙参略重于北沙参，足见费氏用药精细；杏仁、川贝、梨清润肃肺止咳；当归一味，治咳方中亦多用，《本经》谓之"止咳逆上气"，对于痰中带血甚至吐血症，当归养血和血又兼引血归经之效；丹皮、茜草根、藕节清热凉血，活血散瘀，使血止而不留瘀；鲜毛姜（骨碎补）、刘寄奴化瘀止血；"上部出血忌升提"，宜沉降，遂用怀牛膝补肝肾，通血脉，引血下行不致逆上。全方清、养、降三法并施，标本兼顾，肝、肺、肾同调。

案 2 水虚木旺，肝火犯肺之咳血案

某 肾水久亏，肝火犯肺，咳嗽吐血。宜滋肾柔肝，清养肺金。

南沙参 大麦冬 茯苓 山药 象贝 茜草 郁金 甜杏仁 丹皮 梨
藕节

【赏析】

水虚木旺，肝火犯肺，损伤肺络，必致咳嗽痰中带血，甚则吐血。治当
滋肾柔肝，清养肺金。

沙参、麦冬、山药皆为费氏认为清养之品，滋阴润肺，清热润燥，尤其
山药平补肺肾气阴；杏仁、象贝、梨润肺化痰，降逆止咳；茜草、丹皮、藕
节化瘀、凉血止血，为费氏治疗咯血常用品；郁金行气解郁，凉血破瘀，本
品入肝经血分而能凉血，味苦辛能降泄顺气，可因其凉血降气而达止血之效，
本案肝火犯肺所致吐血，以郁金配茜草、丹皮、藕节等加强凉血止血之力；
茯苓健脾祛湿，既有助祛痰，又有助和中以滋化源，培土生金。

费氏滋肾，阴虚不甚者，每用沙参、麦冬，意在虚则补其母，并不多用
生地。

案 3 阳虚饮寒之咳血案

某 虚寒吐血，阳虚咳嗽，巨口咯红。治宜温摄。

怀牛膝 潞党参 茯苓 山药 肉桂 制附子 橘红 半夏 补骨脂
茜草

【赏析】

虚寒证多见于脾、肺、肾，脾阳不足，肺寒留饮或肾虚水泛，津液失于
温煦、蒸腾、气化而为痰饮，故见阳虚咳嗽。水寒射肺，咳痰必多、色白、
清稀；脾阳不足，脾气亦虚，统血失司，可见吐衄诸证，出血必多晦暗、
势缓。

虚寒咳嗽以六君子汤为主方，补脾益肺，健脾祛湿，去白术以防其温燥，加用桂附温补下焦阳气，助阳气之温化寒饮；合补骨脂温肾纳气，山药滋补三焦，并助固摄之功。佐以茜草化瘀止血，牛膝引血下行。全方以温阳摄纳为主，止血药仅茜草一味，以阳气温煦则寒饮化而咳嗽止，脾气充盛则血即归宁。稍佐茜草止血即可，且其性寒凉，可防他药之辛燥动血，又兼化瘀，使血止而不留瘀。

案4　外伤瘀血之咯血案

某　伤力停瘀，巨口咯红。宜祛瘀通络。

当归二钱　怀牛膝二钱　茜草根三钱　刘寄奴三钱　参三七三分　丹皮二钱
郁金二钱　降香五分　藕节三枚

【赏析】

此证为外伤致瘀血内停，瘀血不去，新血不得归经，遂致咯血，出血必为暗红或兼血块。治当化瘀通络，降气止血，气血兼治。

全方多为活血化瘀，通络止血之品，兼以疏肝降气。以当归活血化瘀，兼引血归经；上部出血，治宜沉降，遂以牛膝祛瘀，通血脉，引血下行；茜草根、三七、刘寄奴活血祛瘀，止血定痛；丹皮、藕节凉血化瘀止血。治血之品性多寒凉或兼苦平，少有辛温，以本有咯血，不宜辛温之品动血；治气则以郁金、降香凉血疏肝降气，与怀牛膝同用，使气降则血宁。

案5　肝胃不和，阳络受伤之咯血案

某　巨口咯红，从呕而出，此系肝胃不和，阳络受伤。宜调荣清降。

丹参二钱　乌梅炭五分　茯苓二钱　当归三钱　焦楂炭三钱　枳壳一钱　白芍
一钱五分　川断二钱　怀牛膝二钱　旋覆花（包）一钱五分　上沉香三分　藕节炭
三枚

【赏析】

费氏在《医醇賸义》中对吐血一证有独特之见，"吐血者，阴分久亏，龙

雷之火犯肺，日受熏灼，金气大伤，其来也由渐，其病也最深，故血从口出，而不从鼻出。"即吐血与阴血亏虚，肝阳亢旺有密切关系，故案中云"此肝胃不和"。因土虚则木郁，脾虚不运，营血久亏，易致木气升动，犯侮脾胃，则见吐血之证，其势必呛逆而出。肝为血府，治从肝经，宜养血柔肝，疏肝降逆。

方以归、芍养血柔肝，丹参凉血清肝，怀牛膝、沉香、旋覆花性皆沉降，气血同治，降气疏肝，引血下行；茯苓、枳壳、山楂健脾和胃，以安受邪之地；乌梅、焦楂、藕节、川断化瘀通络，收敛止血。全方气血并治，肝胃同调，养血兼以疏利，肝气柔敛，则血自归于其府。

案6 肝阳上犯肺金之咳血案

某 咳嗽咯红，痛引两胁。

黑料豆三钱 生谷芽三钱 潼白蒺藜各三钱 甜杏仁三十粒 真新绛五分 冬青子三钱 旱莲草二钱 南沙参四钱 丹皮二钱 郁金二钱 云苓二钱 补骨脂（核桃肉拌炒）一钱 川贝二钱 牡蛎四钱 蒌皮三钱

【赏析】

肝经布于胁肋，痛引两胁，可知咳嗽咯红是因肝阳上犯，损伤肺络所致。肝阳升动，多因阴血亏虚，水不涵木。治病求本，故治当滋肾润肺，平肝肃肺，凉血止血。

方以黑料豆、潼蒺藜、女贞子（冬青子）、南沙参、旱莲草滋补肺肾，清降虚火，则肺得濡润，肝阳得以潜敛，金气则平；杏仁润肺降气，合牡蛎平肝潜阳，补骨脂潜纳肾气，皆用以助肃降肺气之功；瓜蒌皮、川贝清润以祛燥痰；丹皮、郁金、新绛（即茜草）、旱莲草凉血止血，且透肝中郁热；茯苓、谷芽健运脾气，既扶土以抑木，又复统血之力，以增止血之功。

此案用方，可以看出费氏治肺肾阴虚，肝阳上僭之咳，除滋水涵木，潜降肝阳之外，又常加用补骨脂或沉香温肾纳气。即在气机升降方面，费氏既重视肝肺之升降相因，亦重视肺肾之降纳相成。

案7 脾肾阳虚，木火刑金之咳血案

某 肺、脾、肾三阴有亏，浊阴凝滞不化，借肝阳而上升，以致气逆不降，不能平卧。据述气从少腹上升，痰多血少，从口咯出，大便微溏，脉虚数。拟金水两调，和中镇逆。

淡秋石 茯苓 牡蛎 橘白 炮姜 山栀 旱莲 白芍 熟地 五味子 甘草

【赏析】

肾水不足，则肝阳易升，上逆干肺。气从少腹上升，为肝气升动，引冲气上逆之明证。虽有三脏阴亏，亦有脾肾阳气之不足，故而浊阴凝滞，大便溏亦为脾虚湿盛之征。肝阳升动，夹痰上扰，则有咳嗽痰多；且素有肺肾阴亏，虚火损伤血络，故有咯血之症。治宜滋补肺肾，健脾和中，降逆祛痰。

因脾肾阳气不足，故滋阴不宜寒凉，遂以熟地、五味子等甘温之品滋肺肾，配伍白芍、牡蛎养肝平肝，使肝气下敛，肺气清宁；旱莲草、栀子凉血止血，淡秋石咸寒，滋阴降火且不碍阳气，并有散瘀之功，以免凉血留瘀；茯苓、甘草、橘白、炮姜健脾温中，祛痰降浊。虽曰金水两调，实以肝脾为重，补水是为平木，健脾是为祛痰，由是则木气潜敛，浊阴得化，肺气自得清肃；镇逆之品，只牡蛎一味介类药，且生精益髓，无碍胃气。

案8 脾虚湿盛，痰浊停肺之咳血案

某 金水虽亏，中土尤弱，胸中乃清旷之地，缘阳气不布，浊阴上升，湿痰盘踞，且其咯痰难解，虽有痰中夹红，乃咳伤阳络，血随气升。今拟平调中土，顺气除痰。

茯苓 于术 山药 功劳叶 半夏 橘红 薤白头 诃子肉 阿胶 丹皮

二诊：投肃降法，咳嗽减，痰血亦止，内热亦退，惟气尚急，由肺胃两

亏。用养肺胃法。

海浮石三钱　云苓三钱　南沙参四钱　炙紫菀一钱五分　丹参二钱　苡仁四钱
炙草五分　车前子三钱　生谷芽三钱　枇杷叶二片　霜桑叶二钱　甜杏仁三钱　川
贝二钱　橘红一钱

三诊：咯红已止，咳嗽亦减，惟气逆更甚，纳少便溏，两足浮肿，脉细
形瘦。皆由肺脾大亏，肾气不纳，势已成损。勉拟扶土、生金、纳气之法，
候高明政。

西洋参　茯苓　山药　牡蛎　川贝　海螵蛸　苡仁　五味子　橘白　谷
芽　扁豆衣　省头草　枇杷叶　蛤蚧尾一对

【赏析】

此案为脾虚湿盛，痰浊停肺之咳嗽。虽有肺肾阴虚，然中气尤弱。其痰
中见红，是因久咳伤络所致。故治以补气健脾，祛痰止咳为主，尚不可甘寒
滋阴而助寒湿。

方以六君子合功劳叶补脾益肺，健脾祛痰，去甘草、党参之甘以防壅滞
助湿；合辛温之薤白温通胸中阳气，行气导滞以祛阴寒凝聚；加山药、阿胶
以顾肺肾之阴，然皆性平，不伤中阳，有二陈相伍，亦可免其助湿之弊，阿
胶又兼补血止血；诃子敛肺止咳，以免咳嗽而更伤血络。

二诊痰止咳减，则知湿气渐去，遂去半夏、白术、薤白等温燥之品以
防伤阴，而以薏苡仁、茯苓淡渗之品健脾祛湿即可，加川贝、紫菀、桑叶、
沙参、海浮石、车前子等清肺润肺，杏仁、枇杷叶降气止咳；丹参清血中
郁热。

三诊咯红咳嗽渐愈，而气逆愈甚，责之于为肾不纳气；便溏浮肿，则脾
肾阳虚，水气不化之象已显。治当温补脾肾，纳气平喘。气阴俱虚，以洋参、
五味子、蛤蚧滋肺肾，益气阴，纳气平喘；牡蛎益阴平肝，海螵蛸固肾涩精，
以助肾气之收纳，两药相伍又收敛止泻；川贝、枇杷叶清润降肺；茯苓、橘
白、省头草（佩兰）、谷芽、扁豆衣健脾祛湿，轻药联投，既可防痰湿再犯，

亦可防辛燥伤阴。势已成损，非汤药一时见效，气逆为甚，当以补土纳气为先。且气阴俱虚之证，既不可甘寒滋阴更助水气，又不宜温燥更伤气阴，遂用药必以平和，因此用药多清润、淡渗及平补之品。待肺肾之气渐充，再虑水寒下盛，足肿之证。

案9 肾水亏虚，肝胆火盛之耳衄案

某 耳为肾窍，肾水久亏，肝胆之火逼血上行，耳中出血，宜滋肾柔肝，以降虚火。

细生地 天麦冬 南沙参 生龟板 茯苓 山药 生石决 茜草根 牡丹皮 牛膝 藕 童便

【赏析】

肾水不足，则肝阳升动，龙雷之火上燔。肝为甲木，胆为乙木，甲乙同源。肝阳升动，胆热内生，胆经绕于耳，血中郁热不去，遂致血从耳出。治宜滋肾清肝，潜降虚火。

方以六味地黄丸化裁而来，生地、沙参、麦冬、山药、龟板、石决明滋肾平肝，加用牛膝与童便，引虚火下行，且童便咸寒入肾，善滋阴降火而不碍阳气；丹皮、茜草凉血止血，并透营血中之郁热。茯苓健脾，藕补血和胃，用以顾护中焦。

案10 水不涵木，虚火上炎之鼻衄案

某 虚阳上升，不时鼻红。宜育阴制阳。

南沙参 天麦冬 生龟板 细生地 丹皮 生石决 象贝 牛膝 茜草根 黑芥穗 茯苓 山药 梨 茅针花

外用：黑山栀研末塞鼻内。

【赏析】

虚阳上升，上犯肺窍，必因肾水亏虚。此案与上案相类，因此治法亦为

滋水涵木，潜降虚阳。用药大抵相同，因所犯为肺窍，故加用象贝、梨等清肺润肺之品，以清肃肺气；白茅（茅针花）清透肺热，凉血止血；黑芥穗既助止血之功，又可疏风，宣血中郁热。以肺气通于外，内有燥热，易受风热外袭，遂加用黑芥穗疏风透热。山栀可清宣肝经郁火，炒黑更偏凉血止血，研末外用，其效更捷。

案 11　肝经郁火上犯肺窍之鼻衄案

某　鼻衄，豢龙汤主之。

羚羊片（先煎）一钱半　牡蛎四钱　石斛三钱　牛膝二钱　南沙参四钱　川贝二钱　青黛　拌麦冬二钱　夏枯草二钱　黑荆芥一钱　薄荷炭一钱　茜草根二钱茅根五钱　藕五片

【赏析】

费氏对鼻衄之证的病机认识，在其《医醇賸义》中有详细论述，"鼻衄之证，其平日肺气未伤，只因一时肝火蕴结，骤犯肺穴，火性炎上，逼血上行，故血从鼻出，而不从口出。"即鼻衄多因肝经郁火上犯肺窍所致，治当滋水清肝，清润肺金。并评当时诸医皆以犀角地黄汤等入心肾之药治鼻衄，所以不效之缘故。遂"自制豢龙汤一方，专治鼻衄，无不应手而效，数十年历历有验，可知医道当自出手眼，辨证察经，不可徒执古方也"。水深方可豢龙，此方为补水平肝，潜降龙雷虚火之剂，遂命名为豢龙汤。

方中羚角、牡蛎、青黛、夏枯草清肝平肝；沙参、石斛、麦冬、川贝滋肾润肺，补水以涵木，合牛膝引虚火下行；茜草、茅根凉血止血，黑荆芥、薄荷炭助止血之功，且气味辛香以透肝经郁热；藕和中补血，顾护脾胃，亦仲景治肝必顾脾土之意。

案 12　血热妄行之鼻衄案

某　鼻血妄行，四生丸。

侧柏叶　艾叶　薄荷叶　生地

【赏析】

本案选方四生丸，以此可推知鼻衄因血热妄行所致。《内经》云："阳络伤则血外溢，血外溢则衄血"，又《金匮要略》亦云："热极伤络"。鼻为肺窍，鼻血妄行，多因肝肺之热。治当以滋阴清肝润肺。

方用侧柏叶苦涩微寒，凉血止血；生地滋阴清热，又凉血止血；薄荷辛凉疏散，透肝经郁热；艾叶温经止血，配伍应用，既可助止血之功，清香之气，又可防生地、柏叶之寒凉折伤阳气，反致血止留瘀。此方以薄荷叶易生荷叶，与《妇人大全良方》之四生丸略有不同。因此案为鼻衄，当清肝经郁火，易荷叶之意，以薄荷虽无止血之功，却可透散肝经郁火，又不失荷叶清香之气，可防他药寒凉郁遏，不利郁热清透之弊。此案足可见费氏随证化裁，据证遣药之灵活变通。

案13　胃火炽盛之齿衄案

某　牙关属胃，胃火炽盛，齿中流血。宜滋养胃阴，兼以清降。

南沙参四钱　西洋参一钱　麦冬二钱　川斛三钱　茯苓二钱　淮山药三钱　丹皮参各二钱　鲜生地三钱　牛膝二钱　花粉四钱　甘蔗二两（劈，同煎）

【赏析】

齿属肾，牙龈属胃，齿中流血，是阳明火盛之证；胃肾同为津关，阳明热盛，与肾水亏虚密切相关，所谓"少阴不足，阳明有余"。其证必兼舌红少苔，齿龈微红肿痛，脉细数。治当胃肾同滋，清降虚火。

本案仿玉女煎之意，重用滋阴清火之药，合牛膝引虚火下行；合天花粉、甘蔗生津止渴，丹皮清营血分之郁热；茯苓健脾利水，防滋阴碍胃助湿。此证为阴虚火盛，非为阳明实热，遂去知母、石膏，而以滋阴清火为主。

案14　肝脾两亏之便血案

某　血藏于肝、统于脾，肝脾两亏，藏者不藏，统者不统。血难停留，大便下血。宜肝脾并培，兼以收纳。

当归　赤芍　潞党参　焦白术　茯苓　炙草　新会皮　茅术　木香　煨姜　灶心土

【赏析】

肝主藏血，脾主统血，二者功能协调与血的正常输布密切相关。若肝脾两亏，生化乏源，一则气虚失统，二则营血亏虚，肝气失于潜藏，遂致脾不统血，肝不藏血。脾气不足，统血失职，大便下血，必色淡质稀。治宜培土疏木，养血柔肝，兼收涩止血。

方以归、芍养血柔肝，养肝体助肝用，以助肝之藏血；四君子合陈皮、煨姜、木香、苍术（茅术）补气健脾，既助脾之统血，又化生营血，且使补中有行，补不壅滞；末入灶心土，温中收敛止血，为脾虚失血之要药。又土虚则木郁，遂佐赤芍以清营血中之郁热，亦防他药辛燥伤阴动血之弊。

案 15　气血两亏之便血案

某　气血两亏，不时下痢，腹痛肠红。急宜分利。

南楂炭三钱　乌药一钱半　车前子三钱　荷叶一角　荞饼二钱　川连五分　木香五分　煨葛根二钱　薄荷一钱　赤苓二钱　赤芍一钱　苡仁四钱　青皮一钱　陈皮一钱

【赏析】

腹痛下痢，时发时止，为正气亏虚，邪气留连不去所致。治宜祛邪扶正，在清利湿热之时，亦需温中健脾。

方中木香、川连、青皮、荞饼（橘饼）清肠祛湿，行气化滞；薏苡仁、车前子、赤苓、陈皮健脾利水以分消湿热；葛根、荷叶升清阳以止泻；山楂炭酸涩，加强止血止痢之功；配以乌药温中行气，防寒凉更伤中阳。虽有气血亏虚，然邪气留连，正气难复，遂以祛邪为重，是为权宜之计；祛湿则清泻大肠与清利小肠并行，故曰急宜分利。待邪去大半，其后必当补虚扶正为主，扶正以祛余邪。

案16　肺阴不足，虚火内盛之便血案

某　经治以来，肠红便血稍减，惟肺阴尚弱，故下血难以骤效。仍宗前法，兼养肺阴。

炒银花三钱　地榆炭三钱　五味子一粒　赤芍一钱　青皮炭一钱　荷叶（炒）一角　西洋参（元米炒）一钱　北沙参三钱　清阿胶（蒲黄末拌炒）三钱　女贞子二钱　枸杞子（炒）三钱　炙黑草五分　菟丝饼三钱　炒槐米三钱

【赏析】

下血之证，多因大肠积热。而肺与大肠相表里，肺阴不足，虚火内盛，亦可循经下移于大肠。遂宜脏腑同治，清肠泻火，兼养阴清肺。

银花、地榆、槐米凉血止血，其中槐米尤善清大肠积热而止便血；赤芍凉血散瘀，防血止留瘀；青皮行大肠积滞，防热与积滞相结；上药皆炒黑，是为增强止血之功；荷叶升清，防寒凉伤阳，郁遏阳气之弊；清枸杞子、女贞子、沙参、菟丝子、阿胶、洋参、五味子滋肺肾，益气阴，以清虚火，其中阿胶可补血止血，用蒲黄炒以防其止血留瘀，五味子敛肺涩肠，加强止血之功。全方用药，表里脏腑同治，以热可循经相传；清热与化滞同用，以大肠为腑，以通为顺，必清泻肠腑，防热邪有踞可依。

案17　内热炽盛之肌衄案

某　热邪内灼。则毛窍出血，已成肌衄。宜养肺、清热。

南沙参　茯苓　山药　夏曲　萎皮　石斛　赤芍　石决　丹皮　牛膝　甘蔗

【赏析】

肌衄，非外伤之肤表出血。又名血汗，亦称红汗。《证治要诀·诸血门》："血从毛孔而出，名曰肌衄。"阴虚火旺灼伤血络，或气不摄血而妄行，或瘀血阻滞而新血不归经为其常见病因。本案毛窍出血，因肺外合皮毛，肺中邪

热熏灼，此出血当为热极伤络所致，因此治宜清热润肺，凉血止血。

方以沙参、石斛、山药、甘蔗滋肾润肺，瓜蒌皮清泻肺热；赤芍、丹皮凉血止血，既可清解血分之热，又可辛透血中郁热，合牛膝祛瘀，引火下行，助止血之功，又防血止留瘀；石决明平肝清肝，防肝木反侮肺金，甚俱匠心；又本品重镇降逆，合牛膝有助引火下行；佐以夏曲健脾，防寒药伤胃。全方清热润肺，凉血止血，使热清血宁，则毛窍之血不致外溢。

三十、胸痹

案1 肝肺气逆之胸痹案

某 肝肺气逆，胸痹膺痛，食入作梗。理气畅中。

杏仁 象贝 香附 佛手 当归 白芍 瓜蒌 薤白头 石斛 郁金 甘草 橘红 蒺藜

【赏析】

本案因肝肺气滞则食入作梗，痰阻心脉则胸痹膺痛。治宜宽胸理气，化痰畅中。其治用香附、白芍、郁金、橘红、蒺藜舒肝理气；杏仁、浙贝母、瓜蒌肃肺降气，化痰宽胸；当归、薤白理血宣痹，石斛、甘草调和胃气。

案2 寒凝怒发，气逆痰结，瘀阻心脉之胸痹案

某 胸痹因寒怒而致，痰气逆而凝结，卧睡不得，胸痛彻背。

瓜蒌 半夏 薤白头 石斛 郁金 甘草 橘红 桂枝 茯苓 生姜 枇杷叶（姜汁炒，包）

【赏析】

胸痹之名称，首见于中医经典《内经》。《灵枢·本藏》："肺大则多饮，善病胸痹、喉痹、逆气。"将饮邪痹阻胸中作为胸痹的主要病机。本案乃因寒凝怒发，气逆痰结，瘀阻心脉所致。其治用瓜蒌、半夏、茯苓、生姜、枇杷

叶、橘红、郁金化解痰凝，郁金兼以疏肝理气，薤白、桂枝宽胸降逆、振奋心阳，石斛、甘草调和胃气。

案3 肝阳上逆，痰湿中阻之胸痹案

某 胸痹木失所致，肝气将升。

白蔻仁（打冲服）三分 生于术（米泔水炒）一钱半 旋覆花（包）三钱 赭石三钱 炒白芍四钱 石决明四钱 沉香屑四分 青皮（醋炙）一钱半 焦山栀三钱 通草一钱 泽泻三钱

【赏析】

本案胸痹因痰湿中阻，肝阳上逆所致，由方推症可知除有胸痹之外应还有呕逆、水肿等症，其治宜降浊化痰，平肝健脾。用旋覆花导饮下行，代赭镇心降逆，白蔻仁、白术、泽泻、白芍温中逐瘀似寓真武汤之意，通草利水清热、活血通经，石决明、青皮、焦山栀平肝潜阳，沉香行气止痛，与白蔻仁相配温中降逆。

三十一、胁痛

案1 荣血不足，肝气太旺，犯胃克脾之胁痛案

某 荣血不足，肝气太旺，犯胃克脾，胸闷不舒，胁肋作痛。宜养血柔肝，健脾和胃。

全当归二钱 大白芍一钱 炙甘草五分 茯苓二钱 川郁金二钱 青皮一钱 乌药一钱半 白蒺藜三钱 小川朴一钱 大砂仁一钱 玫瑰花五分 沉香四分 猩绛四分

【赏析】

肝居胁下，其经脉布于两胁，胆附于肝，其脉亦循于胁，所以，胁痛多与肝胆有关，同时与脾胃、肾亦有一定联系。本案因肝血不荣则胁痛、木郁

克脾则胸闷不舒，故治宜养血柔肝，健脾和胃。当归、白芍养血柔肝，郁金、玫瑰花、白蒺藜、青皮、乌药疏肝解郁、行气止痛，茯苓、甘草、厚朴、砂仁健脾和胃，少许沉香治肝郁降肝气、和脾胃消湿气。方中有用"猩绛"一药者，亦称"新绛"，考此药最早见于《金匮要略》"肝着病"旋覆花汤，明《本草纲目》独遗此味，至有清一代，江南医家反喜用此药，至今日，因其原生药物有争议，药典已不复记载。目前一般用方时"新绛"可直书"茜草"，其具有凉血止血、活血化瘀之功。

案2 血虚气旺，阻塞中宫之胁痛案

某 血虚气旺，阻塞中宫，散走两胁，络痛难忍，坐卧不安，六脉沉涩。用温通、理气、平肝。

桂苏梗二钱 炒当归二钱 橘络一钱半 九香虫一钱 桂枝一分 老山朴六分 川楝子（炒）三钱 川连（吴萸二分拌炒）三分 公丁香二只 炒赤芍一钱 乌药一钱半 木香五分 川郁金二钱 白檀香一分 佛手花五分

【赏析】

本案乃因肝气结郁，阻滞肝脉而不通则络痛难忍，肝藏魂，血虚不能养肝则魂失所藏故坐卧不安，肝郁气旺常易克侮中土则脉沉，气滞则脉涩。其治宜理气平肝、温中养血为宜，方用苏梗、桂枝散寒理气，公丁香、乌药温中散寒，橘络、厚朴、川楝子、木香、郁金、檀香、佛手、九香虫舒肝理气、通络止痛，当归、赤芍养血通络，黄连和胃，监制诸药温燥之性。

三十二、脘腹痛

案1 肝旺克脾，食滞中焦之胃脘痛案

某 胃脘痛，腹胀拒按，按之则痛益甚。抑郁伤肝，肝气独旺，犯胃克脾。夫土受木制，运化失常，食入易滞，气不下通，脘痛腹胀，手不可按。经所谓有形之食，阻塞无形之气也。脉象左弦右沉，势非轻浅。急宜柔肝理

气，导滞畅中。

当归二钱　白芍一钱半　甘草四分　青皮一钱　木香五分　法夏一钱半　砂仁一钱　乌药一钱半　煅瓦楞三钱　延胡索一钱　枳实（磨冲）五分　沉香（磨冲）三分

【赏析】

本案为肝旺克脾，食滞中焦所致。胃脘疼痛，腹胀拒按，按之痛甚，此乃实象，为食阻中焦，气机不畅，究其原委，因肝旺克脾，运化失常。急则治标，宜柔肝理气，导滞畅中。当归、白芍、甘草养血柔肝，瓦楞子制酸止痛，青皮、延胡索理气散瘀止痛，法半夏、砂仁、甘草健运脾胃，木香、枳实、乌药、沉香破滞宽中、理气降逆，有四磨六磨之意。

案2　荣血不足，肝气太强，犯胃克脾之胃脘痛案

某　荣血不足，肝气太强，犯胃克脾，中脘不舒。宜调荣畅中，平肝和胃。

当归二钱　丹参二钱　怀牛膝二钱　玫瑰花五分　刺蒺藜三钱　郁金三钱　青皮一钱半　木香五分　砂仁一钱　乌药一钱半　佩兰叶一钱　荞饼三钱　姜二片

【赏析】

本案乃荣血不足，肝气太强，犯胃克脾所致，以方论证可知当有胁肋胀痛不适、纳食不香、脘腹胀痛等症，治宜调荣畅中，平肝和胃。方中用当归、丹参、刺蒺藜、怀牛膝养血调营柔肝，郁金、青皮、木香、砂仁、乌药疏肝解郁顺气，佩兰叶、荞麦、生姜醒脾开胃畅中。

案3　肝气横逆犯胃之胃脘痛案

某　肝胃气痛，宜和营畅中。

全当归　云茯苓　焦白术　延胡索　台乌药　白蒺藜　细青皮　陈广皮　春砂仁　怀牛膝　金桔饼　生姜　广木香　佩兰叶

【赏析】

本案乃肝气横逆犯胃所致，当有胁肋胀闷不适、胃脘胀痛、呃逆、泛酸等症，治宜疏肝理气、和营畅中。方中用当归、白蒺藜、怀牛膝养血柔肝和营，延胡索、乌药、青皮、木香行气降逆止痛，茯苓、白术健脾和胃，陈皮、砂仁、金桔、佩兰、生姜理气畅中。

案4 寒湿中阻之胃脘痛案

某 中脘作痛，寒凝气滞，宿食不化，阻塞中焦，上下不畅，以致脘痛不舒。治宜温中导滞。

陈广皮一钱 焦苍术一钱 川朴一钱 广木香八分 大砂仁一钱 茯苓二钱 六神曲三钱 焦楂肉三钱 川郁金二钱 枳实一钱 青皮一钱 佛手八分 藿苏梗各一钱

【赏析】

本案因寒湿中阻则胃脘冷痛、气滞不行则胀闷不适、宿食不化则嗳腐酸臭、或腹泄等症，治宜温中散寒、消食导滞，方用不换金正气散去法夏、甘草以除湿散寒，加木香、郁金、枳实、青皮、佛手、苏梗理气止痛，茯苓健脾除湿，砂仁温脾开胃，神曲、山楂化食助运。

案5 肝不调达，气机失调之胃脘痛案

某 木不调达，腹痛嗳气。宜抑木畅中。

酒川连五分 淡吴萸四分 法半夏一钱半 川朴一钱 砂仁一钱 白归身二钱 生白芍二钱 白蒺藜四钱 青皮一钱 藿苏梗各二钱 乌药一钱半 白檀香一钱半

【赏析】

本案乃肝不调达，气机失调所致，气机不畅则腹痛，肝郁克中土，胃土虚弱，沉降不得则上逆故嗳气。治宜疏肝解郁、和胃化滞。方中黄连、吴茱萸寓左金丸之意，辛开苦降、泻火疏肝、和胃止痛，半夏、厚朴、砂仁、藿

香、苏梗和胃化滞、顺气畅，当归、白芍、白蒺藜养血柔肝，青皮、白檀香、乌药调中解郁、降气疏逆。

案6　肝旺犯胃，气滞不舒之胃脘痛案

某　脘腹绞痛，胸闷呕恶，丑时尤甚，乃肝木旺时也。脉弦数，苔黄，症勿轻视，颇虑痛甚发厥，急拟柔肝调畅中都。

藿梗　白芍　甘草　醋炒柴胡　半夏　云苓　川楝子　煅瓦楞　吴萸　川连　陈皮　焦谷芽　佩兰　鲜佛手

【赏析】

本案因肝气横逆犯胃、气滞不舒则脘腹绞痛，胃失和降则呕恶，湿浊不降阻隔脘胸则胸闷不适，丑时为肝木生发之时，亦是肝气最旺之时，此时诸症均亦加重，弦脉主肝旺，痛甚则脉数，苔黄为内热，费先生提醒症勿轻视，防止因痛甚而出现厥逆之症的发生。治宜疏肝理气，调畅中都。其治用柴胡、川楝子、佛手疏肝理气、行气止痛，藿梗、佩兰化湿和胃，白芍、瓦楞子柔肝制酸，半夏、茯苓、陈皮、谷芽、吴茱萸、甘草健脾和胃、畅中止痛，黄连清热和胃、配吴萸为左金丸能清肝和胃。

案7　肝气湿热交阻中焦，胃失和降之胃脘痛案

某　肝气湿热交阻中焦，胃失和降，以致脘痛大发，呕吐不止，胁肋亦胀，脉来弦滑，苔腻，不时潮热。宜抑木畅中，兼苦降辛开。

刺蒺藜　淡干姜　川连　姜夏　陈皮　云苓　蔻仁　沉香　姜竹茹　佛手　藿梗　郁金

【赏析】

本案肝气湿热困阻中焦、胃失和降则脘痛大作、呕吐不止且脉滑、苔腻，肝郁气滞、气机不畅则胁肋胀闷不适且脉弦，湿热为患则发潮热。其病机为肝胆湿热、气滞不行、胃失和降所致。治宜理气健中、佐以辛开苦降。方用

黄连温胆汤去枳实、甘草清肝胆湿热、和胃健中以辛开苦降，用藿梗、蔻仁芳香化湿，干姜温中燥湿，蒺藜、沉香、佛手、郁金理气降逆，全方共奏理气畅中、辛开苦降之功。

案8 脾胃升降失常之胃脘痛案

某 清气不升，浊气不降，凝结下焦，少腹作痛。宜理气化浊。

白芍 当归 茯苓 陈皮 细青皮 乌药 木香 小茴香 白蒺藜 补骨脂 毕澄茄 瓦楞子（煅） 生姜 沉香

【赏析】

中焦脾胃生理功能是升清降浊，如果清阳不升、浊阴不降则会变生百病，即李杲所论"脾胃虚弱，百病由生"。本案乃因清阳不升为浊阴，又浊阴不降，凝滞下焦，导致气机不畅则少腹作痛，由可推知当有头目昏蒙不清、或有鼻塞不通、或有耳聋耳鸣等症。其治宜温中散寒止痛，理气和中化浊。方中用补骨脂、毕澄茄、小茴香、乌药温阳散寒、暖中止痛，陈皮、茯苓、生姜健脾化浊，当归、白芍柔肝止痛，青皮、木香、白蒺藜、沉香顺气解郁，降逆和中，瓦楞子制酸止痛。

案9 气滞血瘀之胸腹痛案

某 胸腹作痛，为时已久，常药罔效。权用古方椒梅丸加味主之。

当归身二钱 杭白芍一钱 真安桂四分 毕澄茄一钱 瓦楞子三钱 小青皮一钱 延胡索二钱 广木香五分 春砂仁（打）一钱 乌药片一钱 新会皮一钱 刺蒺藜三钱 焦乌梅一粒 花椒目二十四粒

【赏析】

椒梅丸出处一般认为有三：《医级》卷八、《张氏医通》卷十五和《千金珍秘方选》。《医级》卷八椒梅丸组成：川椒一钱，黄连二钱，吴萸一钱，乌梅肉三钱（用水作膏），主治蛔痛；《张氏医通》卷十五椒梅丸组成：秦椒三钱，乌梅一钱，黄连一钱，主治主治：痘为虫闷，不得发出；《千金珍秘方选》椒梅丸组成：川椒四两，乌梅肉二两，茯苓四两，砂仁四两，木香四两，乌药八两，厚朴八两，茴香四两，广皮四两，当归四两，功效：和营理气，消散痞痕。比较三者，本案中因胸腹痛久常药无效，故选用本方予以治疗，以方论症可知：此病案因气滞不行、方不对症、痛久必瘀最后形成气滞血瘀之症，治宜理气和营、消癥散痕。故费先生方效《千金珍秘方选》椒梅丸去厚朴、茯苓，以毕澄茄代茴香，加桂枝、白芍、蒺藜加强调营之功，加青皮疏肝破气、消积化滞，加延胡索活血散瘀、理气止痛，加瓦楞子消痰化瘀，软坚散结，制酸止痛。

三十三、呕吐

案1 肝气犯胃，气机不畅之呕吐案

某 反胃呕吐大症，食入作吐。宜理气畅中。

当归 白芍（桂枝炒） 肉桂 延胡 木香 砂仁 川朴 陈皮 郁金 蒺藜 赭石 旋覆 藿梗 姜竹茹 佛手 檀香 炙黑草 生谷芽

【赏析】

本案乃因肝郁犯胃、气机不畅所致，治宜理气畅中。方中用旋覆花、赭石下气降逆、调畅气机，当归、白芍养血柔肝，郁金、蒺藜、佛手、檀香、延胡索疏肝解郁、降逆止呕，木香、砂仁、厚朴、陈皮、竹茹、藿梗、肉桂行气化浊、畅运中焦，选用姜竹茹是取其清化热痰之功，同时防温燥太过而产生格拒，黑草清热解毒、制约诸药温燥，谷芽消食助运。

案2 脾胃虚寒，痰湿内生之呕吐案

某 经以脾为胃主，行其津液者也。脾虚不能为胃行其津液则聚饮成痰，偏于胃而为呕，停滞腹中为痛，延今七载，时作时愈。

理中汤加藿香 当归 吴萸 丁香 橘红

灶心土煎汤代水。

【赏析】

本案因脾胃虚寒、不能运化水湿、湿聚生痰，痰停胃脘而为呕，痰停腹中则为痛，病延七载即病久，其症为时作时止。治宜温中健脾、化痰祛湿、佐以活血。其治用理中汤温中健脾，吴茱萸、丁香、灶心土温中散寒、降逆止呕，藿香、橘红祛湿化痰，当归和血柔肝。另再用灶心土煎汤代水饮以加强温脾止痛之效。

案3 肾气衰弱，胃失和降之呕吐案

某 经云：肾者胃之关也。皆缘命火不足，水谷不分，关门不利，胃失冲和，宜其食入反出。今拟釜底加薪，蒸动肾气，乾健不失，浊气下利，其呕当止。

熟附片 益智仁 炒于术 制半夏 茯苓 麦冬 小茴 淡吴萸 粳米

【赏析】

肾在调节水液代谢过程中为胃的关闸，因为饮入胃后，水液的输补和排泄需要多个脏腑的协调工作而完成，但主要依赖于肾的蒸腾汽化作用，若肾的气化功能正常，则开合有度。开，则水液得以排出；合，则机体需要的水液得以储存。若肾气衰弱，气化功能失常，则开合不利。本案乃肾气不足，胃失和降所致，其治宜补益肾气、化浊和胃。方中用附子、益智仁、吴茱萸、小茴香温肾助阳、行气助运，麦冬滋养胃阴、胃喜润恶燥、以防温燥太过而伤胃阴，半夏、白术、茯苓、粳米健脾和胃、化浊降逆。

案4 肝胃不和，痰凝气滞之呕吐案

某 肝胃不和，痰气凝滞，以致食入即出，左腹痞硬，动气不安，舌苔黄白，少津。辛通苦降法。

姜汁炒竹茹 吴萸 川连（姜汁炒） 山栀 瓜蒌皮 枳实 茯苓 半

夏 金沸草 郁金 牛膝

【赏析】

本案因肝气郁结，横逆犯胃，胃失和降则食入即吐，肝郁痰阻肝脉则左腹痞硬，痰热为患则苔黄、少津。治宜辛开苦降、疏肝理气、和胃化痰。其治用黄连温胆汤去陈皮、甘草和胃化痰、降逆止呕，左金丸辛开苦降，小陷胸汤清热化痰、宽胸理气，加栀子清热解郁，金沸草、郁金、牛膝理气降逆。

案5 荣血久亏，胃气不和，痰湿内阻之呕吐案

某 荣血久亏，胃气不和，湿痰不化，胸闷呕吐。宜和营调中，化痰理气。

刺蒺藜三钱 广郁金三钱 青陈皮各一钱 法半夏二钱 连壳蔻八分 上沉香（乳磨冲）三分 当归二钱 荜澄茄一钱 茯苓二钱 木香五分 佛手八分 姜竹茹一钱五分 枇杷叶（姜汁炒）三钱 手拳米一撮

【赏析】

本案因荣血久亏、肝失濡养、阴虚阳亢、横逆犯胃、胃失和降、聚湿生痰、湿痰不化、阻格胸膈故胸闷呕吐，其治宜疏肝解郁，健胃和营，理气化痰。方中用蒺藜、郁金、佛手、青皮理气解郁，当归、拳米养血柔肝，陈皮、半夏、竹茹、荜澄茄、蔻仁健脾养胃、化痰除湿，枇杷叶、木香、沉香行气和胃、降逆止呕。

案6 胃阴枯涸，阴虚阳亢，阴阳不和之呕吐案

某 胃阴枯涸，呕吐作痛，大便不利。育阴制阳，柔肝和胃，兼以流畅，待阴分渐复，阴阳渐和，呕吐自止，大便自通。

西洋参八分 大丹参二钱 云苓三钱 冬术一钱 炙草五分 郁金三钱 刺蒺藜三钱 天麦冬各二钱 法夏一钱 川朴一钱 青陈皮各一钱 赭石三钱 旋覆花一钱五分 檀香五分 生熟谷芽各三钱 姜竹茹二钱 麻仁三钱

【赏析】

本案乃因胃阴枯涸，不能充养肝阴，阴虚阳亢，阴阳不调所致，如果仅

就其症状分析很容易误入胃阴枯涸、胃失和降的歧途而作出错误的判断，因而出现误诊误治的结果，这里费老先生能明察秋毫，抽丝剥茧，准确分析出病因病机，为正确治疗奠定了基础，指出其治宜养阴柔肝，和胃通腑。方中用西洋参、天冬、麦冬养阴生津，丹参、郁金、蒺藜、青皮养血柔肝，旋覆、赭石、檀香下气降逆、调畅气机，陈皮、半夏、茯苓、白术、甘草、竹茹健脾和胃，厚朴、麻仁润肠通腑，生谷芽消食导滞，熟谷芽健脾和胃。

案7 寒邪客胃，运化失调之呕吐案

某 脾为湿土，胃为燥土，其本性喜燥而恶寒，寒气入胃，饮食难化，不时呕吐。宜健脾温胃，以止呕吐。

当归 茯苓 生熟苡仁 新会皮 姜半夏 川朴 干姜 肉蔻 茅术 怀牛膝 木香 肉桂

【赏析】

本案乃因寒邪客胃、运化失调则饮食难化，胃失和降则不时呕吐。其治宜健脾和胃，温阳止呕。方用加减附子理中汤，去附子、丁香、槟榔、吴茱萸、枳实，留干姜、白术、木香、陈皮、茯苓、肉桂、厚朴，加肉豆蔻、半夏温阳健脾、燥湿止呕，当归、牛膝养血柔肝，生薏苡仁健脾利湿，熟薏苡仁健运脾胃。

三十四、泄泻

案1 脾胃气虚之泄泻案

某 脾虚泄泻。

煨姜二片 补骨脂一钱 肉豆蔻八分 党参三钱 茯苓二钱 白术一钱 炙甘草五分 木香五分 砂仁一钱 广皮一钱

另服丸方。

党参五两 云苓三两 炙甘草五钱 野于术（米泔水浸、土炒）一两五钱 肉

豆蔻—两　补骨脂（核桃肉拌炒）—两五钱　陈广皮—两　制半夏（艾汁炒）—两五钱　广木香八钱　赤石脂八两　炒苡仁五钱

上药依法取清水泛为丸，每早服三钱，开水送下。

【赏析】

本案乃因脾胃气虚所致，其治宜益气健脾，和胃止泻。汤剂方用香砂六君丸去半夏、大枣，益气健脾和胃，加煨姜温阳和中，肉豆蔻温中涩肠止泻，补骨脂温补脾肾止泻。丸剂仍用香砂六君丸方去大枣，加赤石脂（重用）涩肠止泻，熟薏苡仁健运脾胃利水止泻，核桃温补脾肾止泻，其余同汤剂。中医学认为对于新病、急病、重病宜用汤剂效果比较好，这是因为汤剂组成十分灵活，可以随症加减，而且在胃肠道中吸收比较快，作用也较速。对于长期虚弱或慢性病患者，宜使用丸剂，常用蜜丸和水丸，在胃肠道中吸收慢，作用缓和，效力持久。

案2　肠胃不和之泄泻案

某　肠胃不和，泄泻不止，宜扶土畅中。

川朴—钱　生熟谷芽各三钱　青皮—钱　荷叶—张（包糯米煎）姜枳壳—钱　赤苓二钱　乌药—钱五分　煨木香五分　神曲三钱　生熟苡仁各二钱　统车钱三钱　陈皮—钱

【赏析】

本案乃因胃肠不和所致，肠（包括小肠和大肠）的功能是胃降浊功能的延续，胃肠不和，则降浊失常故泄泻不止，但总体以中土功能虚弱为主。其治宜扶土畅中。方中用生熟谷芽、神曲健脾和胃、消食导滞，生熟薏苡仁、荷叶健运脾胃、调中利湿，车钱、茯苓渗湿止泻，陈皮、乌药燥湿止泻，青皮、木香、厚朴、枳壳顺气调中。

案3　脾胃虚弱，湿浊内阻之泄泻案

某　胸闷不舒，泄泻日久。宜扶土畅中，兼以化浊。

乌药一钱　车前子三钱　荷蒂一枚　橘饼一枚　归身二钱　茯苓二钱　生熟苡仁各四钱　陈皮一钱　半夏一钱　川朴一钱　神曲三钱　枳壳一钱　粉葛根二钱

【赏析】

本案因湿浊内阻，病泻日久，脾胃虚弱，清浊不分。其治宜扶土畅中，祛湿化浊。方用二陈平胃散，留陈皮、半夏、茯苓、厚朴，去苍术、甘草，消积调中、化浊止泻，加神曲、薏苡仁健脾利湿，橘饼健脾和胃、宽中止泻，荷蒂除湿清热、补中益气，葛根升阳止泻、退热生津，枳壳、乌药、当归行气活血和中。

案4　肾阳虚衰，脾胃虚弱之泄泻案

某　肾为胃关，关门不利，聚水生湿，清浊不分，大便溏泻，经久不愈，纳谷不贪，胃气不和。今宗温肾一法。

破故纸　小茴香　炒苡仁　焦冬白术　茯苓　川朴　陈皮　六神曲　木瓜　川椒目

【赏析】

本案乃因脾胃虚弱，关门不固，久泄不愈，久必延及下宫，导致肾阳虚衰。其治宜温阳补肾，健脾祛湿。方中用补骨脂、小茴香、花椒补肾固精，白术、茯苓、薏苡仁健脾渗湿，厚朴、陈皮、神曲理气和胃，木瓜柔肝舒筋。

案5　脾肾两虚之泄泻案

某　脾具坤静之德，而有乾健之船，此火一衰，不能腐熟水谷，则清浊难分，宜其腹痛便泄。惟脉数不和，阴虚之体。宜脾肾两调。

肉果　破故纸　吴萸　五味子　山药　冬术　扁豆　木香　云苓　生姜　红枣

【赏析】

本案因脾阳久虚，不能充养下宫，最后导致脾肾两虚之症。故其治宜温补脾肾。方中用豆蔻、补骨脂、吴茱萸温补脾肾，山药、白术、白扁豆、茯苓、生姜、红枣健脾益气，木香顺气和中，五味子滋肾收涩止泻。

案6　脘痛日久，脾阳虚衰，水湿中阻之泄泻案

某　脘痛经久，近加腹痛便泄，气滞不和，脾虚湿阻。

仿建中汤加木瓜　茯苓　木香　猪苓　冬术　大腹绒　吴萸　姜　枣

【赏析】

建中汤有三，载于《金匮要略》中，即小建中汤、大建中汤、黄芪建中汤，因其功能为建立中焦脾胃之气，故名"建中"。如《伤寒溯源集》所云："建中者，建立中焦之脾土也。盖脾为五行之主，四脏之本，即《洪范》建中立极之义也。中气虚馁，脾弱不运，胃气不行，致心中悸动，故以建立中气为急也。"大建中汤方用蜀椒、干姜、人参、胶饴，治心胸中之寒，似与本案无关。本案因脘痛日久，影响脾胃功能的发挥，最后导致脾阳受损，不能运化水湿，水湿停聚阻碍气机运行则腹痛便泄。治宜健运脾胃，温中化湿。小建中汤方用桂枝三两、甘草二两、大枣十二个、芍药六两、生姜三两、胶饴一升，功用温中补虚、缓急止痛。黄芪建中汤为小建中汤加黄芪一两半，甘温建中、健运脾胃、调和营卫。比较而言，本案更适合以黄芪建中汤为主，加茯苓、猪苓、白术健脾渗湿，木香、大腹皮行气利水，吴茱萸、木瓜柔肝舒筋。

案7　脾虚气滞，寒湿相搏之泄泻案

某　苔白腻，脉弦细，腹痛泄泻，寒湿相搏。宜扶土利湿。

茯苓二钱　泽泻二钱　藿香二钱　车前子三钱　白术一钱　山栀三钱　川朴一钱
木香五分　神曲三钱　甘松五分　生姜一片

【赏析】

本案乃因脾虚气滞，寒湿相搏所致，其治宜健脾驱寒，行气利水。方中

用藿香正气散，减白芷、紫苏、半夏、桔梗、大腹皮、陈皮，保留茯苓、藿
香、白术、厚朴、神曲、生姜，辛散风寒、芳化湿浊、和胃悦脾，辅以泽泻、
车前子渗湿利水，木香、甘松温中散寒、理气止痛、醒脾开胃，栀子清热利
湿除烦，共奏解寒热、畅气机、和脾胃、止泄泻之功。

案8 肝木横克脾胃，痰浊中阻之吐泻案

某 脾为湿土，以升为健；胃为燥土，以降为和，肝木横亘于中，上犯
胃经，下克脾土，以致胸腹不舒，甚则做呕作泻。宜柔肝、和中、化浊。

当归身 白蒺藜 陈橘皮 川厚朴 焦白术 春砂仁 台乌药 云茯苓
佩兰叶 广木香 白檀香 广郁金 细青皮 金橘饼

【赏析】

本案乃因肝木克脾胃，痰浊中阻，气机失调所致，其治宜柔肝健脾，和
中化浊。方中用当归、蒺藜、郁金、乌药、青皮养血柔肝、行气解郁，用陈
皮、厚朴、白术、茯苓、砂仁、佩兰、檀香、橘饼健脾和胃、燥湿化浊、顺
气调中。

案9 胃肠失和，气机不调之泄泻案

某 胃肠失和，胸闷泄泻。宜扶土和中。

当归（土炒）二钱 茯苓二钱 生熟苡仁各三钱 粉葛根二钱 小川厚朴一钱
炒枳壳一钱 青皮一钱 乌药一钱五分 白术（土炒）一钱 桔梗一钱 车前子三钱
荷叶一角 荷蒂一枚 炒泽泻二钱

【赏析】

本案乃因胃肠失和，气机不调所致，其治宜健运脾胃，调理气机。方中
用薏苡仁、茯苓、白术、荷蒂健运脾胃、补益中州、渗湿止泻，泽泻、车前
子、荷叶利小便而实大便，厚朴、枳壳、青皮、乌药、桔梗、当归行气活血、
调畅气机，葛根生津升阳止泻。

案10 外感湿热之泄泻案

某 外感湿热泄泻。

粉葛根二钱 江枳壳一钱 赤苓二钱 桔梗一钱 小川朴一钱 前胡一钱 生熟苡仁各三钱 车前子三钱 荷叶一角

【赏析】

本案乃因外感湿热，肠道气机阻滞所致，其治宜清肠利湿，清热调中。方中用前胡散风清热，葛根清热生津、升阳止泻，薏苡仁健运脾胃、利水渗湿，茯苓、荷叶、车前子利小便而实大便，枳壳、桔梗、厚朴行气调中止泻。

三十五、噎膈

案1 荣血大亏，肝失所养，犯胃克脾之噎膈案

某 荣血大亏，不能养肝，肝阳太强，犯胃克脾，以致食入作吐作痛，噎膈渐成。宜养荣柔肝，健脾和中。

当归二钱 紫丹参二钱 怀牛膝二钱 郁金二钱 青皮一钱半 乌药一钱半 广皮一钱 制半夏一钱 川朴一钱 木香五分 砂仁一钱 玫瑰花三朵

【赏析】

本案乃因营血亏虚，肝失所养，犯胃克脾，气滞血瘀，兼夹痰浊所致，其治宜养荣柔肝，健脾和中。方中有启膈散（组方丹参、郁金、砂仁、沙参、贝母、茯苓、杵头糠）之意，用当归、丹参、郁金、玫瑰花养血柔肝兼以活血祛瘀，牛膝、青皮、乌药、木香调顺气机，陈皮、半夏、厚朴、砂仁健脾和胃化痰。

案2 肝血不足，虚阳亢盛，横犯脾胃之噎膈案

某 食入作梗，荣雪久亏，肝气太旺，犯胃克脾，久为噎膈。宜养血、

柔肝、理气、畅中。

　　当归　丹参　怀膝　茯苓　郁金　青皮　炙草　乌药　陈皮　川朴　砂仁　香附　延胡　玫瑰花　刺蒺藜　制半夏

【赏析】

　　本案病因病机与上案相仿，其治宜养血柔肝，理气畅中。方中用当归、丹参、郁金、蒺藜、玫瑰花养血柔肝祛瘀，香附、牛膝、青皮、乌药、延胡索、木香调顺气机畅中，陈皮、半夏、厚朴、茯苓、砂仁、甘草健脾和胃化痰。

案3　胃阴耗损，痰瘀互结之噎膈案

　　某　胃阴干枯，食入作梗。宜养阴理气。

　　南沙参　茯苓　麦冬　丹参　牛膝　丹皮　砂仁　郁金　青陈皮　合欢皮　川贝　粳米

【赏析】

　　本案乃因胃阴耗损，痰瘀互结，食管干涩所致，其治宜养阴生津，理气化痰。方用沙参麦冬汤合启膈散加减，沙参、麦冬养阴润燥，丹参、郁金、砂仁、沙参、贝母、茯苓秉承启膈散之意开郁化痰、润燥降气，丹皮、牛膝活血化瘀，青皮、合欢皮顺气解郁，陈皮、粳米健胃和中。

案4　肺胃不和，痰气交阻之噎膈案

　　某　肺胃不和，痰气交阻，食入作胀且梗，痰涎上泛，腑气不行，贲门不纳，脉来浮虚，谨防呃逆之变。拟方候政。

　　西洋参　石斛　苏梗　茯苓　旋覆　萎皮　姜半夏　黑山栀（姜炒）左金丸　玫瑰花

【赏析】

　　本案乃因肺胃不和，痰气交阻所致，其治宜养阴清热，顺气解郁，和胃化痰。方中用西洋参、石斛益气养阴，左金丸、玫瑰花、山栀解郁泄热，苏梗、茯苓、半夏、旋覆花、瓜蒌皮和胃化痰。

案 5　肝气犯胃，气滞痰阻之噎膈案

某　肝气犯胃，胸腹不舒，吞咽呕吐，投剂和度。尚宜养血、柔肝、温畅中都。

当归　白芍　茯苓　陈皮　藿香　沉香　法夏　砂仁　竹茹　佛手　左金丸

【赏析】

本案乃因肝郁犯胃，气滞痰阻所致，其治宜养血柔肝，解郁和胃，理气化痰。方用温胆汤合左金丸加减，竹茹、半夏、陈皮有温胆汤之意合左金丸和胃疏肝、理气化痰，当归、白芍、佛手、沉香养血柔肝，藿香、砂仁、茯苓醒脾驱湿。

三十六、黄疸

案 1　肝胆湿热且热重于湿之黄疸案

阳黄症：

绵茵陈一钱　焦白术一钱　建猪苓一钱五分　福泽泻二钱　车前子三钱　广皮一钱　黑山栀二钱　川黄柏一钱　生苡仁四钱

【赏析】

黄疸是以目黄、身黄、小便黄赤为主要表现的一类病证临床上尤以目黄为诊断的主要依据。中医把黄疸分为阳黄和阴黄两大类。《景岳全书·杂证谟》曰："阳黄证因湿多成热，热则生黄，此即所谓湿热证也。"由湿热蕴蒸肝胆，胆热液泄，外渗肌肤，下流膀胱，而致一身面目及小便尽黄。在病机上有湿重于热或热重于湿以及湿热并重之别；在病位上有湿热偏于中上焦，湿热偏于中下焦，以及湿热弥漫三焦之分，其治宜清化湿热。本案为阳黄，

宜清热祛湿，从方中剂量来看当属于湿重于热之型，故方用茵陈五苓散合栀子柏皮汤加减。茵陈五苓散留茵陈、白术、猪苓、泽泻，去桂心、茯苓，加车前子、薏苡仁具祛湿退黄之功，栀子柏皮汤留茵陈、黄柏、栀子，去甘草，加陈皮挥清热退黄之效。

案2　脾阳虚弱，寒湿阻滞之黄疸案

阴黄症：

制附片三分　淡干姜八分　车前子三钱　绵茵陈一钱　陈皮一钱　焦苍术二钱
当归二钱　茯苓二钱　焦白术一钱

【赏析】

黄疸之阴黄证多因阴盛寒重，平素脾阳不足，湿从寒化而致寒湿为患，寒湿阻滞，瘀滞肝胆，胆失常道所致，其治宜温化寒湿。本案方用茵陈术附汤加减，留茵陈、附子、干姜、白术，去肉桂，发挥温化寒湿之功，加车前子、茯苓、陈皮、苍术增强化湿之力，加当归兼以活血化瘀。

案3　脾虚湿困，湿热蕴结之黄疸案

谷疸症。服食头眩。

莱菔子二钱　生熟谷芽各三钱　六神曲三钱　法夏一钱　焦茅术一钱　小川朴一钱　木香五分　当归二钱　茯苓二钱　焦白术一钱　绵茵陈一钱　大砂仁一钱　车前子三钱

【赏析】

《金匮要略》黄疸篇第十三节说："谷疸为病，寒热不食，食即头眩，心胸不安，久久发黄，为谷疸，茵陈蒿汤主之。"其症属湿热蕴结，故以茵陈蒿汤加味。本案方用茵陈清热祛湿，茯苓、车前子淡渗利湿，莱菔子、谷芽、神曲消食导滞，苍术、白术、半夏、砂仁燥湿健脾，木香、厚朴顺气调中，当归兼以活血化瘀。

案4 脾胃受损，湿浊内郁生热，湿热交蒸之黄疸案

酒疸症，嗜酒饮太过。加减葛花汤主之。

泽泻一钱五分　车前子三钱　绵茵陈一钱　葛花二钱　枳椇子三钱　砂仁一钱
当归二钱　茯苓二钱　焦白术一钱　橘红一钱

【赏析】

酒疸语出《金匮要略》，《金匮要略·黄疸病》："心中懊侬而热，不能食，时欲吐，名曰酒疸。"《医宗金鉴·杂病心法要诀·疸证总括》"酒疸"注："酒疸者，得之于饮酒无度，而发是病也。"酒疸是黄疸类型之一，因酒食不节，以致脾胃受伤，运化失常，湿浊内郁生热，湿热交蒸而成。主要症状有身目发黄、胸中烦闷而热、不能食、时欲吐、小便赤涩、脉沉弦而数等。其治宜分消酒湿，保肝护脾，以加减葛花汤主之。方中葛花解酒醒脾，枳椇子（又名拐枣）解酒安神、止渴除烦、通利二便，茵陈清热退黄，泽泻、车前子、茯苓淡渗利湿，白术、砂仁、橘红燥湿健脾，当归养血护肝。

案5 房劳过度，瘀血内停，湿浊蕴结之黄疸案

女劳疸症，小腹急，额上黑，足下热，大便色黑，小便利，有血瘀蕴内。桃花化浊汤加茵陈。

桃仁三钱　红花六分　赤苓二钱　赤芍二钱　当归尾二钱　丹参二钱　怀牛膝二钱　延胡索一钱　佩兰叶一钱　降香五分

【赏析】

女劳疸语出《金匮要略》，黄疸类型之一，症见身黄、额上微黑、膀胱急、少腹满、小便通利、大便色黑、傍晚手足心发热而反觉恶寒。《金匮要略》认为本证是得之房劳醉饱。女劳疸之成，主要由于纵欲房事，肾阴亏损，阴虚内热，或感受寒湿之邪，郁于肌表；或肾病及肝，肝血瘀滞；或热与血结，血蓄下焦，致使血运受阻，胆泄失常而发生黄疸。女劳疸的形成以肾亏

为基础，"小便自利"一症，说明非湿热内阻之黄疸，乃虚劳发黄为患。本病总的治疗原则应不离补肾一法，阴虚湿郁者，滋补肾阴、化湿解表；肾亏夹瘀者，滋补肝肾、活血化瘀；血蓄下焦者，逐瘀活血，攻补兼施。本案乃因血瘀内蕴下焦所致，其治宜活血祛瘀兼以化浊。方用桃花化浊汤（出自《医醇剩义》卷三），留桃仁、红花、茯苓、赤芍、当归、丹参、牛膝、茵陈、延胡索，去血余炭、车前子、泽泻，加用佩兰，共奏逐瘀活血、化浊补肾之意。

三十七、肿胀

案1　脾胃湿浊之肿胀案

某　脾胃不和，积湿不化，肚腹作胀。宜健运分消。

新会皮　焦茅术　川朴　连皮苓　青皮　桑皮　冬瓜子皮　泽泻　防己　统车前　生熟苡仁

【赏析】

本案乃因脾胃不和，积湿不化，气机不畅所致，其治宜健运脾胃，化湿消胀。方中用生薏苡仁、车前、泽泻、防己、桑皮、连皮苓、冬瓜子、冬瓜皮利水化湿消肿，陈皮、苍术、熟薏苡仁健运脾胃，厚朴、青皮理气畅中。

案2　气滞血瘀之肿胀案

某　瘀血作胀，宜合营破瘀。

生绿豆衣　防己　降香　桃仁　红花　延胡索　当归　丹皮　川怀牛膝　丹参　泽泻　青皮　炮姜

【赏析】

本案乃因血瘀气滞所致，其治宜活血祛瘀，行气消胀。方中用桃仁、红花、当归、丹皮、丹参、牛膝活血化瘀，降香、延胡索、炮姜、青皮行气通络，绿豆衣、泽泻利水消肿。

案3 肝脾不和之肿胀案

某 木乘土位，单腹作胀。宜抑木扶土。

煅瓦楞子 金铃子 冬瓜皮子 川朴 白芍 党参 连皮苓 冬术 枳实 炙内金 木香 炮姜 当归 肉桂

【赏析】

本案乃因木旺乘脾，气滞湿阻所致，其治宜抑木扶土，行气利湿。方中用党参、白术、连皮苓、冬瓜皮子健运脾胃利水，当归、白芍、金铃子养血柔肝清火，鸡内金、枳实、厚朴、木香行气消积燥湿，炮姜、肉桂温通气血。

案4 脾虚湿胜之肿胀案

某 脾虚湿胜，将有木乘土位之势，用宽运分消，服之稍效，惟湿渍脾阳，不胜运化。再用前意推求。

制川朴一钱 苏藿梗各二钱 茵陈一钱 炒白术二钱 砂仁五分 水仙子三钱 枳实一钱 木香五分 法半夏二钱 青陈皮各一钱 赤苓二钱 神曲三钱 佩兰一钱 姜皮三分

【赏析】

本案乃因脾虚湿胜所致，其治宜健运脾胃，利水消肿。方用香砂二陈汤加减，木香、藿梗、砂仁、陈皮、半夏、茯苓具香砂二陈之意去甘草加白术、佩兰、苏梗醒脾行气、燥湿化痰，青皮、枳实、厚朴、神曲、水仙子（又名五谷虫，蛆）理气消积，茵陈、姜皮利水消肿。

案5 脾湿不运之肿胀案

某 脾湿不运，四肢浮肿。宜健脾、利湿。

新会皮一钱 焦苍术一钱 川朴一钱 连皮苓四钱 桑皮三钱 冬瓜子皮各三钱 苏叶一钱 防己二钱 泽泻二钱 统车钱三钱 川怀牛膝各二钱 生熟苡仁各三钱

【赏析】

本案乃因脾虚失运，水湿泛溢所致，其治宜健脾利湿。方中用熟薏苡仁、茯苓、怀牛膝健脾补肾，陈皮、苍术、苏叶、厚朴行气燥湿，茯苓皮、桑皮、冬瓜子皮、防己、泽泻、车钱、生薏苡仁利湿消肿，川牛膝兼以活血利水。

案6 下焦湿热之肿胀案

某 湿热阻塞下焦，肺胃气不下降，咳嗽气逆，腿肿麻木不仁，脉迟细而涩。非清泄宣化，何由而治？升清阳、肃肺胃、渗湿涤热。

桑枝三钱 茯苓三钱 北沙参三钱 蒌皮三钱 川贝二钱 生苡仁四钱 冬瓜子三钱 秦艽二钱 防己五钱 陈皮一钱 地肤子二钱

【赏析】

本案乃因湿热内滞，气机不畅，水湿阻络所致，其治宜清热利湿、肃肺降逆、疏通经络。地肤子、生薏苡仁清利湿热，陈皮、桑皮、川贝、北沙参、瓜蒌皮清肃肺热、降逆化痰，茯苓、防己、冬瓜子利湿消肿，桑枝、秦艽清热除湿、疏通经络。

案7 胸闷腹胀阴囊肿痛之肿胀案

某 胸闷腹胀，阴囊肿痛。宜分消法。

冬瓜子三钱 广皮一钱 牡蛎四钱 焦于茅术各一钱五分 茯苓皮三钱 大腹皮三钱 料豆衣三钱 泽泻二钱 麻仁三钱 苏叶梗各一钱 草薢三钱 黄柏二钱 车前子三钱 鸡内金二钱 木通（酒炒）一钱

二诊：肿胀已消，惟阴囊未松，系肝肾两亏，湿浊下注。宜培脾肾，通大便。

党参三钱 茯苓皮四钱 苏叶一钱五分 黄柏（酒炒）三钱 生川军三钱 玄明粉二钱 川升麻四分 瓜蒌仁（打）三钱 当归二钱 生首乌四钱 细木通（酒炒）一钱

【赏析】

本案阴囊肿痛乃因湿热下注所致，其治宜清利湿热。初诊湿热明显，重用分消，方中用黄柏、料豆衣（又名黑豆皮）、木通、草薢清解下焦湿热，冬瓜子、茯苓皮、大腹皮、泽泻、车前子利水消肿，陈皮、白术燥湿化痰，牡蛎、鸡内金软坚散结，苏叶梗、麻子仁行气畅腑。二诊肿胀已消，但阴囊未松，系因湿邪化浊，壅滞于下，宜补益脾肾、通大便排晦浊，方中黄柏、木通清热利湿，生首乌、瓜蒌仁、玄明粉、生川大黄泻腑通便，党参、当归补益气血，苏叶、升麻行气升阳。

案8 腹大如鼓案

某 脾湿成胀，脐突筋起，背平腰满，腹大如鼓，症极沉厚，姑拟温运脾阳，和中化浊。

全当归 广木香 云茯苓 降香片 炮附子 佛手片 小厚朴 怀牛膝
新会皮 大丹参 车前子 细青皮 苡仁 冬瓜子 冬瓜皮 川通草

【赏析】

本案乃因脾阳不足，水湿不化，聚而成浊所致，其治宜温运脾阳，祛湿化浊。方中用附子、牛膝温肾补脾，茯苓、车前子、薏苡仁、冬瓜子皮、通草利水消肿，佛手、厚朴、陈皮、青皮、木香顺气解郁、燥湿化浊，降香、丹参活血祛瘀。

案9 腹胀囊肿案

某 脾有湿热，腹胀囊肿，症势极重。拟健脾分消。

连皮苓 大腹皮 细青皮 新会皮 广木香 大砂仁 佩兰叶 台乌药
焦茅术 川牛膝 川厚朴 车前子 佛手片 煨姜

【赏析】

本案乃因中焦湿热内聚所致，其治宜健脾温中、行气利水。方中用煨姜、砂仁、乌药、木香、佛手温中行气，连皮苓、大腹皮、车前子渗湿消肿，陈皮、青皮、苍术、厚朴、佩兰醒脾燥湿，川牛膝活血利水。

三十八、癥瘕

案1 久病瘕痞案

某 瘕痞已久。急宜消散和荣。

全当归二钱 大丹参二钱 金香附二钱 红花八分 乌药一钱 陈橘核一钱 金铃子二钱 枳壳一钱 木香五分 砂仁（研）一钱 陈皮一钱 川椒目（开口的）二十粒 降香五分

二诊：瘕块松软。尚宜前法加减。

消痞阿魏膏贴患处。

当归二钱 白芍一钱 香附二钱 枳实一钱 真福曲三钱 橘核二钱 小茴香二钱 乌药一钱 陈皮一钱 木香五分 佛手五分 降香五分 砂仁（研）一钱

【赏析】

本案乃因气滞血瘀，脉络不和所致。其治用香附、乌药、橘核、枳壳、木香、砂仁、陈皮、川楝子、降香疏肝解郁、理气止痛，当归、丹参、红花、延胡索活血散结、化瘀消痞，川椒目逐痰散结。并配合用消痞阿魏膏外贴患处以化痞散结。

案2 腹部瘕痞案

某 诊得脉来沉细，左关尺带涩。盖沉属气滞，细属阳虚，涩乃留瘀。所得见症，腹满块叠不平，皆缘湿痰交阻，营卫乖违，询及辰下，经停不至。治之当以攻补兼施，邪去而正不伤，方能有治病情，存方候政。

潞党参 茯苓 旋覆花 木香 炮姜 当归 延胡 小茴香 橘红 鸡内金 玫瑰花 厚朴 血琥珀

又丸方：

生锦纹三钱　桃仁二钱　蟅虫十四个　乌贼骨　茜草根各一钱半　三棱（醋炒）一钱　桂心四分

上药共研末，为丸如绿豆大，每服二十四丸，或三十丸，临晚时陈酒送下，服至半月后，大便有黑紫血块，即停此丸，再换方也可。

【赏析】

本案乃因阳虚气滞，痰瘀交阻所致，其治宜温阳燥湿化痰，行气活血祛瘀。方中用炮姜、小茴香、橘红温阳化痰，当归、延胡索、玫瑰花、琥珀、鸡内金消瘀血、破癥瘕、散积聚，旋覆花、木香、厚朴行气解郁，党参、茯苓补益正气，防攻伐太过。丸药用大黄蟅虫丸合桃核承气汤，两方去水蛭、虻虫、蛴螬、干漆、苦杏仁、黄芩、地黄、白芍、甘草、芒硝，留大黄、蟅虫、桃仁、桂心，加三棱、乌贼骨、茜草根共奏活血破瘀，通经消癥之效。但丸药功力强大，需掌握服药尺度，中病即止，不可过用。

案3　脾虚痞块案

某　脾虚力弱，痞块，丸剂。

潞党参四两　云苓二两　炙绵芪二两　归身（酒炒）二两　炙草五钱　煨京三棱五钱　蓬莪术五钱　半夏曲一两　制中朴三钱　枳壳一两　陈皮一两　炙鳖甲三两　醋炒青皮一两　红花五钱　上安桂三钱　川雅连二钱　炮姜二钱

上药如法炮制，籼米粉糊丸如桐子大，每服二三钱，清晨米汤送下。

【赏析】

本案乃因脾虚气弱，血瘀痰凝所致，其治宜健脾补气，化痰祛瘀。方中用十全大补汤留党参、黄芪、茯苓、甘草、当归、肉桂，去白术、熟地、川芎、白芍补益气虚、活血化瘀，红花、三棱、莪术、鳖甲破血散结、消癥软坚，陈皮、青皮、半夏、厚朴、枳壳、黄连、炮姜行气燥湿化痰。

案3　少腹瘕痞案

某　昨投逍遥散加味，少腹瘕聚痛减，左脉不起，右脉迟细，肝胆尚未协调。前法加减。

　　醋柴胡六分　酒当归二钱　丹参二钱　川断三钱　茯神二钱　制香附二钱　酒
白芍二钱　延胡（酒炒）二钱　破故纸二钱　蒲黄炙　生地三钱　炒丹皮二钱　炙
草五分　广木香五分　芜蔚子三钱　藕节二枚　川朴一钱

【赏析】

　　本案乃因肝郁血虚，脾虚气滞所致，其治宜疏肝消瘀，健脾行气。方用
逍遥散去白术、生姜、薄荷，留柴胡、当归、白芍、茯苓、炙甘草达疏肝解
郁、健脾和营之功，续断、补骨脂补益肝肾，香附、延胡索、厚朴、木香活
血顺气化痰，丹皮、丹参、蒲黄、生地、藕节凉血化瘀通络。

三十九、消渴

案1　中消案

　　某　肝风厥阳，上冲犯胃，为中消。

　　石膏　知母　川石斛　花粉　生地　阿胶　生甘草　生白芍　枣仁
麦冬

【赏析】

　　本案乃因胃热炽盛所致，其治宜清胃泻火，养阴生津。方用玉女煎去牛
膝，留石膏、知母、麦冬、地黄起清胃火、补肾阴之效，加石斛、天花粉、
阿胶滋阴生津，白芍、酸枣仁养血柔肝。

案2　上消案

　　某　三阴亏损，虚火上升，内热口渴，神疲乏力，久成上消。育阴清降。

　　南沙参　石斛　石决　茯神　麦冬　知母　生草　生地　白芍　丹皮
象贝　杏仁　青皮甘蔗

【赏析】

　　本案乃因肺热津伤所致，其治宜清热润肺、养阴生津。方中用沙参、石

斛、麦冬、知母、生地、白芍、甘蔗养阴生津，石决明、丹皮凉血清热，贝
母、杏仁润肺通腑，茯神、生甘草和中调营。

四十、遗精

案1 阴虚阳亢之遗精案

某 阴虚阳旺，精宫不固。宜育阴制阳。

花龙骨（煅）二钱 左牡蛎（煅）四钱 茯苓二钱 淮山药三钱 潼沙苑三钱
丹皮二钱 剪芡实三钱 女贞二钱 陈皮一钱 生地三钱 莲子（去心）十粒 鱼
鳔五钱 金樱子膏五钱

【赏析】

本案乃因阴虚火旺、精关不固所致，其治宜滋阴清热，固精止遗。方用
金锁固精丸（沙苑、芡实、莲子、龙骨、牡蛎）合水陆二仙丹（芡实、金樱
子）加鱼鳔、生地、女贞子、丹皮奏补肾益精、固涩止遗、滋阴清热之功，
山药、茯苓、陈皮健脾益肾。

案2 肾阴虚肝火旺之遗精案

某 肾水久亏，肝阳入客下焦，鼓其精房，以致精宫不固，时有梦遗。
姑拟壮水柔肝，兼以摄纳。

天麦冬各二钱 南沙参四钱 茯苓二钱 淮山药三钱 牡蛎四钱 花龙骨三钱
剪芡实三钱 女贞子二钱 杜仲三钱 潼白蒺藜各三钱 川断三钱 丹皮二钱 莲
子十粒 广皮白一钱

【赏析】

本案乃因肾阴亏虚、肝阳下客、扰动精宫所致，其治宜壮水柔肝、兼以
摄纳。方用金锁固精丸（沙苑、芡实、莲子、龙骨、牡蛎）固精摄遗，加女
贞子、杜仲、续断、丹皮补肾养肝，二冬（天冬、麦冬）滋阴清热，山药、
陈皮、茯苓健脾益肾固后天。

案3 心肾不交之遗精案

某 无梦而遗，心肾亏也。宜交通心肾。

莲子 杜仲 川断 茯神 山药 生地 女贞 牡蛎 龙骨 芡实
广皮

外用方：

固精丹：五倍子（炙）研末，以掺膏药中，贴肚脐上，二三日一换，久
之即愈。

【赏析】

本案乃因心肾不交所致，其治宜交通心肾。方中用龙骨、牡蛎、芡实、
莲子固精止遗，杜仲、续断、生地、女贞子滋肾补阴，茯神、山药、陈皮安
神养心、健脾固本。外用五倍子研末贴肚脐（神阙穴），直入经络，发挥固精
摄遗之功。

附：阳痿

心肾不交之阳痿案

某 三旬以内而阳事不举，此先天禀弱，心肾失交，非老年阳衰之比。
宜填充髓海，交合心肾。

熟地四钱 雄羊肾一对 甘杞子三钱 远志二钱 补骨脂一钱 白茯苓二钱
青盐五分 粉丹皮二钱 广郁金三钱 陈皮一钱 黑山栀三钱 猪脊髓一条 鹿衔
草三钱

【赏析】

本案乃因心肾不交所致。其治宜交通心肾，用熟地、枸杞子、补骨脂、
羊肾、猪脊髓、青盐、鹿衔草补肾填精，远志、茯苓宁心安神，丹皮、栀子
清泄相火，郁金、陈皮理气和胃。

四十一、淋浊

案1 湿热下注之淋浊案

某 湿热下注。治宜清利。

天门冬 小生地 大丹参 粉草薢 苡仁 怀牛膝 粉丹皮 细木通 车前子 天花粉 福泽泻 灯心

【赏析】

本案乃因湿热下注所致，其治宜清利湿热。方中用草薢、薏苡仁、木通、车前子、泽泻、牛膝、灯心草清利湿热，天冬、生地、天花粉、丹参、丹皮清热凉血活血。

案2 气滞湿浊之淋浊案

某 湿浊壅于洲都，气不宣化，小便艰涩。宜和营理气，兼化湿浊。

当归身 上肉桂 小青皮 川郁金 赤茯苓 瞿麦穗 怀牛膝 车前子 陈广皮 冬瓜子 佛手片 大丹参 川通草 降香 苡仁（煎汤代水）

【赏析】

本案乃因肝郁脾虚、湿浊内滞、气化无力所致，其治宜行气解郁、利湿化浊。方中用郁金、佛手、牛膝、当归、丹参养血柔肝解郁，茯苓、瞿麦、车前子、冬瓜子、通草、薏苡仁利水化湿，陈皮、青皮、肉桂、降香行气燥湿。

案3 阴虚湿热之淋浊案

某 阴分久亏，湿热下注，溲溺作痛。治宜清利。

南沙参 天门冬 赤茯苓 生苡仁 粉草薢 鲜首乌 车前子 瞿麦穗 川石斛 天花粉 甘草梢 怀牛膝 细木通 粉丹皮

【赏析】

本案乃因湿热下注，兼以阴虚所致，其治宜清利湿热，养阴润燥。方中用萆薢、茯苓、薏苡仁、车前子、瞿麦、木通、甘草梢利水通淋，沙参、天冬、石斛、天花粉养阴润燥，丹皮凉血活血化瘀，鲜首乌、怀牛膝补肾通腑。

案4 脾肾两虚之淋浊案

某 脾肾两亏，小溲淋漓。治宜固本和中，兼纳下元。

潞党参 川杜仲 焦白术 桑螵蛸 补骨脂 全当归 陈广皮 云茯苓 杭白芍 佛手柑 黑粒豆 佩兰叶

【赏析】

本案乃因脾肾两亏所致，其治宜健脾补肾。方中用八珍汤去熟地、川芎、甘草，留当归、白芍、党参、茯苓、白术奏补益气血，健脾和中之功，加杜仲、桑螵蛸、补骨脂、黑豆补肾固本，陈皮、佛手、佩兰行气化湿。

案5 脾肾两虚兼湿热下注案

某 脾肾两亏，湿热下注，小溲淋浊。宜培脾肾，兼以利湿。

细生地四钱 淮山药三钱 云苓二钱 女贞子三钱 黑料豆三钱 潼沙苑三钱 川草薢二钱 瞿麦三钱 知母一钱半 牡丹皮二钱 甘草梢五分 统车钱三钱 川黄柏一钱半

【赏析】

本案乃因脾肾亏虚，兼湿热下注所致。其治用知柏地黄丸去山茱萸、泽泻，加女贞子、黑料豆、沙苑子、甘草滋补脾肾，草薢、瞿麦、车前清利湿热。

案6 湿热下注之淋浊案

某 湿热下注，小溲淋漓。治宜分利。

南沙参　茯苓　生苡仁　丹参　怀牛膝　细木通　瞿麦　夏枯穗　黄柏

川萆薢　统车钱　泽泻　甘草梢

【赏析】

本案乃因湿热下注所致，其治宜清利湿热。方中用萆薢、瞿麦、木通、薏苡仁、茯苓、泽泻、车前子、甘草梢利水通淋，黄柏、夏枯草、丹参清火退热，沙参养阴生津。

案7　脾肾阴亏兼湿热下注案

某　脾肾阴亏，湿热不化，下注膀胱，小溲白浊。宜补肾健脾，分利湿热。

黑料豆　细生地　女贞子　菟丝饼　云苓　生熟苡仁　左牡蛎　泽泻

统车钱　甘草梢

【赏析】

本案乃因脾肾两亏、湿热下注所致，其治宜补肾健脾，分利湿热。方中用黑豆、生地、女贞子、菟丝子、熟薏苡仁、牡蛎补肾健脾、养阴清热，茯苓、泽泻、车前子、生薏苡仁、甘草梢清利水湿。

案8　肾阴不足兼湿热下注案

某　肾阴不足，肝阳郁热，挟湿下注，小溲赤浊。宜育阴制阳，分利湿热。

天麦冬　小生地　南沙参　赤芍　潼沙苑　龟板　茯苓　女贞　山药

丹参　怀牛膝　瞿麦　统车钱

【赏析】

本案乃因肾阴亏虚、湿热下注所致，其治宜滋肾养阴、分利湿热。方中用天冬、麦冬、生地、沙参、沙苑子、龟板、女贞子、山药、怀牛膝补肾育阴，茯苓、瞿麦、车前子利水通淋，赤芍、丹参清热凉血祛瘀。

案9　湿热下注之血淋案

某　血淋日久，溲赤溺管作痛，坠胀不已，气虚阴亏，湿热不化。

西洋参一钱　甘草梢八分　川升麻五分　归身二钱　广皮一钱　生地三钱　猪赤苓各二钱　柴胡一钱　山药三钱　泽泻二钱

【赏析】

本案属于血淋，乃因脾虚气陷，兼阴虚湿热所致。其治用补中益气汤去黄芪、白术，加生地、山药益气养阴，猪苓、茯苓、泽泻清利湿热。

案10　肝脾不和之石淋案

某　营血不足，肝木太旺，上犯肺胃，下克脾土，积湿下致成石淋。宜养阴运脾，兼以分利。

天门冬　细生地　云茯苓　车前子　女贞子　南沙参　川草薢　柏子仁川通草　生苡仁　全当归　怀牛膝

【赏析】

本案属于石淋，乃因肝木克脾、湿热内蕴、灼津成石，其治宜养阴柔肝、清热利湿。方中用天冬、生地、女贞子、沙参、当归、柏子仁、怀牛膝滋阴清热、养血柔肝，茯苓、车前子、草薢、通草、薏苡仁利湿通淋。

案11　湿阻水道，血热妄行之血淋案

某　妇人血淋。

榆白皮　冬葵子　石苇　条芩　木通　甘草梢各五分
水煎空心服。

【赏析】

本案属于血淋，小便出血，水道涩痛。方用《圣济总录》榆白皮汤加减，去生地、滑石，留榆白皮、冬葵子、石韦加木通、黄芩、甘草梢共奏利湿清

热、凉血止血之功。

案 12　心热移于小肠之血淋案

某　心热炽盛，移于小肠，不时溲血。宜清热、利湿。

丹参　细生地　怀牛膝　赤芍　女贞　山药　丹皮　甘草梢　琥珀屑
泽泻　赤苓　统车钱　莲子

【赏析】

本案属于血淋，乃因心火炽盛、热移下焦、迫血妄行所致，其治宜凉血
安神、清热利湿。方中用丹参、生地、赤芍、丹皮、山药凉血止血、养心清
热，女贞子、牛膝、莲子滋阴补肾，琥珀屑、泽泻、茯苓、车前子、甘草梢
利水通淋。

案 13　湿热下迫之血淋案

某　湿热下迫，溺血酸痛，不易速功。

粉草薢三钱　地榆炭三钱　黄芩一钱　甘草梢一钱　白芍一钱五分　银花三钱
炒车前子三钱　赤芍四钱

【赏析】

本案属于血淋，乃因湿热下注，热伤血络所致。其治用草薢、金银花清
热利湿，地榆、黄芩、赤芍药凉血止血，车前子利水通淋，甘草和营缓急
止痛。

案 14　脾肾两虚夹湿热之血淋案

某　脾肾两亏，夹有湿热，小溲赤色，如泥水不清。急分利湿热。

天冬二钱　生地四钱　丹参二钱　丹皮二钱　花粉三钱　草薢三钱　海蛤粉三钱
赤苓二钱　生苡仁四钱　通草五分　车前子三钱　竹叶二十张

【赏析】

本案乃因脾肾两亏、湿热下注所致，其治宜滋肾养阴、清利湿热。方中

用天冬、生地、天花粉养阴润燥，海蛤粉、萆薢、赤苓、生薏苡仁、通草、车前子、竹叶清热利水，丹参、丹皮凉血活血、祛瘀止血。

案 15　淋浊兼失音案

某　咽喉失音，下部小溲白浊不清，久延难愈，先投以：

蜜炙麻黄广杏仁　石膏　生甘草

后调以：

补骨脂（核桃肉伴炒）　黄柏　蒌皮　芡实　知母　黄煅龙骨　瞿麦泽泻　诃子肉　桔梗　玄参　萆薢　乌贼骨　旋覆花　金樱子　蛤蚧　菖蒲白鱼鳔

【赏析】

本案乃因肺热失音，伤及肾阴，痰湿互结，气化无权所致，其治宜肺肾同调。先投以麻杏石甘汤（麻黄、广杏仁、石膏、生甘草）宣肺清肺，后方中用黄柏、知母、瓜蒌皮、菖蒲、玄参、桔梗、旋覆花清热化痰，补骨脂、核桃肉、芡实、龙骨、乌贼骨、诃子肉、金樱子、蛤蚧、鱼鳔补肾益肺，瞿麦、泽泻、萆薢利水除浊。

案 16　下焦湿热之白浊初起案

某　白浊初起，以单方服之。

生川军八分　益元散三钱　青壳鸭蛋三个（去黄用白）和入药末搅匀，饭锅上蒸熟，分三服，白酒调送下，愈后忌口腹。

【赏析】

本案乃因下焦湿热所致，其治宜清热利湿，祛瘀化浊。方中用生大黄泄火凉血、解毒导滞，益元散（即六一散）清热利湿，青壳鸭蛋白养阴退热。白浊愈后需忌口腹，否则易复发。

四十二、癃闭

案1 气分不通之癃闭案

某　气分不通，小便癃闭症。

丹参二钱　青陈皮各一钱　柏子仁二钱　石竹花三钱　木通（酒炒）一钱　川草薢三钱　通草三分　赤苓三钱　苡仁（煎汤代水）四钱　露风草一撮　通关滋肾丸三钱

【赏析】

本案乃因下焦湿热，气滞不通所致，其治宜清利下焦湿热，行气通关。方用通关滋肾丸（黄柏、知母、少许肉桂心）加石竹花、木通、草薢、通草、茯苓、薏苡仁、露风草清利下焦湿热，并少佐少阴之火，丹参、柏子仁养心安神，青皮、陈皮行气燥湿化浊。

案2 肠胃湿热之癃闭案

某　肠胃不和，湿热下注，小便不通。治宜分利。

统车钱三钱　甘草梢五分　蝼蛄三钱　当归三钱　赤苓三钱　生苡仁四钱　薄荷一钱　木通（酒炒）一钱　川牛膝二钱　草薢三钱　瞿麦三钱

另用单方：

用食盐放锅内炒白，再用大蒜二个，生山栀三钱，捣烂敷脐。

【赏析】

本案乃因肠胃不和、湿热下注所致，其治宜疏理气机、清利湿热。方用瞿麦、车前子、木通、甘草梢有八正散之意，加蝼蛄、生苡仁、草薢清热利湿通淋，当归、茯苓、薄荷有逍遥之味，加川牛膝养血柔肝健脾。外用青盐炒白、大蒜、栀子捣烂敷脐，经络入药，真中脏腑，往往即出奇效，古今皆验。

四十三、便秘

案 1 痰湿中阻之便秘案

某 大便硬结，胸闷腹胀已松，前法进治。

当归二钱 丹参二钱 香附二钱 云苓二钱 青皮一钱 乌药二钱 淡苁蓉三钱
鲜首乌四钱 法半夏一钱 大麻仁二钱 怀牛膝二钱 川朴一钱 生熟谷芽各三钱
广皮一钱 砂仁一钱

【赏析】

本案乃因痰湿中阻，气机不畅所致，其治宜和中理气、燥湿化痰、润肠
通便。方中用二陈汤（陈皮、半夏、茯苓、甘草）去甘草，加谷芽、砂仁、
厚朴燥湿化痰、理气和中，香附、青皮、乌药行气解郁，当归、丹参活血通
络，肉苁蓉、麻仁、首乌、牛膝补益肝肾、养精润肠。

案 2 肺气不畅之肠痹案

某 食进脘中，难下大便，气塞不爽，肠中攻痛，此为肠痹。

大杏仁 枇杷叶 郁金 全瓜蒌 山栀 香豆豉

另服肠气方：

川军（酒制九次）二钱 上沉香六钱 桃仁（去皮尖，去油）六钱 乌药一
两 硼砂（腐水煮，炒）二钱

共为末，每服三钱，五更时舌上舔津送下。

【原注】幕抚军天颜太史，曾患肠气，得此方，服之而愈。

【赏析】

肠痹之名出《内经》，《素问·痹论篇》曰："肠痹者，数饮而出不得，
中气喘争，时发飧泄。"肠痹常见病因为气滞、寒凝、血瘀、痰浊、脾虚等。
《叶天士临证指南医案》指出："肠痹本与便闭同类，今另分一门者，欲人知

腑病治脏，下病治上之法也，盖肠痹之便闭，较之燥屎坚结欲便不通者稍缓，故先生但开降上焦肺气，上窍开泄，下窍自通矣……"本案乃因肺气不开降所致，方效仿叶天士，叶氏亦仿丹溪谓"肠胃皆腑，以通为用，丹溪每治肠痹，必开肺气，谓表里相应治法"、"丹溪谓肠痹，宜开肺气以宣通，以气通则湿热自走"、"丹溪每治在肺，肺气化，则便自通"，用杏仁、枇杷叶、郁金、瓜蒌、栀子、豆豉宣肺清热、辛润化痰、开通上下，而达下病上治。另服肠气方，大黄、桃仁泻热通腑，沉香、乌药行气解郁，硼砂清肺化痰。

案3 肠燥津枯之便秘案

某 交春患病失调，延至长夏，正气大亏，津竭肠枯，大便燥结，欲解不解，内热腹痛，形瘦，六脉虚数无神，势极危险。且拟养血润燥，以冀天造。

西洋参二钱 青蒿一钱五分 陈皮一钱 郁李仁三钱 麦冬二钱 炒白芍一钱五分 法半夏一钱五分 神曲三钱 炒川楝三钱 生熟谷芽各三钱 荸荠三枚 海蜇（漂清）五钱

复诊：中脘较舒，惟大便硬结。宜和营化浊。

全当归 大丹参 怀牛膝 广木香 川厚朴 江枳壳 瓜蒌仁 川郁金 小青皮 合欢皮 福桔饼 降香片 陈广皮 佩兰叶

【赏析】

本案一诊乃因久病正虚，郁热内聚，血燥津枯所致，其治宜扶正清热、养血滋阴、润燥通便。方中用青蒿、川楝子、海蜇清退内热，洋参、麦冬、白芍、荸荠滋养阴液，陈皮、谷芽、神曲和中运化，郁李仁、厚朴宽肠通便。二诊患者大便仍结，肝郁气滞，痰浊中阻，治宜疏肝和营、化痰祛浊。方中用郁金、降香、合欢皮、怀牛膝、当归、丹参疏肝解郁、养血行气，陈皮、青皮、厚朴、枳壳、瓜蒌、木香、桔饼、佩兰理气和中、健运燥湿、化痰祛浊。

四十四、关格

案1 痰滞郁结之关格案

某 痰滞郁结，上下关格。宜舒畅中都。

当归 茯苓 苏子 小川朴 枳实 蒌仁 沉香

【赏析】

关格之名，始见于《内经》，但其论述的关格，一是指脉象，一是指病理，均非指病证，后张仲景在《伤寒论》中正式作为病名提出，该书《平脉法》篇曰："关则不得小便，格则吐逆。"认为关格是以小便不通和呕吐为主证的疾病，属于危重证候。本案乃因痰浊中阻所致，其治宜化痰祛浊。方中用陈皮、茯苓、苏子、瓜蒌仁燥湿化痰，枳实、厚朴行气祛浊，当归、沉香活血行气。

案2 肝脾不调之关格案

某 肝为将军之官，其体阴，其用阳，故为刚脏。营血素亏，不能滋养肝木，肝气太强，上升犯胃，下降克脾，以致食入作梗，中脘不舒，二便不通，上格下关，症极沉重。姑拟养血柔肝，兼以苦降辛开之治。

归身 丹参 怀牛膝 茯苓 生苡仁 刺蒺藜 川郁金 青陈皮 小川朴 上川连 淡吴萸 沉香（磨冲）

【赏析】

本案乃因营血久亏，肝木克脾，湿浊毒邪内蕴所致，其治宜养血柔肝、化痰祛浊、兼以辛开苦降。方中用当归、丹参、牛膝、郁金、蒺藜、沉香行气活血、养血解郁、补肾柔肝，陈皮、青皮、厚朴、茯苓、薏苡仁燥湿化痰祛浊，黄连、吴茱萸乃左金之意疏肝和中、清泻肝火，是为辛开苦降。

四十五、痿躄

案1 阴虚夹湿热之痿躄案

某 肝、脾、肾三阴不足，湿热下注，大筋软短，小筋弛长，软短为拘，弛长为痿，左腿痿弱无力，肌肉暗削，询为湿客。宜培补三阴，和营舒筋法。

熟地 玄武板 山药 菟丝饼 牛膝 当归 补骨脂 茯苓 知母 陈皮 桑枝 红枣

【赏析】

本案乃因三阴亏虚、湿热下注所致，其治宜培补三阴、清利湿热、疏通经络。方中用熟地、知母、龟板、菟丝子、牛膝、补骨脂、山药培补三阴、清退虚热，当归、桑枝活血祛风湿、通经络，红枣调和诸药。

案2 阴虚之痿躄案

某 五痿起于肺，治痿独取阳明，肺气不清，筋骨节不利，腿足瘫痿。宜养阴调荣，通利节络。

天麦冬 南沙参 茯苓 生熟苡仁 当归 白芍 丹皮 青蒿 杜仲 秦艽 牛膝 川断 桑枝

【赏析】

《素问·痿论》："五脏因肺热叶焦，发为痿躄。"又云："治痿独取阳明。"《顾氏医镜》："言五脏之痿，皆因于肺气之热，致五脏之阴俱不足而为痿躄。五痿虽异，总曰痿躄。"阳明为五脏六腑之海，主润宗筋，束骨利关节者也。阳明虚，则宗筋弛。李东垣、丹溪遵《内经》肺热一语，专主润燥泻火，似为有理。但《内经》称治痿独取阳明，乃不易之定法，此中必有定见，当是肺热叶焦之由，起于阳明也。阳明为五脏六腑之海，生精生血，化气行水之源也。《内经》谓阳明虚则宗筋弛。明是中宫转输精气机关失职，精气不输于肺，则肺痿生；精气不输于脉，则心痿生；精气不输于肉，则脾痿生；
精气不输于脉，则心痿生；精气不输于肉，则脾痿生；精气不输于筋，则肝
痿生；精气不输于骨，则肾痿生。以此分处，则治痿独取阳明一语方成定案，
即不能专以润燥泻火为准。本案乃因肺肾阴虚、风热痰湿阻络所致，其治宜
养阴清热、祛风除湿。方中用天冬、麦冬、沙参、青蒿养阴清热，苡仁、茯
苓健脾利湿，杜仲、牛膝、续断补肝肾、强筋骨，当归、白芍、丹皮活血行
气，秦艽、桑枝祛风通络。

案3 营血不足兼湿痰之痿躄案

某 营血不足，脾有湿痰，腿足无力，久延成痿。宜养血舒筋，化痰
利湿。

炙生地 全当归 杭白芍 怀牛膝 金毛脊 川独活 左秦艽 川续断
法半夏 化橘红 广木香 甜瓜子 嫩桑枝 生苡仁 生姜 红枣

【赏析】

本案乃因阴血不足，痰湿中阻所致。治宜养血舒筋，化痰利湿。其治用
生地、当归、白芍、牛膝、狗脊滋阴养血，独活、秦艽、续断、桑枝祛风胜
湿，法半夏、薏苡仁利湿化痰，化橘红、木香理气通络，甜瓜子、生姜、大
枣和胃调营。

案4 湿体夹风之痿躄案

某 湿体夹风，下部瘫痪。宜培肝肾，兼和筋节。

炙生地 当归身 杭白芍 肉苁蓉 川断肉 川独活 金毛脊 怀牛膝
虎胫骨 广木香 川杜仲 红枣 汉防己 嫩桑枝 荞饼

【赏析】

本案乃因风淫筋节，肝肾亏虚所致。治宜培补肝肾，祛风通络。其治用
生地、当归、白芍、续断、牛膝滋补肝肾，肉苁蓉、狗脊、杜仲、虎骨温肾

助阳、强筋壮骨，独活、防己、桑枝、木香祛风通络，大枣、荞麦和胃调营。

案5　先天亏虚夹风邪之痿躄案

某　先天本亏，血不养筋，风入节络，足趾下垂，不能步履。痿躄大症，不易速瘳。姑拟养血祛风，壮筋利节。

炙生地　当归身　杭白芍　川断肉　炙虎胫骨　川独活　金毛脊　左秦艽　汉防己　晚蚕沙　怀牛膝　甜瓜子　丝瓜络　红枣

【赏析】

本案乃因素体亏虚，血不养筋，风湿入络所致，其治宜养血祛风、除湿通络、强筋壮骨。方中用生地、当归、白芍养血柔筋、活血，续断、虎骨、狗脊、牛膝补肝肾、强筋骨，秦艽、独活、防己、蚕沙、丝瓜络、甜瓜子祛风湿、通经络，红枣调中和营。

案6　阴液亏虚夹湿热之痿躄案

某　阴分本亏，夹有湿热。宜调养中夹以分利。

全当归　川黄柏　大胡麻　苡仁　赤芍　茅苍术　赤茯苓　肥玉竹　地肤子　槐枝　生甘草　梧桐花　豨莶草

【赏析】

本案乃因阴血亏虚、湿热阻络所致，其治宜滋阴养血、清热除湿。方中用玉竹、胡麻滋阴润燥，当归、赤芍养血通络，黄柏、地肤子、槐枝、梧桐花、豨莶草清利湿热，薏苡仁、苍术、茯苓、甘草燥湿调中。

案7　营血亏虚夹湿热之痿躄案

某　营血本亏，夹有湿热。宜和中、利湿。

全当归　杭白芍　赤苓　生苡仁　怀牛膝　梧桐花　陈皮　春砂仁　茅苍术　红枣　川黄柏　佩兰叶　赤芍药　嫩桑枝　地肤子

【赏析】

本案乃因营血本亏，湿热入络所致，其治宜养营和中、祛风除湿、疏通经络。方中用当归、白芍、赤芍养血活血，牛膝、桑枝祛风通络，陈皮、茯苓、薏苡仁、苍术、砂仁、佩兰叶和中燥湿，黄柏、地肤子、梧桐花清热利湿。

四十六、痹证

案1　血虚不荣兼风寒湿痹案

某　风、寒、湿三气杂至合而为痹，筋吊作痛。宜养血熄风，祛寒利湿。

豨莶草一钱半　秦艽一钱　独活（酒炒）一钱　甜冬瓜子（炒研）各三钱　五加皮二钱　当归二钱　白芍一钱　地肤子三钱　广皮一钱　苍术一钱　川断（酒炒）三钱　怀牛膝二钱　姜二片　桑枝三钱

【赏析】

《素问·痹论》强调"风寒湿三气杂至合而为痹"。然而"正气内存，邪不可干"，所以《灵枢·阴阳二十五人》云："血气皆少则无须，感于寒湿，则善痹骨痛"，"血气皆少则无毛……善痿厥足痹。"指出血气不足，不耐邪袭是痹证发生的内在因素。因此《素问·痹论》在论述肢体痹时说："营卫之气，亦令人痹乎……逆其气则病，从其气则愈，不与风寒湿气合，故不为痹。"提出外因风寒湿之邪，只有在内因营卫之气逆乱的情况下，才有机会侵入机体而发生肢体痹。本案乃因血虚不荣，风寒湿入络所致，其治宜养血柔筋、祛风除湿、散寒通络。方中用当归、白芍养血止痛，牛膝、独活、续断补肝肾、强筋骨，豨莶草、秦艽、五加皮、地肤子、桑枝祛风除湿、疏通经络，陈皮、苍术、生姜燥湿调中。

案2　血虚不荣，风湿阻络之血痹案

某　肌肤麻木不仁。宜养血祛风，通利经络。

当归二钱　白芍（炒）二钱　生地三钱　茯苓二钱　丹皮二钱　炒白术一钱　海风藤（切）三钱　豨莶草二钱　生苡仁四钱　川怀牛膝各二钱　丝瓜络（炒）一钱半　桑枝三钱　梧桐花二钱　红枣三枚

【赏析】

本案乃因血虚不荣，兼风湿阻络所致。其治用四物汤去川芎，加海风藤、豨莶草、牛膝、丝瓜络、桑枝、梧桐花祛风胜湿，茯苓、薏苡仁淡渗利湿，白术、大枣健脾助胃，丹皮监制诸药之温燥。

案3　营血不足兼风湿侵络之痹痛案

某　风湿相乘，流窜四末。宜和荣熄风，兼以利湿。

全当归　赤茯苓　大胡麻　豨莶草　茅苍术　五加皮　川肤子　嫩桑枝　川黄柏　生甘草　怀牛膝　梧桐花

【赏析】

本案乃因营血不足，风湿侵络所致，其治宜养血和营，祛风除湿。方中用当归、茯苓、苍术、甘草调养气血，牛膝、麻仁滋阴熄风，地肤子、黄柏、梧桐花、豨莶草清热利湿，五加皮、桑枝祛风湿、通经络。

案4　年老虚衰，内热偏亢之风湿热痹案

某　六旬之年，荣液交枯，兼之风、湿、热入客于络，右肩痛引指臂，不能抬举，延今两月余，临晚寒热。

全当归二钱　炙鳖甲（打）五钱　天麻一钱　红花八分　秦艽三钱　钩钩（后入）四钱　海桐皮三钱　大川芎一钱　晚蚕沙三钱　姜黄一钱　广三七一钱　术防己二钱　防风八分　羚羊片（先煎）一钱　炙乳没各五分　鳖血炒柴胡一钱　知母一钱

【赏析】

本案乃因年老虚衰，内热偏亢，风寒湿邪入客经络所致，其治宜补虚清

热、祛风除湿、疏通经络。方中用鳖甲、鳖血炒柴胡（清代名医擅用鳖血，以鳖血炒柴胡或炒青蒿治疗无名虚痨之症）、知母滋阴补虚，天麻、钩藤、羚羊角、防风平肝清火，当归、红花、川芎、姜黄、三七、乳香、没药养血通络、活血止痛，秦艽、海桐皮、蚕沙、防己祛风除湿。

案5　血不养筋之筋骨疼痛案

某　筋骨疼痛，系血不养筋故也。兼利节络。

当归二钱　酒白芍一钱　茯苓二钱　苡仁四钱　毛脊（去毛、切）三钱　川断二钱　秦艽一钱　独活一钱　怀牛膝二钱　广皮一钱　木香五分　桑枝三钱　红枣五枚

【赏析】

本案乃因血不养筋、风寒湿邪侵袭所致，其治宜养血柔筋、祛风除湿、散寒通络。方中用当归、白芍、木香活血行气止痛，狗脊、牛膝、独活强筋壮骨，秦艽、桑枝祛风除湿，薏苡仁、茯苓、红枣利水调中。

案6　痛风日久案

某　痛风延久，两膝肿痛，举动伸缩不利，步履难行，防成痼疾。

当归二钱　炙鳖甲（打）三钱　晚蚕沙（包）三钱　秦艽二钱　香独活（酒炒）八分　防己二钱　防风八分　怀牛膝二钱　草薢三钱　桑枝三钱　广三七八分　白茄根三钱　生苡仁四钱　鳖血炒柴胡一钱　羚羊片（先煎）一钱　夜交藤三钱　丝瓜络一钱半　炙乳没各六分

【赏析】

本案因痛风日久，肝肾亏虚，湿热阻络所致，为防其发展为痼疾，其治宜补虚清热、祛风除湿。方中用鳖甲、鳖血炒柴胡、羚角片、牛膝、独活补虚清火，当归、三七、乳香、没药活血止痛，秦艽、防风、桑枝、白茄根、夜交藤、丝瓜络、防己、蚕沙、薏苡仁祛风通络、除湿消肿。

案7 荣血久亏之肢节作痛案

某 肢节作痛，荣血久亏，风入节络，不时作痛，宜荣养通络，兼以祛风。

当归二钱 茯苓二钱 秦艽二钱 怀牛膝二钱 白芍（酒炒）一钱 独活（酒炒）二钱 木香五分 川断（酒炒）三钱 生熟苡仁各三钱 广皮一钱 毛脊（去皮）三钱 甜瓜子（炒研）三钱 姜黄五分 红枣三枚 桑枝一尺

【赏析】

本案乃因肝肾久亏、荣血不足、风邪入络，其治宜补血通络、佐以祛风。方中用牛膝、独活、续断、狗脊补益肝肾，当归、白芍、木香、姜黄活血化瘀、行气通络，陈皮、茯苓、薏苡仁、红枣调中利湿，秦艽、桑枝、甜瓜子祛湿通络。

案8 寒湿浸淫之肢节作痛案

某 寒湿浸淫骨节，肢节作痛。

姜制附片一钱半 桂枝尖一钱 西潞党三钱 当归（酒炒）二钱 川断（酒炒）三钱 秦艽一钱 羌独活（酒炒）各一钱半 丝瓜络（酒炒）一钱半 防己二钱 杜仲三钱 茯苓三钱 炙乳没各一钱半 威灵仙二钱

【赏析】

本案乃因筋骨失养，寒湿侵淫所致，其治宜补养筋骨、散寒温经、祛风除湿。方中用杜仲、续断、党参、茯苓补肝肾、健脾胃，附子、桂枝温经散寒，当归、乳香、没药活血化瘀，秦艽、独活、羌活、防己、威灵仙、丝瓜络祛风除湿、通络止痛。

案9 风湿入络，久病虚损之历节风痛案

某 历节风痛，屡次举发，筋节酸痛。宜祛风通络。

当归三钱 茯苓三钱 晚蚕沙（包）三钱 大川芎八分 桑枝三钱 炒丝瓜络

二钱 酒炒木瓜二钱 木防己二钱 炙鳖甲（打）二钱 青防风一钱 羚羊片（先煎）一钱

【赏析】

本案乃因风湿入络，久病虚损所致，其治宜祛风除湿、养营柔筋。方中用鳖甲、羚角片补虚退热，木瓜、当归、茯苓、川芎养血柔筋，蚕沙、防己、丝瓜络、防风祛风除湿、通络止痛。

案10 肾阴亏虚，骨节失养之腰痛足痿案

某 肾主骨，自腰至膝，皆肾脉所贯。肾水久亏，骨节失养，是以腰痛足痿。宜大补肾阴，以壮筋骨。

当归二钱 秦艽二钱 鹿角胶三钱 枸杞三钱 杜仲三钱 菟丝饼三钱 毛脊三钱 怀牛膝二钱 川断（酒炒）三钱 大熟地三钱 郁金三钱 新会皮一钱 柏子仁二钱

【赏析】

本案乃因肾阴亏虚、骨节失养所致，其治宜大补肾阴、强筋壮骨。方中用鹿角胶、熟地、枸杞、杜仲、菟丝子、狗脊、牛膝、续断、柏子仁补阴填精、壮腰健肾、滋养筋骨，当归、郁金活血通络，秦艽、陈皮除湿行气。

案11 腹痛兼腿足麻木酸痛案

某 腹痛气梗，腿足麻木酸痛。宜和荣、扶土。

青皮一钱 乌药一钱半 半夏一钱 小茴一钱 秦艽二钱 怀牛膝二钱 茯苓二钱 当归二钱 丹参二钱 黑栀三钱 川芎八分 首乌四钱 桑寄生二钱 生熟谷芽各三钱

【赏析】

本案乃因脾肾亏虚，气机阻滞，风湿入侵所致，其治宜调补脾肾、健运除湿、疏通经络。首乌、牛膝、桑寄生补肾壮腰强筋，谷芽、茯苓、青皮、

半夏、小茴香健脾燥湿行气，秦艽、当归、丹参、川芎、栀子活血祛风止痛。

案 12 肝脾不和，肾虚湿阻之下身痹痛案

某 两尺盘细，左关独弦，右部带滑，肝、脾、肾三经不和，荣血大亏，不能流贯筋节，以致腰、膝、手、足俱痛，肝气上犯胃经，中脘时痛，腿足浮肿，抱恙已久，不易速瘳。宜和营畅中，运脾通络。

归身二钱 茯苓二钱 炒冬术一钱 丹参二钱 香附二钱 苡仁四钱 毛脊四钱 川断（酒炒）三钱 独活（酒炒）二钱 木香五分 新会皮一钱 砂仁一钱

【赏析】

本案乃因肝脾不和，肾虚湿阻所致，其治宜和营畅中，运脾通络。方中用狗脊、续断、独活补肾壮腰，香附、木香、砂仁、陈皮、薏苡仁、白术、茯苓疏肝健脾、行气利湿，当归、丹参活血化瘀、通络止痛。

案 13 肾虚腰痛案

某 肾虚腰痛。

黄芪（酒炙）五钱 杜仲（盐水炒）三钱 破故纸二钱 核桃肉五钱 水酒合煎服。

【赏析】

本案乃因肾虚所致，其治宜补肾活血。方中用杜仲、补骨脂、核桃肉补肾填精，黄芪、白酒补气活血。

案 14 双腿剧痛不能屈伸案

某 人之一身，大俞十有二经，络有三百五十三溪，全赖营血灌输，方能转运。操劳太过，营分大亏，外风乘虚袭入内络，以致作痛，不能屈伸，积湿着脾，故两腿尤重着，痛风大症，不易速瘳，宜养血祛风，化痰通络，渐望轻减。

大生地四钱　当归身二钱　酒白芍一钱半　金毛脊二钱　甜瓜子三钱　化橘红五分　制半夏一钱　怀牛膝二钱　酒独活一钱　广木香五分　川断肉二钱　晚蚕沙（包）三钱　苡仁一两　红枣五枚

【赏析】

本案乃因营血亏虚，风湿入络所致，其治宜养血祛风，化痰通络。方中用生地、狗脊、独活、牛膝、续断、当归、白芍滋肾养血、祛风通络，化橘红、半夏、薏苡仁、木香、蚕沙、甜瓜子燥湿化痰、健运行气，红枣调和诸药。

案15　胯间结核硬痛案

某　血疝经治，久而后消，今加胯间结核硬痛，牵引腿膝，疼时如锥刺之形，寒热，筋吊不利。湿热夹瘀流络，势成热痹之象。

羚羊片（先煎）一钱　晚蚕沙（包）三钱　草薢三钱　秦艽三钱　炙鳖甲五钱　防己三钱　防风八分　怀牛膝三钱　川独活五分　广三七（切）八分　鳖血炒柴胡一钱

【赏析】

本案乃因营阴亏虚，湿热夹瘀，侵淫经络所致，其治宜育阴祛风、清热除湿。方中用鳖甲、鳖血炒柴胡、羚羊角、牛膝、独活补肾育阴清热，草薢、蚕沙、秦艽、防风、防己祛风除湿通络，三七活血化瘀止痛。

四十七、疝气

案1　肝肾阴亏兼寒湿之疝气案

某　肝肾阴亏，寒湿下凝，疝气作痛。宜培肝肾而化湿浊。

制首乌四钱　赤白苓各二钱　焦白术一钱　胡芦巴三钱　当归二钱　青皮一钱　乌药二钱　毕澄茄一钱　小茴香一钱　金铃子三钱　炒橘核二钱　荔枝核（炙研）二粒

【赏析】

本案乃因阴虚肝郁，寒湿蕴结所致。其治用制何首乌、当归滋补肝肾，青皮、乌药、毕澄茄、小茴香、川楝子、橘核、荔枝核疏肝解郁、散寒止痛，胡芦巴温肾散寒，赤白茯苓、白术健脾利湿。

案2　肝郁湿浊之疝气案

某　木不条达，气湿下凝，疝气肿胀。投药合度，理气清化。

柴胡梢五分　炙升麻三分　金铃子三钱　延胡索三钱　川石斛三钱　小茴香一钱　陈橘核（炒）三钱　赤芍一钱五分　赤苓二钱　山栀三钱　草薢三钱　枸橘三钱　荔枝核（炙打）二枚

【赏析】

本案乃因肝木不舒，气郁湿凝所致，其治疏肝解郁、行气散凝。方中用柴胡梢、升麻、延胡索、当归、赤芍养血柔肝、理气解郁，金铃子、石斛、栀子清肝泻火，草薢、赤茯苓清热利湿，橘核、荔枝核、杞橘、小茴香行气散结、治疝止痛。

案3　湿热疝气案

某　水湿相搏，杂以沉寒。久寒化热，阴子肿痛，肝肾两亏，气虚阴虚。当养阴理气，参以化湿清热。

金铃子三钱　马蔺花二钱　姜夏曲二钱　小茴香四分　胡芦巴三钱　昆布三钱　海藻一钱五分　无灰白酒一两　入煎。

【赏析】

本案乃因肝肾亏损，湿热内阻所致，其治宜调理肝肾、清热利湿、化痰散结。方中用胡芦巴、小茴香、白酒温肾散寒通经，金铃子疏肝行气止痛，马蔺花清热解毒利湿，姜夏曲、海藻、昆布化痰祛瘀散结。

四十八、脱肛

案1　泄利脱肛案

某　营血久亏，脾有积湿，泄利脱肛，症势非轻。姑拟扶土和荣治之。

当归二钱　枳壳一钱　青陈皮各一钱　木香五分　砂仁一钱　乌药一钱　车前子三钱　荷叶炭五分　荞饼四钱

二诊：经治后，泄利已痊，惟木乘土位，运化失职，故足肿到膝，湿热未清，以致水谷之气化湿而停，渐成水肿。宜补火生土，利湿化浊。

真潞党参三钱　连皮苓四钱　砂仁一钱　生熟苡仁各三钱　白芍一钱　制附片五分　甘草梢五分　冬瓜子皮各三钱　青皮一钱　木香五分　大腹皮二钱　姜皮五分

【赏析】

本案一诊乃因脾有积湿，营血亏虚所致，其治疗宜健脾利湿、养血和营。方中荞麦、荷叶炭、车前子健脾清热利湿，陈皮、青皮、木香、砂仁、乌药、枳壳温中行气燥湿，当归养血活血和营。二诊泄利已痊，其症乃因脾失健运，湿热化浊所致，其治宜补火生土，利湿化浊。方中用附片、党参、砂仁、白芍温中补土，青皮、木香行气化浊，连皮苓、薏苡仁、冬瓜子皮、大腹皮、姜皮、甘草梢利水消肿。

案2　肝郁脾虚脱肛案

某　肝气已平，脾土渐健，腰痛亦已，胸闷噫气，均已轻减，惟血亏未复，湿痰未净，脱肛苔灰。尚宜养血柔肝，健脾化痰。

新会皮一钱　制半夏一钱　茯苓二钱　远志肉五分　炒枣仁三钱　别直参八分　归身二钱　金毛脊（去毛）四钱　木香五分　砂仁一钱　合欢皮二钱　龙眼肉二枚　桑枝一尺

【赏析】

本案乃因心肝血虚，痰湿内聚所致，其治宜养心柔肝、健脾化痰。方用归脾丸合二陈汤，党参、茯苓、远志、酸枣仁、龙眼肉、当归、木香、大枣寓归脾之意加合欢皮，发挥健脾疏肝、养血补心之功，狗脊、桑枝祛风除湿、壮腰通络，陈皮、半夏、茯苓有二陈之意，燥湿化痰、理气和中。

案 3 脱肛外治案

某 肠红日久,以致肛门脱下,不能收纳。治宜药液熏洗。

当归四钱 枳壳三钱 升麻二钱 甘草一钱

上药煎汤去渣,置清洁盛器中,乘热熏洗四五次,即效。

【赏析】

本案乃因气虚肠脱所致。其治用当归、枳壳养血宽肠,升麻、甘草益气举陷,外洗取效。

四十九、瘀伤

案 1 伤力受寒案

某 伤力受寒,和中利节。

全当归 云茯苓 焦白术 广木香 川断肉 左秦艽 怀牛膝 金毛脊
川独活 春砂仁 金橘饼 生姜

【赏析】

本案乃因脾肾两虚,寒湿入络所致,其治宜温补脾肾、散寒除湿。方中用牛膝、狗脊、独活、续断温补肝肾、强筋壮腰,茯苓、白术、生姜、木香、砂仁、金橘健脾和中、燥湿行气,当归、秦艽活血化瘀、祛风通络。

案 2 伤力停瘀夹湿热案

某 伤力停瘀,夹有湿热。宜和营通络之治。

全当归 大丹参 怀牛膝 苡仁 云茯苓 佩兰叶 川续断 川独活
左秦艽 台乌药 陈广皮 春砂仁 佛手片 嫩桑枝

【赏析】

本案乃因外伤血瘀,湿热内夹所致,其治宜活血通络、清热利湿。方中用当归、丹参、续断、桑枝、秦艽活血化瘀、祛风通络，牛膝、独活强筋壮骨，薏苡仁、茯苓、佩兰叶、砂仁、乌药、陈皮、佛手清热利湿、和中调营。

案3 右腿外伤案

某 右腿跌伤已久，迄今作痛，每遇阴雨节令殆甚。宜养营卫，兼利节络。

潞党参 云茯苓 焦白术 怀牛膝 炙生地 川断肉 川独活 杭白芍 广木香 金毛脊 当归身 杜红花 嫩桑枝 生姜 红枣

【赏析】

本案乃因瘀阻经络，新血不生所致。其治用八珍汤去川芎、甘草，补益气血，加红花活血化瘀，牛膝、续断、狗脊补肾壮骨。独活、木香、桑枝通筋活络，生姜、大枣调和营卫。

案4 肺胃两伤兼筋节不利案

某 肺胃两伤，筋节不列。宜养阴，参以通络。

南沙参 云茯苓 苡仁 光杏仁 桑白皮 淮山药 怀牛膝 女贞子 川断肉 甜瓜子 象贝母 金毛脊

另服伤药方：

全当归二钱 威灵仙一钱 五加皮一钱五分 杜仲三钱 落得打一钱 川芎一钱 六轴子一钱五分 五灵脂一钱 红花八分 白芷一钱 赤芍一钱 核桃二个 参三七一钱 炙乳没各八分 红枣五枚 陈松节一枚

共研细末，每服一钱，早晚各一次，陈酒下。

【赏析】

本案乃因肺胃两伤，兼有血瘀气滞，其治宜养阴润燥、补益肺胃、活血行气。方中用牛膝、续断、狗脊、女贞子、沙参补肾滋阴，杏仁、贝母、甜瓜子、桑白皮清肺化痰，山药、薏苡仁、茯苓健脾养胃。另加服用专门治伤方剂，可达活血化瘀、行气通络、祛风止痛之功。

五十、其他

案1 营分受寒案

某 营分受寒，治宜温里。

全当归 酒白芍 上肉桂 金香附 覆盆子 小茴香 小青皮 大丹参 台乌药 怀牛膝 煨姜 荞饼

【赏析】

本案乃因中阳虚弱，营分受寒，所致，其治宜温里散寒。方中用牛膝、覆盆子、煨姜、肉桂、小茴香、乌药、荞麦培补下元、温中散寒，当归、白芍、丹参、香附、青皮活血行气。

案2 厥阴病之吐蛔案

某 厥阴吐蛔，寒热干呕，心胸格拒，渴不欲饮，舌黑，极重之症。

左金丸三分 桂枝一钱 炒川椒三分 白芍一钱 黄芩一钱 淡干姜三分 乌梅肉一粒

【赏析】

本案呕恶、吐蛔、渴不欲饮均符合厥阴病症候，故以乌梅丸化裁（原方留乌梅、桂枝、蜀椒、干姜，去细辛、黄连、当归、附子、人参、黄柏，加白芍、左金丸）温脏驱蛔、降逆止呕，因有发热为外邪内陷于上焦故再加黄芩清热，外邪内陷，故曰极重之证。

案3 热入心营，胃阴亏虚之不饥不食案

某 不饥不食，假寐惊跳，心营热入，胃汁全无，调摄十日，可愈。

鲜生地 麦冬 知母 竹叶心 火麻仁 金银花 川石斛

【赏析】

本案乃因热入心营、胃阴亏虚所致，其治宜凉营解毒、清补胃阴。石斛、知母、麻仁滋阴清热，竹叶心清心泄火，金银花甘凉解毒清热，与生地、麦冬配伍以清热凉血解毒，为治疗温邪所常用方法，亦为叶天士首创。

案4 胃阳气虚，痰浊阻滞之呕恶嗳气案

某 味淡、呕恶、嗳气，胃虚浊逆。

旋覆花（包）三钱 代赭石三钱 法半夏二钱 姜竹茹一钱半 茯苓三钱 人参二钱 姜补一钱 橘红八分 陈皮一钱 川郁金三钱 炙甘草五分

【赏析】

本案属呕恶嗳气而非呃逆，乃因胃阳气虚，痰饮内聚，浊阴上逆，湿阻气滞所致，其治宜补虚化痰降逆，方选旋覆代赭汤加减（原方减大枣，加竹茹、茯苓、橘红、陈皮、郁金）。《内经》只有"噫"字，而无"嗳"字，故经云"五气所病，心为噫"，又云"寒气客于胃，厥逆从下上散，复出于胃，故为噫"，夫噫嗳一症，或伤寒病后，及大病后，多有此症，盖以汗吐下后，大邪虽解，胃气弱而不和，三焦因以失职，故清无所归而不升，浊无所纳而不降，是以邪气留连，嗳酸作饱，胸膈不爽，而为心下痞硬，噫气不除，乃胃阳虚而为阴所格阻，阳足则充周流动，不足则胶固格阻矣，仲景立旋复代赭汤，用人参甘草养正补虚，姜枣以和脾养胃，所以安定中州者至矣，更以旋覆花之力，旋转于上，使阴中格阻之阳，升而上达，又用代赭石之重镇坠于下，使恋阳留滞之阴，降而下达，然后参甘大枣，可施其补虚之功，而生姜、半夏，可奏其开痞之效，故治噫嗳一症，无出仲景右矣。

案5 脾胃不和，胃气上逆之胸闷头眩噫气案

某 荣分不调，脾胃不和，胸闷头眩，不时噫气。宜和荣调气，扶土畅中。

当归二钱　新会皮一钱　丹参二钱　香附一钱半　云苓二钱　青皮一钱　乌药一钱　制半夏一钱　川朴一钱　砂仁一钱　秦艽一钱　怀牛膝二钱　生熟谷芽各三钱

【赏析】

本案为噫气，亦称嗳气，俗称"打饱嗝"、"饱嗝"，是胃中气体上出咽喉所发出的声响，其声长而缓，乃因脾胃不和，胃气上逆所致，其治宜调理脾胃、和中降逆。方中用当归、丹参、香附、牛膝、秦艽养血祛风、柔肝调营，陈皮、青皮、半夏、谷芽、茯苓健脾养胃，乌药、厚朴、砂仁行气降逆。

第二章 外 科

一、头部疾患

案1 风热疫毒郁于肌表之大头瘟案

某 大头瘟。风热上升,头面焮肿。宜散风清热。

前胡一钱 薄荷一钱 桑叶一钱 蝉蜕一钱 甘草头五分 防风一钱 甘菊二钱
连翘二钱 赤苓二钱 当归二钱 白芍一钱 竹叶三十张 荷叶一角

【赏析】

大头瘟又名大头风、大头天行、疫毒等,是古代瘟疫之一,以头面部红肿为特征,传染性极强。《补注瘟疫论》中记载:"大头瘟者,其热伤高巅,必多汗气蒸,初觉憎寒壮热,体重,次传头面肿盛,目不能开,上喘,咽喉不利,口渴舌燥,不速治,十死八九,……"足见其危重。本病初起可见发热微恶寒等表证,旋即燔灼肺胃,上攻颜面咽喉,则见口渴,烦躁,头面焮红肿胀,咽喉疼痛加剧,舌赤苔黄,脉数实等症。本案大头瘟仍系风热疫毒郁于肌表,发于头面,故治宜疏风清热。

方中连翘清热解毒,疏散风热。《纲目》谓之能清上焦诸热、清心经客热,疮家之圣药,是对其功效的较好诠释。薄荷辛凉,疏散风热,清利头目、清利咽喉,增连翘之效。桑叶、菊花寒凉质轻,增连翘、薄荷发散风热之功。防风、蝉蜕、前胡疏风解表。当归、白芍养血和营,二者配伍有助消肿定痛。赤苓、荷叶清热祛湿,"上病下取",使热毒从水道而去。荷叶一药,颇耐寻味，本品清香升散，古人认为其有升阳发散之功，方中与连翘、薄荷等同用，亦有助药力直达头面，含有"火郁发之"之意。经云"诸痛痒疮，皆属于心"，故以竹叶清心泻火，甘草头清热解毒、调和诸药。上药同用，有普济消毒饮的方义，虑其热毒必不甚重，故药物精炼，药性更为轻灵，符合费氏用药"和缓醇正"的一贯作风。

案 2 风热疫毒壅于上焦之大头瘟案

某 大头瘟。宜清热、疏风、解毒。

人中黄八分 马勃八分 炒大力子二钱 连翘二钱 夏枯草二钱 香豆豉三钱 薄荷一钱 甘菊花二钱 丹皮二钱 山栀三钱 黑荆芥一钱 僵蚕三钱 竹叶三十张 茅根四钱

【赏析】

大头瘟，始载《医考方》，其临床见症以"头面部肿大，目不能开"为特点。故《瘟疫论》有"大头瘟者，其湿热气蒸伤高巅。必多汗，初憎寒壮热体重，头面肿甚，目不能开，上喘，咽喉不利，舌干口燥"的描述。本案乃风热时毒之邪，壅于上焦，发于头面所致。治宜清热、疏风、解毒。

方中薄荷、牛蒡子、菊花辛凉疏散头面、肌表之风热；黑荆芥、香豆豉辛而微温，疏风解表，助上药解表之力，又可防方中诸寒凉药凉遏之弊；马勃、连翘清热解毒利咽；僵蚕祛风化痰消肿，夏枯草清热软坚消肿，丹皮清血分之热，凉血散瘀，三药同用，有助消肿止痛；山栀、竹叶、茅根清热利尿通淋，使热邪随小便而去；人中黄首见于《日华子本草》，谓之"治天行热疾"，本品清热凉血，泻火解毒，与栀子等常用于疮疡、丹毒的治疗，本案亦如此。诸药同用，清热解毒，疏风解表，热毒肿胀程度当重于前案。

案 3 耳根痰毒硬胀案

某 风热上升，耳根痰毒硬胀，发热疼痛。宜解邪行散。

连翘壳二钱　大贝母（打）三钱　茯苓二钱　银花三钱　炙僵蚕（打）三钱
丹皮二钱　赤芍一钱半　桔梗一钱　广橘红一钱　牛蒡子（炒）三钱　夏枯穗三钱
茅根一两

【赏析】

本案为风热之邪，或热病后遗毒于内，火热不能外达，而结聚于少阳、阳明之络，气血凝滞，遂见耳根发热硬胀疼痛。因外感风热，当见发热（微恶风寒）等肌表见证；热毒壅聚，气血凝泣，津液停聚，故见耳根痰毒硬胀，并伴疼痛，治宜解表散邪，行气活血以消肿止痛。

方中银花、连翘壳清热解毒，疏散风热，芳香又兼辟秽化浊，为主药。僵蚕、牛蒡子辛凉疏散头面、肌表之风热，僵蚕兼化痰消肿，牛蒡子兼解毒利咽，加强银花、连翘功效。如前所述，热毒壅聚则气血瘀滞，津液凝集则成痰，方中丹皮、赤芍凉血活血；广橘红理气以疏通壅滞；大贝母、夏枯穗清热化痰，软坚散结；茯苓健脾祛湿，杜绝生痰之源，诸药同用，行气活血，化痰消肿止痛。方中重用茅根一两，取其清热解毒，凉血利尿，使热从小便而出；桔梗舟楫之剂，载药上行，于此案中，既可宣肺利咽，有助解表散津，又可令诸药直达病所发挥作用，不能不谓费氏用药精当。

案4　头面红肿溃脓案

某　温毒殊大，今虽初破，溃脓特多，四围红肿，胀而赤痛，便溏，防其延烂致重。

前胡一钱　鳖血炒柴胡一钱　赤苓三钱　煨葛根一钱半　煨木香五分　赤芍一钱　法半夏一钱　炒枳壳一钱　橘红八分　炒银花三钱　苏梗三钱　桔梗一钱　熟苡仁四钱　大贝三钱　荷叶三钱　茅根四钱　桑枝三钱

复诊：温邪蕴络，寒热，热甚咳嗽，便溏溲赤，耳下加温毒，破溃焮胀。绕及头颅。宜内外兼施。

前方去赤芍　柴胡　桑枝　加苏子　车前　猪苓

【赏析】

热盛肉腐，本案"温毒殊大"，热毒甚故腐败血肉，乃致成脓并溃破，尚属溃破初期，气血充盛，故"溃脓特多"，邪盛正不衰，邪正交争甚剧，气血凝聚之势明显，可见"四围红肿，胀而赤痛"，"便溏"推知尚兼夹湿邪，治疗上宜"防其延烂致重"，初诊对症治疗，当消肿排脓，行气止痛，疏风解毒。

初诊：方中用量最重的为熟薏苡仁、茅根，薏苡仁燥湿排脓之力甚佳；茅根清热凉血之功颇著，二者同用，相辅相成，对于热盛脓成者甚是合拍。橘红、煨木香、炒枳壳、苏梗、桔梗、赤芍、桑枝行气活血，消肿止痛；法半夏、贝母、前胡化痰散结消肿；赤苓、荷叶清热祛湿；煨葛根升清止泻；柴胡辛散解表，鳖血炒制后其退热软坚之力更甚；炒银花疏风清热，诸药同用，针对溃脓初期，仍以消散祛邪为主。

复诊：患者温邪蕴络，寒热表证明显，便溏未解，又增"咳嗽"，"溲赤"等热甚之象，"耳下加温毒，破溃焮胀，绕及头颅"，说明邪热有加剧，故治宜内外兼施，以增其解表清里之功。

前方去赤芍、柴胡、桑枝。加苏子以助解表；用车前、猪苓，增原方清热祛湿排脓之力。

案5 鼻衄屡发案

某 鼻衄屡发，近日眉心发疡焮肿，眼额、头部皆痛，发热。治宜清化降火。

牛蒡子（炒）三钱 炙僵蚕（研）三钱 柴胡一钱 薄荷叶一钱 生草八分 桑叶三钱 黑山栀三钱 赤芍二钱 赤苓二钱 夏枯草穗二钱 淡竹叶三十张 茅根（去壳）四钱

【赏析】

血从清道出于鼻，谓之鼻衄。常因于肺、胃、肝火热偏盛，迫血妄行，以致血溢清道，从鼻孔流出而成鼻衄，亦有少数由肾精亏虚或气虚不摄所致者。《灵枢·百病始生》："阳络伤则血外溢，血外溢则衄血。"本案乃阳明风热侵袭，迫血上溢，故鼻衄屡发；风热郁遏，阳明经气血充盛，阳明经气不利致热毒炽盛进而导致局部气血瘀滞，出现阳明经所过之处眉心、眼额、头部发疡燎肿，伴疼痛，发热等症。治宜疏散风热，清化降火。

方中牛蒡子、僵蚕疏散表邪，清上焦之热；薄荷辛凉，疏散风热，清利头目，助牛蒡子之力；柴胡苦、辛，微寒，解表散邪；桑叶质轻，善清肺络之热；三药同用以增牛蒡子、僵蚕功效。黑山栀、夏枯草清热降火，栀子通泻三焦，使热邪从水道而出；夏枯草泻火软坚，有助消痈散结，此二药是清热散结的常用配伍。淡竹叶、赤苓清热祛湿，加强栀子之效；赤芍清热凉血散瘀，三药配伍，增清热活血消肿作用。茅根清肺胃之火，既可清热泻火，又可凉血止血，尤善治鼻衄。全方疏散风热、清化降火、凉血止血，针对风热壅肺之鼻衄，颇为应证。

案6 头部痰核案

某 阳明风热上乘，内挟气滞，发热不解，胸痞不食，头颅四围痰核肿破，已经一候。急宜祛风化痰，导滞达邪。

粉葛根一钱半　连翘壳一钱半　枳壳一钱　炒牛蒡三钱　象贝二钱　淡黄芩一钱　青防风一钱　银花二钱　淡昆布一钱半　川连三分　淡海藻一钱半　苏薄荷一钱　钩藤（后入）二钱　茅根（去壳）五钱　银花露一两　薄荷露一两（冲）

【赏析】

本案为外感风热邪毒，内伤食滞，聚湿生浊，邪毒湿浊留阻肌肤，郁结不散，致使营卫不和，气血凝滞，经络壅遏，化火成毒而成痰核痈肿。风热外感，故发热不解；阳明经受邪，内兼气滞，遂见胸痞不食；"头颅四围痰核肿破"治宜祛风化痰，导滞达邪。

方中银花露、薄荷露重用疏散风热，清热解毒，又兼芳香化浊；炒牛蒡、苏薄荷、青防风、银花、连翘壳等祛风散邪，增银花露、薄荷露等功效。淡黄芩、川连苦寒清热，黄芩长于清上焦之热，黄连长于清中、上二焦之热，二者合用，清热泻火解毒之力尤著；象贝、淡昆布、淡海藻化痰散结，与淡黄芩同用，有助清热化痰消肿。钩藤长于祛风；枳壳宽胸行气祛痰；茅根尤善清肺胃之火，使火热之邪从小便而去。诸药同用，祛风化痰消肿，以行消祛邪为主。

案7 湿热内蕴，肝火上扰耳疳案

某 始则耳疳，时流腥水，继则肿痛。皆由风火湿热上蒸所致尚宜清解。

薄荷一钱 牛蒡三钱 僵蚕三钱 桔梗一钱 大贝三钱 防风一钱 赤芍一钱 甘草节八分 马勃六分 连翘二钱 山栀三钱 黄连四分 木通一钱 花粉三钱 竹叶三十张

【赏析】

耳疳是一种耳内漫肿，流黑色臭脓的耳病，多由湿热内蕴和肝火上扰所致。《外科证治准绳》："耳疳生疮臭秽，乃足少阴、手少阳二经风热上壅而成。"《医宗金鉴·外科心法要诀》卷六十五·耳部："耳疳时出黑臭脓，青震白缠黄色聤，胃湿相兼肝经热，红风偏肝血热成。"本案为风火湿热上蒸耳部所致，耳疳初起，湿性秽浊，故时流腥水，湿性黏滞，继则壅滞气血，腐败血肉，故而肿痛，治宜疏风清热、祛湿解毒。

方中薄荷、牛蒡、僵蚕、防风疏风散邪；连翘、马勃清热解毒，消痈排脓。"实则泻其子"，肝火旺盛，清泻心火亦是常用治法之一，方中用木通、竹叶清热泻火利水，清心利小肠；黄连轻用，以之清热泻心火，又不致苦寒伤阴；山栀苦寒清热泻火，通泻三焦，四药同用，使火热湿毒之邪从小便而去。贝母化痰散结；桔梗宣肺祛痰；僵蚕祛风化痰；天花粉清热化痰散结；又赤芍清热凉血，活血散瘀，诸药同用，化痰消肿，活血止痛之力更甚。甘草节清热解毒，调和诸药。全方共奏疏风清热、祛湿解毒之功。

案 8 耳中肿痛案

某 耳中红肿疼痛不堪，防生黑疔。

急宜用稀碱水调清蒸清凉散、疔药，加冰片、川连末，和匀灌点耳中。

【赏析】

耳中红肿疼痛不堪，多为火毒壅聚，急当清热解毒治疗，若有所延误，恐生黑疔。《医宗金鉴·外科心法要诀》卷六十五·耳部："黑疔暗藏耳窍生，色黑根深椒目形，痛如锥刺引腮脑，破流血水火毒攻。"此证生于耳窍暗藏之处，由肾经火毒所发，亦有因服丹石热药，积毒而成者。色黑根深，形如椒目，疼如锥刺，痛引腮脑，破流血水，急服蟾酥丸汗之。再用蟾酥丸水调浓，滴于耳窍内，立效。毒甚者以黄连消毒饮疏解之，黄连解毒汤清之即瘥。

本案即用清热解毒之外用法。稀碱水调清凉散、疔药，加冰片、川连末，和匀灌点耳中。

案 9 耳疳流脓案

某 耳疳津脓外流气秽。耳傍红硬，痛甚不止，寒热，势有窜延外溃之虞。

羚羊片（先煎）一钱 黑山栀三钱 菊花二钱 酒黄芩一钱 连翘壳二钱 薄荷一钱 茅根四钱 炙僵蚕三钱 天花粉三钱 丹皮二钱 陈皮一钱 柴胡八分 钩钩（后入）三钱 鲜竹叶三十张 灯心十尺 生甘草八分

外用蛇衣煅研细，加冰片，稀碱水调，再以小葱管插进，止痛。

复诊：少阳之火兼阳明湿热上乘，耳疳津脓，外亦肿痛，寒热，口渴，便溏，防有窜延耳后脓出之虞。急宜清化。

前方去僵蚕 天花粉 丹皮 加木通 鲜石斛 煨葛根各二钱 桑叶二钱

【赏析】

本案耳疳为少阳之火兼阳明湿热上乘于耳部所致。足少阳胆经耳部支脉从耳后入耳中，出走耳前，到目外眦处后向下经颊部会合前脉于缺盆部。现风热湿毒浸渍于耳，遂见耳疖津脓外流，其气臭秽；热毒壅滞气血，故而耳傍红硬，痛甚不止；邪正交争甚剧，遂见全身或局部寒热；因热毒腐败血肉，成脓欲溃，故言其有窜延外溃之虞。治宜外散少阳之邪，内清阳明湿热。内服外用并举，全身治疗和局部治疗同用。

方中菊花、连翘壳、薄荷、炙僵蚕、柴胡发散风热；黑山栀、酒黄芩清热泻火解毒；尤其柴胡与黄芩同用，外透内清，和解少阳，既疏散少阳胆经之风热，又清解少阳胆腑之热。羚羊片、钩藤清热平肝祛风，助柴胡、黄芩清解少阳之邪。丹皮清热凉血，活血止痛；陈皮理气疏通壅滞；花粉清热化痰散结；三药同用行气化痰，活血消肿，防有窜延耳后脓出之虞。茅根、鲜竹叶、灯心，清热利小便，使火热之邪从小便而去。甘草生用，清热解毒，调和诸药，又防诸药寒凉太过而伤中碍胃。内治同时，外用蛇衣煅研细，加冰片，稀碱水调，再以小葱管插进，祛风通窍止痛。

复诊中，又增"口渴，便溏"之症，急宜增清热化湿功效。遂于前方去僵蚕、天花粉、丹皮，加木通清热祛湿、鲜石斛清热生津、葛根升津止泻。桑叶苦寒清泄肺热，甘寒益阴，凉润肺燥之功尤著。

案 10 肝阳上亢之鼻流清涕案

某 阴分久亏，肝阳烁脑，鼻流清涕。宜养阴熄风。

南沙参 麦冬 生石决 羚羊片 象贝 桑叶 茯苓 杭菊 蝉蜕 川郁金 合欢皮

【赏析】

以方测证，本案当为素体阴亏，肝阳偏亢，化热生风，扰及清窍，故而鼻流清涕，治宜养阴熄风。

方中南沙参、麦冬养阴生津，兼清虚热；生石决、羚羊片凉肝熄风；两组药同用，养阴熄风，标本兼顾。桑叶、杭菊、蝉蜕疏风清热、平抑肝阳；

象贝、茯苓化痰以"先安未受邪之地"；郁金味辛、苦，性寒，归心、肝、胆经，具有活血止痛、行气解郁、凉血清心、利胆退黄的功效，区别于广郁金，本方所用川郁金长于活血行瘀、清心除烦；合欢皮性味甘、平，有解郁、和血、宁心、消痈肿之功，本案中用之以解郁安神。全方共奏养阴熄风之功。

案 11　风热上壅阳明之骨槽痈案

某　骨槽痈，内溃津脓，外仍肿不减，寒热未清，牙关不利，势有窜延外溃之象。

金银花四钱　生甘草八分　丹皮参各一钱半　炙僵蚕三钱　赤芍一钱半　花粉三钱　皂角针八分　广皮一钱　柴胡一钱　大贝三钱　桔梗一钱　夏枯草三钱　羚羊片（先煎）一钱半　牛蒡三钱　薄荷八分　钩钩（后入）三钱　麦冬（去心）二钱　茅根四钱　灯心三尺

【赏析】

骨槽痈，是指由于风热上壅阳明，致耳下漫肿，牙关胀痛的疾病。《重楼玉钥》卷上曰："凡骨槽风者，初起牙骨及腮内疼痛，不红不肿，惟连及脸骨者，是骨槽风也。"本案虽内溃津脓，外仍肿不减，虑其邪盛正未衰，邪正交争甚剧，故而寒热未清；手、足阳明经入上、下齿龈，阳明风热壅聚，遂牙关不利；阳明为多气多血之腑，风热于此更易化火成毒，腐败血肉，进而有窜延外溃之象。治宜疏风清热，解毒消肿。

方中金银花、牛蒡、薄荷、炙僵蚕、柴胡疏散风热，金银花尤长于清热解毒，消痈散结。丹皮、丹参、赤芍清热凉血，活血散瘀；广陈皮、桔梗理气疏壅；天花粉、皂角针、大贝、夏枯草清热化痰，消肿散结；上六药同用，行气活血，消肿止痛。羚羊片、钩藤清热平肝熄风；茅根、灯心，清心利小便，使火热之邪从小便而去。热甚易于伤阴，麦冬一味善养肺胃之阴，养阴清热，亦防诸药行消太过而伤阴。生甘草解毒和药，与桔梗同用，更有消痈排脓之意。全方疏风清热，解毒消肿，消骨槽痈于无形。

案12　风火上炎之牙痈案

某　风火上炎，牙痈红肿，内已成脓。宜清解风火。

抚芎—钱半　丹皮二钱　贝母三钱　桔梗—钱　大力子（炒）三钱　豆卷四钱
生草五分　玄参—钱　赤芍—钱　连翘—钱半　灯心—尺

【赏析】

牙痈是指发生于牙龈处的痈肿，以牙龈疼痛、肿胀、溢脓为特征。《疡医大全》谓："牙痈……初起一小块，生于牙龈肉上，或上或下，或内或外，其状高肿红燉，寒热疼痛者是也。"本案为风火上炎，火热之邪内结，腐肉成脓。治宜疏风泻火，凉血消肿。

方中牛蒡子疏散风热，凉血解毒，清上焦风火。川芎活血行气，祛风止痛；丹皮、赤芍凉血活血，消肿止痛；桔梗宣肺输津，有助消肿，又载药上行，可引诸药入齿龈。豆卷清热祛湿排脓；玄参清热凉血解毒；贝母清热化痰散结。经云："诸痛痒疮，皆属于心"，又加痈肿常用之品，以连翘解毒消痈，灯心，清心利水，使热毒有去路。诸药同用，疏风泻火，凉血消肿。

案13　肾胃交热之齿痛案

某　牙齿属肾，牙龈属胃，肾胃交热，郁于气分，牙痛日久龈肿而胀。拟滋肾饮合清胃汤加减。

鲜生地四钱　升麻四分　知母—钱半　熟石膏四钱　当归—钱半　丹皮二钱　防
风六分　荆芥六分　黄柏二钱　细辛三分　青盐四分

【赏析】

风火邪毒侵犯，伤及牙体及牙龈，邪聚不散，气血滞留，瘀阻脉络而为病。又手、足阳明经脉分别入下齿、上齿，大肠、胃腑积热或风邪外袭经络，郁于阳明而化火，火邪循经上炎而发牙痛。肾主骨，齿为骨之余，肾阴不足，虚火上炎亦可引起牙痛。《诸病源候论》卷二十九云："牙齿皆是骨之所终，髓气所养，而手阳明支脉入于齿脉湿髓气不足，风冷伤之，故疼痛也。"本案属少阴不足，阳明有余之证，因肾阴亏虚，胃火亢盛，治宜清胃火、滋肾阴，拟用滋肾饮和清胃汤加减。

方中石膏辛甘大寒，清阳明有余之热，以之熟用，意在防其寒凉太过而伤中；生地苦甘寒，滋补肾阴，又兼清热凉血止血之功；二药同用，一泻阳明有余，一补少阴不足，滋肾清胃，标本兼顾，同为主药。知母既助石膏清胃热，又助生地滋肾阴而泻火，与黄柏同用，滋阴降火之力更著；荆芥、防风疏风散邪；升麻善解阳明之热毒，清热解毒；与柴胡同用，升而能散，可宣达郁遏之火，升阳散火，有"火郁发之"之意。当归养血活血，与生地同用滋阴养血；丹皮泻阴分伏火，凉血散瘀之力强；二药同用以助消肿。细辛入肾，止齿龈疼痛，颇为常用。最后以青盐为引，取其入肾，作为引经药。全方诸药同用，清胃滋肾，标本兼顾，上下并治，针对少阴不足，阳明有余之牙痛证。

案14 虚火上升之齿痛案

某 虚火上升，齿痛。

西洋参二钱 煨石膏四钱 大麦冬二钱 肥知母二钱 黑山栀三钱 谷精草三钱

【赏析】

牙痛证，有外感内伤者，内伤者多因胃火上攻，或虚火上炎，或两者相兼。本案当属肝肾阴亏，虚火上炎。治宜滋阴降火。

方中西洋参、麦冬、肥知母养阴清虚热，煨石膏辛寒清热泻火，黑山栀苦寒清热泻火，通泻三焦，使热邪有去路；《开宝本草》谓谷精草"主疗喉痹，齿风痛及诸疮疥"，《本草纲目》亦称其"体轻性浮，能上行阳明分野"，因而常用于牙痛的治疗。全方共奏养阴降火之功。

案 15　牙疳、舌疳并发案

某　心肝火升，胃热上蒸，牙疳、舌疳并发，腐烂不堪，艰于咽饮，身热不退，症势非轻。拟方以望转机。候高明政用。

犀角尖　鲜生地　木通　川连　胡黄连　石膏　天花粉　人中黄　鲜石斛　连翘　黑山栀　桔梗　真萆荟　淡竹叶　灯心　鲜芦根

复诊：前方加银柴胡、玄参、紫雷丹。

【赏析】

牙疳是指牙龈红肿，溃烂疼痛，流腐臭脓血等症。《儒门事亲》卷五："牙疳者，龋也。龋者，牙龂腐烂也。"舌疳是指发于舌部，多由心脾二经毒火上炎所致。《御纂医宗金鉴·外科心法要诀》卷六十五·口部："舌疳心脾毒火成，如豆如菌痛烂红。"本案为心肝火旺，胃热上蒸致使牙龈、舌部红肿溃烂。治宜清心火、降胃火。

方由导赤散和清胃散加减而成。生地、黄连养阴清心降火，木通、淡竹叶、灯心清心火、利小便、导热下行，石膏、黑山栀清热泻火，鲜石斛、鲜芦根清热生津。全方共奏清心火、降胃火之功。

案 16　走马牙疳出血案

某　走马牙疳，牙中出血不止。

内服生地露，外用人尿。以京墨磨涂患处。

【赏析】

走马牙疳是以牙龈紫黑，腐败溃烂，甚则穿腮破唇，龈脱骨暴，进展急如走马，病势速而险为主要表现的疾病。《医宗金鉴·外科心法要诀》卷六十五·齿部谓之"总因积火热毒而成"，本案因热势甚剧，迫血妄行，故而牙中出血不止，治宜凉血止血。

内服生地露清热凉血止血，使血宁自无妄行之虑；外用人尿坚阴，引败血下行，有养阴祛瘀之势；又以京墨磨涂患处，古人云："血见黑则止"（《十药神书》），取其止血之功。京墨一药，为过去官廷上工作画所用，其内含阿胶、松香等名贵药材，故其止血之功甚佳。此法药简效著，实为急救治标之首选。

案17 风火上攻之走马牙疳案

某 风热挟火毒上升，牙疳腐烂臭秽，窜溃甚速，其痒不堪，症属走马牙疳。急宜清胃、解毒、降火。

鲜生地四钱 黑山栀三钱 连翘二钱 犀角（磨冲）五分 酒炒川连四分 玄参二钱 天花粉四钱 马勃五分 桔梗一钱 人中黄一钱 赤芍一钱半 羚羊角一钱 芦荟根 竹叶 灯心

复诊：加鲜石斛三钱 酒炒木通一钱 熟石膏五钱

外搽：金枣丹

【赏析】

本案走马牙疳乃风热挟火毒上升，积毒上攻齿龈所致。热毒炽盛，腐败血肉，故牙疳腐烂臭秽，窜溃甚速，其痒不堪，急宜清胃、解毒、降火。

方中犀角咸寒清热凉血解毒；羚羊角凉血祛风；黑山栀、黄连、连翘、马勃苦寒清热泻火解毒，黄连酒炒，走上走表，清上焦热毒；鲜生地、玄参、赤芍养阴清热凉血；竹叶、灯心清心火，利小便，导热下行；桔梗载药上行；人中黄清热解毒；天花粉清热生津；芦荟根清热泻火，全方清胃、解毒、降火。

复诊加鲜石斛清热养阴；酒炒木通清热泻火利水；熟石膏清热泻火以增其清热泻火养阴之功。

二、流注、流痰

案1 肩下流注案

某 肩下痰注发，将及半载，势已成脓。宜托毒和营。

归尾 甘草 赤芍 大贝 乌贼骨 陈皮 半夏 银花 骨碎补 炙甲

片　陈酒

【赏析】

流痰是发生在骨与关节间的慢性化脓性疾病。因其成脓后，可在病变附近或较远的空隙处形成脓肿，破溃后脓液稀薄如痰，故名流痰。《外科医案汇编》云："痰凝于肌肉、筋骨、骨空之处，无形可征，有血肉可以成脓，即为流痰。"本病多因先天不足，肾气不充，骨骼柔嫩，或外来损伤，致气血失和，风寒痰浊凝聚留于筋骨而发病。本案患者肩下发痰注有半年之久，为肾阳不足，气血亏损，风寒痰浊之邪乘虚侵入筋骨，使骨骼气血失和，寒痰凝集，瘀阻不通。治宜益肾温经，活血托毒。

方中骨碎补温肾活血；归尾、赤芍活血通经；陈皮行气消壅；贝母、半夏、乌贼骨化痰软坚散结；炙甲片溃坚托毒；陈酒温通之力行气活血，有助药力；甘草解毒和药。全方合用，共奏益肾温经，活血托毒之功。

案2　右肩及左腋之流注案

某　邪瘀阻络，致右肩及左腋下红硬作痛，寒热，流注之象，仍防起发。拟消解化邪。

当归枝二钱　生首乌五钱　甘草节一钱　赤芍一钱　银花四钱　炙甲片（打）一钱　柴胡一钱　炙乳没各一钱半　陈皮一钱　防风一钱　桃仁泥三钱　乌药八分　皂角针一钱　半葱白头三个　桑枝五钱　茅根四钱　陈酒一两

复诊：肩膊流注，经治已松。仍宜原法。

嫩钩钩（后下）三钱　知母二钱　生苡仁四钱　全当归二钱　晚蚕沙（包）三钱　新红花一钱　秦艽二钱　川芎八分　海桐皮三钱　羚羊片（先煎）三钱　姜黄八分　炙鳖甲四钱　防己三钱　防风一钱　广三七八分　鳖血炒柴胡一钱　夜交藤（切）三钱　炙乳没各八分　丝瓜络八分　鲜石斛五钱

【赏析】

流注是指毒邪流走不定，注无定处而发生于较深部组织的一类化脓性病症。《诸病源候论·流注候》云："人体虚受邪气，邪气随血而行，或淫突皮肤，去来击痛，游走无有常所。"本病多因正气不足，邪气壅滞，使经络阻隔，气血凝滞而成。根据病因的不同，可分为湿痰流注、暑湿流注、瘀血流注等，本案属瘀血流注。因邪瘀阻络，血瘀气滞，致右肩及左腋下红硬作痛；邪正交争故病寒热；拟消解化邪，以祛邪为主，治宜活血化瘀，清热解毒。

方中银花清热解毒；炙乳没、乌药行气活血止痛；当归枝、桃仁泥、赤芍等活血化瘀；陈皮行气止痛；皂角针、炙甲片通经活络，消肿散结，溃坚排脓，走窜之性尤强，二者同用，能使脓成者可溃，脓未成者可消；防风、桑枝祛风，舒筋通络；柴胡疏风散邪，兼升阳托脓；首乌生用，养血兼消痈散结；茅根清热凉血，通利小便，导热下行；陈酒温通助药力；葱白通阳散结；甘草节清热解毒，调和诸药。

经过治疗后，复诊时肩膊流注已松，遂在前方基础上增清热祛湿通络之品，如知母、生苡仁、晚蚕沙、海桐皮、秦艽、丝瓜络等。

案3　少阳风火之流注案

某　荣虚风毒入络，挟少阳风火相煽，初则左眼疼痛而肿，羞明，继之右缺盆骨胀，皮色微红，痛如锥刺，肩胛不利，恶寒发热。法宜和荣祛风，以熄少阳之络热。

羚羊片一钱半　晚蚕沙（包）三钱　秦艽二钱　川芎八分　炙鳖甲四钱　丹皮二钱　鳖血炒柴胡一钱　夜交藤（切）三钱　麦冬二钱　知母二钱　酒黄芩一钱　生草五分　菊花炭二钱　钩藤三钱　丝瓜络一钱半　桑枝五钱　桑叶二钱

【赏析】

足少阳胆经行身体之侧，少阳胆腑属风木，内寄相火，若血虚外感风毒，则内外相引，血虚则风毒更易入络，挟少阳风火相煽，治宜和营祛风，以熄少阳之络热。

方中鳖血炒柴胡、酒黄芩外透内清，和解少阳，外散表邪，疏利气机，内清少阳之热；风为阳邪，易伤阴液，柴胡鳖血炒制，与秦艽同用，兼养阴退热之功。羚羊片、钩藤、菊花、桑叶清热熄风；晚蚕沙、秦艽、丝瓜络、桑枝散风祛湿通络；炙鳖甲咸味入阴分，通经活络，入络搜邪，增秦艽等养阴退虚热之力；麦冬、知母养阴清热；鸡血藤养血通络；川芎、丹皮活血凉血，有"治风先治血、血行风自灭"之义；生甘草清热调药。全方诸药同用，共奏养血和血，清热祛风之效。

案4　多发性流注案

某　流注四块，发于太阳、少阳分野，硬肿作痛，寒热。消解之。

当归二钱　生首乌四钱　炙甲片一钱　赤芍一钱半　香独活一钱　炒枳壳一钱　柴胡一钱　炙乳没各一钱　大川芎八分　防风一钱　甘草节一钱　陈皮一钱　煨木香八分　桃仁泥一钱半

另用单方：

川乌　草乌　生南星　生半夏　加胡椒共研末，烊膏摊贴。

【赏析】

本案为瘀血、湿毒之邪阻滞太阳、阳明经络，局部经气不利，故见硬肿作痛；邪盛正不虚，故病寒热。病属初起，病性属实，治宜祛邪消法为要，法当活血化瘀，行气止痛，祛湿通络。

方中当归、赤芍、川芎、桃仁泥活血化瘀；陈皮、炒枳壳、煨木香、炙乳没行气活血止痛；独活、防风散风祛湿，通络止痛；炙甲片通经活络，消肿溃坚；柴胡入少阳经，引诸药入病所；生首乌解毒。全方活血化瘀，行气止痛，祛湿通络以消解之。

另用单方：川乌、草乌、生南星、生半夏，加胡椒共研末，烊膏摊贴，不外增其祛风止痛，消痈散结之功。

案5　流注兼疟疾案

某　流注消者已平，溃者将敛，外患本可无虑。不意复兼疟发，寒热不退，以致腹左消而复起，板硬半腹，按之如石。今诊脉来细弦稍数，少阳邪滞交阻不化，势变内痈之险。拟方多酌明眼。

鳖血炒柴胡一钱　姜汁炒川朴一钱　云苓二钱　延胡索一钱　半夏曲二钱　陈皮一钱半　青皮一钱半　苏梗一钱　炙草一钱　焦白芍一钱半　酒芩一钱　煨草果六分　川楝子（炒打）三钱　木香五分　檀香一钱　佛手一钱　生姜三片　茅根四钱

复诊：流注经治已松，发热亦减。仍宗原法。

当归二钱　生首乌四钱　炙甲片一钱　赤芍一钱　甘草节一钱　炒枳壳一钱　柴胡一钱　炙乳没各一钱　陈皮一钱　独活五分　桃仁泥一钱半　角针八分

【赏析】

疟疾是指感受疟邪引起的以寒战、壮热、头痛、汗出、休作有时为特征的一类疾病。我国古代称为瘴气。历来有"疟不离少阳之说"。本案为流注兼发疟疾，主要病机为邪滞交阻少阳经络，治宜和解祛邪，行气。

方中鳖血炒柴胡、酒芩、煨草果和解少阳以截疟；延胡索、炒川楝子即金铃子散，行气活血止痛；川朴、木香、苏梗、檀香、青皮、佛手行气止痛，疏肝理脾；白茯苓健脾渗湿，陈皮理气醒脾，半夏曲化痰和胃，生姜增半夏之力，又解半夏之毒，诸药同用，有"二陈"之义，于本方中化痰消肿，行气祛湿；焦白芍敛阴柔肝理脾，与甘草酸甘同用，以缓急止痛；茅根重用，清热利水，导热下行。

复诊中流注已松，发热亦减，沿用前法，但增活血消肿溃坚之力。方中当归、赤芍、桃仁泥活血化瘀；独活祛风湿通络；枳壳、陈皮、炙乳没行气活血止痛；炙甲片、皂角针通经活络，消肿溃坚；柴胡引经；生首乌解毒。

案6　左肩结核案

某　七情不和，痰气郁结，左肩结核，延今数载，近来疼肿，入夜寒热，酿脓之象，怀孕四月。拟逍遥散加减，和肝脾以调气血。

全枝归二钱　茯苓二钱　大川芎一钱　广皮一钱　炙草五分　酒白芍一钱　佩

兰叶一钱　老苏梗三钱　柴胡一钱　象贝三钱　制香附二钱　广郁金二钱　生姜一片　降香一钱　炙鳖甲五钱　片姜黄一钱　防风一钱　广三七（切）八分　鳖血炒柴胡一钱　夜交藤（切）三钱　炙乳没各六分　丝瓜络八分　酒炒桑枝五钱

【赏析】

本案因七情不和，肝脾不调，痰气郁结，故病左肩结核，迁延日久，历经数载，近来疼肿，入夜寒热，有酿脓之象，因患者已有身孕，用药不宜妄用峻猛，遂拟逍遥散加减，和肝脾以调气血，治宜疏肝健脾、行气活血，化痰散结。

方中鳖血炒柴胡、酒白芍、茯苓、炙草疏肝健脾，广皮、制香附、广郁金疏肝理气，全枝归、川芎活血化瘀，象贝、炙鳖甲化痰软坚散结，降香、炙乳没行气止痛，片姜黄、丝瓜络、酒炒桑枝舒筋活络。全方消补兼施，补不恋邪，消不伤正，颇应患者实际。

案7　流注肿硬难消案

某　流注三处溃脓，势将收口，惟腹旁一处，板硬殊大，消解不应。痰气凝结，脉细弦而数，肝脾两病。拟调肝和脾，佐以化痰理气。

当归二钱　苏梗二钱　川石斛三钱　赤白芍各一钱　广郁金二钱　茯苓二钱　柴胡一钱　炒枳壳一钱　桔梗一钱　大贝三钱　蒌皮三钱　省头草一钱　佛手八分　茅根四钱　降香一钱

复诊：痰湿凝结已久，肿硬不消。投剂不效，改阳和汤，以观进退。

生麻黄四分　大熟地四钱（二味同捣）　炮姜炭四分　香附二钱　白芥子三钱　炙甲片二钱　炙僵蚕四钱　大贝三钱　桔梗一钱

外用黄蜡烊化，摊青布上。加末药数味和入，再用烙铁放炭火中烧热，反复熨黄蜡，使融化，觉热痛甚，停息片刻后，再熏熨之。

【赏析】

本案"流注三处溃脓，势将收口，惟腹旁一处，板硬殊大，消解不应"，流注几近愈合，仅一处日久不消，乃痰气凝结所致，脉细弦而数，病在肝脾。

初诊辨证为肝郁脾虚，气滞痰凝证，治宜调和肝脾，佐以化痰理气。

方中柴胡、当归、赤白芍、茯苓疏肝健脾，广郁金、炒枳壳、佛手、降香、蒌皮、贝母行气化痰，并以茅根等清血分之热。复诊中肿硬不消，遂考虑为阳虚血弱、寒凝痰滞之阴疽，拟温阳补血，散寒通滞之阳和汤治疗。方中熟地、炙甲片填精益髓，养血助阳，炮姜炭温阳散寒，通利血脉，佐以麻黄辛温宣散，开泄腠理，以散肌表腠理之寒邪。白芥子善消皮里膜外之痰，香附、桔梗、大贝理气化痰排脓。

案8　胁痛硬肿案

某　胁痛硬肿，皮色微红，内兼寒热，势难全消。

归尾三钱　柴胡一钱　连翘二钱　赤芍一钱半　青陈皮各一钱　甘草节一钱　桃仁泥二钱　炙甲片一钱　全瓜蒌三钱　银花三钱　炙乳没各一钱　茅根四钱　葱白三个　陈酒一两

【赏析】

"胁痛硬肿，皮色微红"，皆热毒痈疽初起，邪正交争，故"内兼寒热"，势难自行消散。本案为痰瘀热毒互结之痈肿，治宜活血化痰，清热解毒，以消法祛邪为要。

方中连翘、银花清热解毒，消痈散结，治阳痈初起；柴胡疏肝理气，且可引诸药入肝经胁下；归尾、赤芍、桃仁泥活血化瘀；青陈皮、炙乳没行气止痛；炙甲片通经活络，消肿溃坚，未成脓可消，已成脓可溃；全瓜蒌清热化痰，润肠通便，导痰热从后阴而出；茅根清心利水，使痰热从前阴而出，前后分消，令痰瘀热毒有去路；葱白、陈酒通阳导滞，有助药力。

案9　渊疽肿硬案

某　先患疟邪，继之发为渊疽肿硬，三月以来，胁下胀痛不松，寒热不解，脘痞食少，脉形神色皆欠。然外患势有溃脓，防窜内膜，内羔已久，亦属缠绵，均非易治之候。

鳖血炒柴胡一钱　小川朴一钱　砂仁一钱　连皮苓四钱　省头草一钱　佛手八分　大腹皮二钱　半夏曲二钱　青陈皮各一钱　生熟谷芽各三钱　煨草果八分　车前子三钱　苏梗叶各八分　生姜一片　茅根四钱

【赏析】

先患疟邪，继之发为渊疽肿硬，三月以来，胁下胀痛不松，寒热不解，脘痞食少，脉形神色皆欠。然外患势有溃脓，防窜内膜，内恙已久，亦属缠绵，均非易治之候。本案为久疟不愈，痰浊瘀血互结，胁下形成痞块，即《金匮要略》所称之疟母。治宜行气祛湿化痰。

方中鳖血炒柴胡、小川朴、砂仁、佛手、大腹皮、青陈皮、苏梗叶、省头草（佩兰）行气，连皮苓、半夏曲、煨草果、茅根、车前子祛湿化痰，生熟谷芽生姜健脾，使脾运则湿痰易除。

三、乳痈、乳疬

案1　气血不足，热毒内壅之乳痈案

某　乳痈溃烂，疮口渐收，脓亦大减，寒热亦轻，惟胃口未醒，纳谷欠香。宜以托毒，兼和阳明。

全枝归二钱　丹皮参各二钱　川石斛二钱　白芍各一钱　银花三钱　茯苓二钱　柴胡一钱　生甘草八分　陈皮一钱　香白芷一钱　省头草（剂量缺）　焦山楂三钱　生熟谷芽各三钱　红枣三钱　灯心十尺

复诊：加蒲公英、全瓜蒌、橘核络。

【赏析】

乳痈系指乳房红肿疼痛，乳汁排出不畅，以致结脓成痈的急性化脓性病证。《诸病源候论》云："此由新产后，儿未能饮之，及饮不泄，或断儿乳，捻其乳汁不尽，皆令乳汁蓄积，与气血相搏，即壮热大渴引饮，牢强掣痛，

手不得近也。"本案乳痈溃后，病邪渐消，病证向愈，故疮口渐收，脓亦大减，寒热亦轻；然正气已损，胃口未醒，纳谷欠香。虑其正虚邪恋，治宜调养血气，扶正托毒，兼和阳明。

方中全枝归、丹皮、丹参养血活血，祛瘀消肿；邪已久羁，势必伤及阴血，以白芍、川石斛养阴生津；银花清热解毒，消痈散结，为疗痈疽疮疡之要药；香白芷、省头草（佩兰）芳香化湿排脓；茯苓健脾渗湿；陈皮行气和胃；焦山楂、生熟谷芽消食和胃，阳明和则胃口开，纳谷香；乳为肝经所过之处，柴胡入肝经，疏肝解郁，与芍药同用，体用并调，为临证疏肝解郁之经典药对，同时作为引经药，引诸药入病所；灯心清热利水，导热下行；红枣、甘草健脾和药。

复诊加蒲公英清热解毒，消痈散结；全瓜蒌清热化痰散结，又可宽胸理气；橘核、橘络疏肝通络散结，意在增原方清热解毒，消痈散结之力。

案2　内吹乳痈案

某　怀孕九月，内吹乳痈，肿硬色红，寒热，恐难全散。

全枝归二钱　银花三钱　青陈皮各一钱　甘草节一钱　全瓜蒌三钱　连翘二钱
制香附一钱　炙乳没各六分　炙甲片一钱　柴胡一钱　赤芍一钱　淡黄芩一钱　蒲公英三钱　葱白三个　茅根四钱　陈酒一两

【赏析】

中医历来有乳房属胃，乳头属肝之说，乳痈亦有内吹、外吹之分。乳痈在妊娠期发生的，名内吹乳痈。本案怀孕九月，胸满气上，乳房结肿疼痛，为内吹乳痈。妊娠期，血聚养胎，肝易失于疏泄，肝郁气滞难免化火成毒，故见肿硬色红，局部甚至全身恶寒发热，证属气滞热壅型，此时若不及时治疗，恐难自散，乳痈乃阳明、厥阴二经风热壅盛，急当疏肝清胃，通乳消肿。

本方由瓜蒌散化裁而成。方中银花、连翘、蒲公英、茅根清热泻火解毒，消痈散结，蒲公英苦寒，为治乳痈之要药；全瓜蒌、淡黄芩清热化痰散结；当归、赤芍、炙乳没活血行气，消肿止痛；柴胡、制香附、青陈皮疏肝理气；炙甲片通经活络，以穿发之；葱白通阳、宽胸、导滞；陈酒温通血脉，有助药力；甘草解毒调药。全方行消为主，清疏肝胃之热，消肿定痛。

案3 外吹乳痈案

某 外吹乳痈，红肿疼痛，发热恶寒，恐难全消。急宜清散。

蒲公英四钱 银花三钱 甘草节一钱 赤芍一钱半 山楂三钱 贝母三钱 细木通一钱 制乳没各一钱 生麦芽三钱 当归二钱 防风一钱 连翘一钱半 白芷一钱 荷房一个 茅根四钱 陈酒一两

【赏析】

乳痈在哺乳期发生的，名外吹乳痈。《诸病源候论》云："此由新产后，儿未能饮之，及饮不泄，或断儿乳，捻其乳汁不尽，皆令乳汁蓄积，与气血相搏，即壮热大渴引饮，牢强掣痛，手不得近也。"本案为外吹乳痈，多因乳汁蓄积，与气血相搏，血瘀气滞，故局部红肿疼痛；热毒炽盛，因而发热恶寒。治宜清散郁热，泻火解毒，活血止痛。

方中蒲公英重用清热解毒，消痈散结，本品尤善治疗乳痈；银花、连翘辅助之，辛散之性长于透热于外，善清郁热；贝母消痈散结；防风、白芷散邪、燥湿、排脓；细木通通利经脉；当归、赤芍、制乳没、山楂、陈酒活血化瘀止痛；生麦芽回乳消胀；茅根清热利水，导热下行；陈酒助药力；甘草解毒和药。

案4 气滞痰阻之乳疬案

某 乳疬僵强，延绵三月，刻今疼痛，急宜消散。

川贝母三两 醋煅牡蛎六两 京玄参二两 橘皮核各一两 酒炒白芍一两 全

当归二两　川郁金二两　夏枯穗二两　香附二两　醋炒青皮一两

上药研末，加青橘叶二两煎水泛丸。

【赏析】

乳疬是以男性、儿童单侧或双侧乳晕部发生扁圆形肿块，触之疼痛为主要表现的乳房异常发育症。本案乳疬僵强疼痛，延绵三月，刻下疼痛明显，属气滞痰凝证，治宜消散，法当理气化痰散结。

本方为消瘰散与逍遥散的化裁方，前者化痰散结为主，后者疏肝解郁为主。方中川贝母、醋煅牡蛎、玄参化痰散结；橘核、夏枯穗通络化痰，软坚散结，辅助之；川郁金、香附、醋炒青皮、橘皮、青橘叶等疏肝理气解郁；全当归、酒炒白芍养血和营。

案5　产后乳痈案

某　产后乳痈溃脓，气血亏，邪连任督，腰脊骨节俱疼，睡即盗汗。宜养营血，益卫气。

炙绵芪三钱　金毛脊（切）四钱　乌药二钱　刘寄奴三钱　川断三钱　炙草五分　白芍（酒炒）一钱半　炒杜仲三钱　当归二钱　羌独活各一钱　丹参二钱　核桃一枚　桑枝三钱

【赏析】

本案为产后乳痈溃脓，气血亏虚，荣卫不调所致。任督二脉皆起于女子胞，产后荣血亏虚，经脉失养，损及任督，故病腰脊骨节俱疼；二脉属奇经八脉，隶属肝肾，乙癸不足，睡即盗汗。治宜养营血，益卫气。

方中炙绵芪、当归即当归补血汤，二者配伍补气养血，又兼收敛生肌之功；白芍养血和营，酒炒后与丹参、刘寄奴等伍用，活血通脉之力更著；金毛脊、川断、炒杜仲、乌药、核桃补肾壮腰膝；羌独活、桑枝祛湿通络；炙甘草益气和中，调和诸药。全方配伍，养营血，益卫气，使气血充足，营卫和调，诸病自愈。

四、子痈

中气不足，湿热不化之子痈案

某　子痈已溃，脓尚未清，红肿仍未全退，内兼身热，小溲短痛，便溏作坠，中气不足，湿热不化。清托之中，佐以升提。

丹皮参各二钱　软柴胡一钱　肥泽泻二钱　赤芍一钱　生草五分　炒苡仁四钱　赤苓二钱　花粉三钱　银花三钱　川升麻四分　陈橘核三钱　煨葛根二钱　木香五分　车前子三钱　灯心十尺

另用苏叶、菊花煎水外洗。

【赏析】

子痈是指睾丸及附睾的感染性疾病。《外科全生集》云："子痈，肾子作痛而不升上，外观红色者是也。迟则成患，溃烂致命；其未成脓者，用枸橘汤一服即愈。"本案子痈已溃，脓尚未清，红肿仍未全退，说明热毒尚未尽消；内兼身热，小溲短痛，亦证实内热明显；便溏作坠，一为中气下陷，一为湿浊偏渗。本证为中气不足，湿热不化所致，治宜清托之中，佐以升提。

方中银花清热解毒，消痈散结；肥泽泻、炒薏苡仁、赤苓、车前子清热淡渗利湿；丹皮参、赤芍活血祛瘀；陈橘核、木香行气散结；软柴胡、川升麻轻用其量，升举清阳；煨葛根升阳止泻；天花粉清热生津，润燥散结；灯心清热利水；生草解毒调药。另用苏叶、菊花煎水外洗以增解毒之力。

五、肛肠疾患

案1　内肛门湿烂案

某　内肛门湿烂，经治肿硬渐松，寒热亦减。仍宜前法。

当归尾四钱　甘草节一钱　桃仁泥一钱　赤芍一钱半　炙甲片一钱　陈皮一钱　银花三钱　独活五分　柴胡一钱　炙乳没各一钱半　黄柏三钱　角针八分　桑枝一两

泽兰—两（煎汤代水）　　陈酒—两

【赏析】

肛门生疮，有生于肛门内者，有生于肛门外者。本案为湿热瘀毒结于肛门内所致，症见内肛门湿烂；前期经过治疗肿硬渐松，寒热亦减，仍沿用前法，治宜泻热逐瘀，燥湿排脓。

方中银花清热解毒，消痈散结；黄柏清热解毒，兼燥湿；当归尾、桃仁泥、赤芍、泽兰、炙乳没、桑枝、陈酒等活血化瘀止痛，炙甲片、角针通经活络，消肿散结；陈皮理气燥湿，使气行则湿去；独活祛风胜湿；柴胡升阳，疏利气机。

案2 痔疮伴遍身结核案

某　通肛毒浸淫痒痛，遍身结核，皆因余毒未楚，随气血而行走也。尚宜和营清化之。

忍冬藤　连翘　赤芍　生草　大贝　草薢　花粉　苡仁　桔梗　山栀枳壳　桑枝

【赏析】

本案为湿毒浸淫肛周所致，故肛周痒痛；湿属无形，湿毒弥漫则遍身结核。病机为湿毒浸淫肛周，弥漫血脉，治宜清热祛湿，解毒和营。

方中忍冬藤、连翘清热解毒，消痈散结；山栀苦寒，清热燥湿，泻火解毒，通泻三焦，使湿热（毒）从小便而出；草薢分清别浊，苡仁淡渗利湿，大贝、天花粉祛湿排脓；赤芍、桑枝活血祛瘀，通利血脉；桔梗、枳壳一升一降，调畅气机，有助布散津液以祛湿消肿，又助血行；生甘草解毒和药。

案3 痔疮初起案

某　痔疮初起，肿胀疼痛。

上绵芪三钱　淡黄芩—钱半　青防风—钱　赤芍—钱半　炙黑草梢—钱　生地三钱　丹皮二钱　金银花三钱　苍术—钱　当归尾二钱　刺猬皮—钱　枳壳—钱　炒

槐米三钱　泽泻二钱

单方：夏枯草、玄参、煅牡蛎、苦参等份为丸。

【赏析】

痔是人体直肠末端黏膜下和肛管皮肤下静脉丛发生扩张和屈曲所形成的柔软静脉团。本案为湿热风燥之邪流注大肠，气血瘀滞，故肿胀疼痛。治宜清热解毒，活血消肿，行气止痛。

方中淡黄芩、金银花清热解毒坚阴，青防风祛肠中之风，炒槐米、生地、丹皮清热凉血止血，枳壳宽肠行气。

本案另附单方，药虽四味，等份使用，配伍精当，以清热消肿为旨。方中夏枯草清热泻火软坚；玄参清热凉血解毒，软坚散结；煅牡蛎软坚散结；苦参清热燥湿。

案4　气血亏虚，湿滞大肠之痔漏案

某　虚人夹湿热，久患脏毒，肛旁有管不合，宜常服丸方。

晒生地一两　晒当归八钱　炒淮药一两半　胡黄连五钱　生甘草八钱　象牙屑八钱　灯心拌琥珀屑六钱　炙刺猬皮一张　上血竭五钱　生苡仁一两半　净占白五钱

依法取末，糯米一合煮饭，和黄牛胆一个糊丸，每早淡盐汤送下三钱。忌姜、椒、葱、蒜、江鲜发物，慎房闱气。

【赏析】

《丹溪心法》认为"痔者皆因脏腑本虚，以致气血下坠，结聚肛门，宿滞不散，而冲突为痔"。本案为虚实夹杂证，气血亏虚又兼湿热壅滞大肠，久患脏毒，痔已通肠，肛旁有管不合，污从漏孔而出者，用胡连追毒丸化裁。治宜益气养血，兼清湿热，逐瘀排脓。

方中晒生地、晒当归滋阴养血；炒淮药、生薏苡仁益气健脾祛湿；胡黄连、灯心拌琥珀屑、象牙屑、炙刺猬皮等清热祛湿，凉血止痛；净占白（即白蜡）润肠通便。象牙屑，《医学入门》谓之"生为末，主诸疮痔瘘，生肌填口最速"，今已不用，可以琥珀屑等代之。刺猬皮苦，平，本品"主肠风泻血，痔病有头，多年不瘥者，……"（《药性论》），二者均为治肠瘘下血之常用药。血竭活血散瘀止痛之力颇著。全方取末，以糯米一合煮饭，和黄牛胆一个糊丸，其中黄牛胆苦，大寒，"利大、小肠"（《药性论》），临证常用于痔漏的治疗。

六、四肢疾患

案1 大腿附骨痈案

某 大腿附骨湿痰，溃脓之势渐清，肿亦全遏。髎胯内肿疼不松，痛甚如锥刺，恶寒发热，筋强不利，年逾五旬，营液有亏，湿热淹留不化，热痹之象。议先治标病。

参三七（切）八分 秦艽二钱 草薢三钱 五加皮三钱 蚕沙三钱 防己二钱 羚羊片（先煎）一钱半 防风一钱 生苡仁四钱 炙鳖甲一钱 酒炒独活五分 酒黄芩一钱 鳖血炒柴胡一钱 炒丝瓜络一钱半 怀牛膝一钱半 知母（盐水炒）二钱 炙乳没各五分 当归三钱 夜交藤（切）三钱 桑枝五钱

【赏析】

附骨痈，病名。痈疽之发于骨关节者。《诸病源候论》卷三十二："附骨痈，亦由体盛热而当风取凉，风冷入于肌肉，与热气相搏，伏结近骨成痈。其状无头，但肿痛而阔，其皮薄泽，谓之附骨痈也。"本案患者"年逾五旬，营液有亏"，现大腿附骨湿痰，肿胀明显，已成溃脓之势，胯内肿疼不松，痛甚如锥刺，恶寒发热，筋强不利，辨证属湿热痹，虽本虚标实，但急则治其标，故急宜清热祛湿，舒筋活络。

方中秦艽、草薢、蚕沙、防己、生薏苡仁、炒丝瓜络清热祛湿；五加皮、怀牛膝、酒炒独活、防风祛风湿强筋骨；鳖甲、知母滋补肝肾之阴；参三七活血祛瘀止痛；当归、炙乳没、桑枝、夜交藤养血活血，舒筋活络；羚羊片、鳖血炒柴胡、酒黄芩清肝热。

案2 右腿外侧附骨痈案

某 湿热瘀滞交阻,右腿外侧患成附骨痈,红硬肿痛,兼之浑身风疹,块垒作痒,寒热不解,恐防变剧。

银花四钱 连翘壳二钱 花粉二钱 赤芍一钱半 炒牛蒡三钱 当归一钱半 黄芩一钱 净蝉蜕一钱 鸡苏散(包)三钱 赤苓二钱 黑山栀三钱 木通一钱 茅根四钱 桑枝五钱

【赏析】

附骨疽生于大腿外侧,咬骨疽生于大腿内侧。本案湿热瘀滞交阻,生于右腿外侧,属附骨疽。本证多由体虚之人,露卧风冷,浴后乘凉,寒湿浸袭,或房欲之后,盖复单薄,寒邪乘虚入里而成。初觉寒热往来,如同感冒风邪,随后筋骨疼痛,不热不红,甚则痛入锥刺,筋骨不能屈伸动转,经久阴极生阳,寒郁为热,热甚则腐肉为脓。患者现局部已红硬肿痛,兼之浑身风疹,块垒作痒,寒热不解,治宜疏散风热,解毒祛湿,活血止痛。

方中银花、连翘壳清热解毒;炒牛蒡、净蝉蜕疏风清热;黄芩、黑山栀、木通、茅根、赤苓、鸡苏散(滑石、甘草、薄荷)清热泻火除湿;赤芍、当归、桑枝活血化瘀;天花粉清热生津润燥。

案3 胃火毒滞之伏兔疽案

某 伏兔疽已溃,脓水或多或少,乃痈疽之大症也。脾胃既弱,食少哕恶。拟六君子汤多服可效。

西洋参(元米炒)一钱半 炙甘草三分 云苓三钱 煨葛根二钱 煨木香五分 藿苏根各一钱半 淮山药三钱 制半夏一钱半 熟谷芽三钱 煨木香(研后入)一钱 淡竹茹一钱 生姜三片 荷叶三钱

【赏析】

经云“伏兔不宜生疮”。盖伏兔乃胃经穴位,在膝盖之上六寸正中,用力大如掌，一堆高肉处，禁用针灸。始发，寒热交作，疼痛甚剧，多由胃火毒滞而成。溃后最难收敛，初治同附骨疽，但本案已然溃破，脓水或多或少，乃痈疽之大症也。脾胃火炽日久，势必伤及运化和降之职，可见食少哕恶。本案属痈疽日久，脾胃虚弱，治宜健脾益胃，拟六君子汤治疗。

方中西洋参、云苓、淮山药、炙甘草健脾益气助运；煨葛根升举脾气；煨木香、藿根、苏根、淡竹茹、生姜、制半夏行气和胃止呕；熟谷芽消食和胃；荷叶芳香醒脾，质轻升散，有助脾胃功能恢复。全方健脾益胃以复其正气，正气充盛方能托毒外出。

案4　胯下结核硬痛案

某　湿瘀凝滞，胯下结核硬痛。宜化瘀通络。

当归尾一钱半　炒延胡索三钱　乌药一钱半　青皮一钱　泽泻二钱　桃仁泥五分　大贝三钱　银花三钱　川牛膝二钱　川草薢三钱　桑枝五钱　陈酒一两（冲）

【原注】一剂而愈。

【赏析】

湿性下趋，湿瘀凝滞，郁遏血气，症见胯下结核硬痛，治宜祛湿化瘀通络。

方中银花清热解毒；当归尾、炒延胡索、桃仁泥、川牛膝、桑枝、陈酒活血化瘀止痛；乌药、青皮行气疏壅；泽泻、草薢、贝母清热化痰祛湿。

案5　湿热瘀凝，气血不和之委中毒案

某　湿热瘀凝，右足委中穴位硬肿作痛，近日又复箕门处疼肿，防成流注。

当归尾三钱　炙甲片一钱　川黄柏二钱　花槟榔一钱　赤芍一钱半　炙乳没各一钱　草节一钱　桃仁泥二钱　生苡仁四钱　柴胡一钱　怀牛膝二钱　陈皮一钱　羚羊片一钱　连翘二钱　泽兰一钱　钩钩（后人）三钱　鲜石斛三钱　桑枝五钱　茅

根四钱

复诊：委中毒，经治硬疼不减，势有酿脓之虞。

前方加角针一钱。

【赏析】

委中毒，生于委中穴，穴在膝后腘中央褶纹，动脉陷中即是，本穴属膀胱经，多由胆经积热，流入膀胱，壅遏不行而成。本案因湿热瘀凝，血气不和，致右足委中穴位硬肿作痛，近日又复箕门处疼肿，防成流注，治宜清热祛湿，活血行气。

方中费氏常用活血化瘀止痛之品如当归尾、赤芍、炙乳没、炙甲片、桃仁泥、泽兰等；连翘、川黄柏、羚羊片、生苡仁、茅根清热解毒祛湿；槟榔、陈皮、柴胡等行气导滞；钩藤舒筋止痛；鲜石斛养阴护胃，桑枝、怀牛膝引经以活血。

案6　湿热鹤膝案

某　湿热鹤膝，寒热肿痛，痛如锥刺。

紫苏叶一钱　宣木瓜一钱半　川萆薢三钱　花槟榔一钱　忍冬藤（切）三钱生苡仁四分　木防己二钱　防风一钱　陈皮一钱　炙乳没各一钱　西秦艽三钱　广三七八分　晚蚕沙（包）三钱　当归二钱　丝瓜络一钱　桑枝五钱　夜交藤三钱茅术二钱

单方：用鲜山药根同火石捣烂敷之。

或用蚂蝗吸患处，恣令吸饱血，再放水碗内浸养，以备再用，所用蚂蝗必须用清水浸养天余为佳。

【赏析】

鹤膝风，又名游膝风、鼓捶风。因循日久，膝部肿大，上下股胫瘦削，如鹤膝状，故名。此证多由足三阴经虚，风、寒、湿邪乘虚而入所致。本案为湿热阻滞膝部，治宜清热祛湿，舒筋活络。

方中宣木瓜、川草薢、生薏苡仁、木防己、西秦艽、晚蚕沙、丝瓜络、桑枝、忍冬藤、夜交藤散风祛湿，清热通络；紫苏叶、防风祛风散邪；当归、炙乳没活血止痛；另用山药根、火石捣烂局部外敷以消肿止痛；或用蚂蟥局部吸血以消肿。

案7　膝痛肿胀案

某　膝痛肿胀。

防己二钱　草薢三钱　炒黄柏三钱　甘草节一钱　赤芍二钱　银花三钱　川牛膝二钱　海风藤三钱　红花五分　炙乳没各五分　炙甲片（打）一钱　泽泻一钱　桑枝五钱

单方：天南星六两　陈酒糟一斤　葱一把　姜一块　白凤仙一棵　共捣烂如泥，入麝香少许，敷患处。

【赏析】

本案为湿热瘀阻滞膝部，治宜清热祛湿，活血止痛。

方中防己、海风藤、草薢祛风湿热，海风藤，性味辛、苦，微温，可用于风、寒、湿邪所行起的行痹、痛痹和着痹。本品燥湿祛湿，行气散风，温经通络。为治着痹之要药。《浙江中药手册》云："宣痹，化湿，通络舒筋。"炒黄柏、泽泻、银花清热泻火，红花、炙甲片、炙乳没活血止痛；川牛膝、桑枝活血通络；赤芍养血活血；甘草健脾化痰，调和诸药。另用天南星、酒糟、麝香等制膏局部外敷以消肿止痛。

案8　臁疽痛甚案

某　右足臁疽破烂多载。近因奔劳，患处大发，腐肉已去，惟疼甚，身热不解。宜和营清化。

当归一钱半　赤苓一钱　陈皮一钱　赤白芍各一钱　生草五分　丹皮参各二钱　柴胡一钱　天花粉三钱　银花三钱　生苡仁四钱　草薢三钱　钩钩（后入）三钱

羚羊片（先煎）一钱　桑枝一两　红枣五枚　茅根一两

【赏析】

本案为湿热瘀互结，治宜清热祛湿解毒，活血止痛。

方中天花粉、草薢、钩藤、茅根、羚羊片清热祛湿解毒，当归、桑枝、赤苓、赤芍、白芍、丹皮、丹参活血止痛，薏苡仁、陈皮、生甘草、红枣健脾祛湿，柴胡、银花清热解表。

案9　臁疮破烂痒痛案

某　臁疮久延，近腹旁起粟子样破烂痒痛。宜清解风湿。

焦苍术八分　小生地三钱　细木通一钱　黄柏三钱　丹皮二钱　净蝉蜕一钱　赤苓三钱　知母二钱　苦参一钱　荆芥一钱　生草八分　草薢三钱　生首乌四钱　防己二钱　生苡仁四钱　茵陈二钱　豨莶草三钱　黑芝麻三钱　桑枝一两

复诊：加海桐皮、炙乳没。

【赏析】

臁疮是指发生在小腿下部的慢性溃疡，又称裤口毒、裙边疮。相当于西医学小腿慢性溃疡。本病多继发于恶脉（下肢静脉曲张）和丹毒等病。其临床特点是多发于小腿中下1/3交界处前内外侧，溃疡发生前患部长期皮肤瘀斑、粗糙，溃烂后疮口经久不愈或虽已经收口，每易因局部损伤而复发。臁疮需及时治疗，长期不愈者多虚多瘀。虚以气血亏虚为本，瘀以脉络瘀阻不通为标。临证必须标本兼治，大补气血，祛瘀通络。本案为风毒湿热证，治宜祛风养血，清热祛湿解毒，兼补气血。

方中荆芥、净蝉蜕透解郁滞肌肤风毒之邪而止痒，苍术、黄柏、苦参、草薢清热燥湿，茵陈、木通清热利湿，知母清热泻火，生地、丹皮、桑枝养血活血，寓"治风先治血"之义，蝉蜕、荆芥祛风解表以止痒，赤苓、生甘草、薏苡仁健脾祛湿，首乌、黑芝麻补肾祛湿，防己、豨莶草祛风胜湿，方症相宜。复诊时，则方效不改，守前方用海桐皮加强祛湿之力，加乳香、没药以活血化瘀，并加强止痛之功。

案 10　湿热下注，气血凝结之鱼肚痈案

某　鱼肚痈红肿硬痛，急宜消散化湿。

焦茅术一钱　赤芍一钱　防己二钱　泽泻二钱　角针八分　炙甲片（打）一钱
黄柏三钱　生草节八分　川牛膝二钱　银花三钱　陈皮一钱　桑枝四钱　陈酒一两

【赏析】

鱼肚痈是指小腿肚部位皮肉之间的急性化脓性疾患，又称"腓腨发"。相当于西医学的小腿腓肠肌部位的急性化脓性蜂窝组织炎。中医学认为本病主要由肝脾、膀胱湿热下注与气血凝结而成，或因劳伤筋脉，外伤瘀血，感染邪毒所致。其临床特点是局部红肿疼痛，肿势易聚，脓出黄稠，疮口容易愈合，预后一般多顺。

本病之因由湿热火毒所致，然证有虚实，毒有轻重，位有浅深之分。实火之证，湿热火毒虽盛，然正气尚属不虚，气血充足，束拘毒邪，则肿势易聚，易脓易溃易敛，病较轻浅；虚火之证，毒盛而正气虚，气血不能束拘毒邪，则肿势难聚，难脓难溃难敛，病较深重。治疗以清热解毒，和营利湿为原则。

方中防己、泽泻、桑枝清热祛湿，黄柏、银花清热解毒，赤芍、角针、炙甲片、陈酒活血散结，茅术、陈皮、生甘草健脾祛湿，赤芍、川牛膝养血活血。

七、疗疮

案 1　螺面疗毒案

某　螺面疗毒，窜溃一指许，红肿连及手背，寒热，宜清解托毒。

金银花三钱　花粉三钱　生甘草八分　赤芍一钱　丹皮参各一钱半　陈皮一钱
柴胡一钱　白芷一钱　地丁草三钱　大贝三钱　角针八分　桑枝五钱　灯心十尺　茅
根四钱

【原注】上为巢正阳案。

【赏析】

疔疮又名疔，病症名，好发于颜面、四肢，以形小根深、坚硬如钉，肿痛灼热，反应剧烈，易于走黄、损筋伤骨为主要表现的疮疡，生于手指螺纹的叫螺疔。患者螺面疔毒，业已窜溃，红肿连及手背，寒热，皆因热毒壅滞气血，属热毒蕴结证，治宜凉血清热解毒。

方中金银花、生甘草、地丁草清热解毒；灯心、茅根清热，导热下行；赤芍、丹皮、丹参清热凉血，活血祛瘀；桑枝通利血脉；柴胡、陈皮理气疏壅；天花粉、白芷、贝母、皂角针清热排脓。

案2　手丫疔毒案

某　手丫疔毒破溃，脓多，焮胀殊甚，内兼寒热，食少。宜托毒佐清阳明。

净银花三钱　生草八分　云苓二钱　赤芍一钱半　花粉三钱　白芷一钱　柴胡一钱　大贝三钱　丹皮参各二钱　广皮一钱　省头草一钱　桑枝五钱　生熟谷芽各三钱　红枣三枚　灯心十尺

又验方：内服白菊花叶捣汁二两，同生甘草、银花、地丁草煎服。

再服消疔泻毒丸：西黄、明矾、巴豆肉、麝香或加蟾酥，再用绿豆粉为丸粟米大，成人吃两丸。

【赏析】

手丫疔，病名，指手丫部位之痈疽，出自《医宗金鉴·卷六十八》，又名手丫支、手背丫、手丫毒、丫痈、鸦叉、手丫发、丫指毒等。症见五指丫处结毒焮肿疼痛。手丫疔毒破溃，脓多，焮胀殊甚，内兼寒热，食少。宜托毒佐清阳明。本案为热毒蕴结证。治宜凉血清热解毒。

方中净银花、生草清热解毒，消痈散结；赤芍、丹皮、丹参清热凉血，活血散瘀；桑枝通利血脉；广皮、柴胡理气疏壅；天花粉、白芷、大贝清热排脓；云苓、生熟谷芽、红枣健脾消食，扶正祛邪；方中省头草即佩兰，味辛，性平，气清香。有芳香辟秽、祛暑化湿、醒脾开胃的作用，适用于暑热内蕴，寒热头痛、胸闷不舒，以及湿浊郁滞脾胃，口中甜腻、多涎作恶、不能进食等症；灯心，《纲目》谓之："降心火，止血，通气，散肿，止渴"，费氏于外科痈疡病症中多用之清心降火。

八、梅毒

案1 肝肾阴虚风动之梅毒案

某 毒结上焦，额颅破溃，已延数月。近加头疼引耳，太阳痛甚，有如锥刺，入夜寒热，牙关微强，恙延日久，阴分渐虚，厥阴少阳风火不宁，瘰疾已著。

羚羊角一钱 炙僵蚕二钱 甘菊花炭二钱 酒黄芩一钱 薄荷炭一钱 丹皮二钱 鳖血炒柴胡一钱 桑叶二钱 生甘草八分 嫩钩钩（后下）三钱 茅根五钱 夏枯草八分 石决明（煅、先煎）四钱

【赏析】

梅毒，又名"霉疮毒气"，或从肺脾而入，或从肝肾而入，循经入脉，血毒蕴盛，外溢肌肤，或滞留筋骨，或内犯脏腑，以致病情缠绵。其感邪途径有精化染毒、气化染毒、胎中染毒三种，与西医学的直接传染、间接传染、胎盘传染不谋而合。本病多由阴器直接感受霉疮毒气，而肝脉绕阴器，肾开窍于二阴，故肝肾二经受毒，肝肾阴虚风动，本虚标实之证，治宜滋补肝肾，填髓熄风。本案毒结上焦，额颅已破溃数月，又出现头疼引耳，太阳痛甚，有如锥刺，疼痛之处属厥阴、少阳，盖病症迁延日久，阴分渐虚，厥阴少阳风火不宁，瘰疾已著，治宜清热熄风。

方中羚羊角、炙僵蚕、嫩钩藤、石决明、甘菊花炭、桑叶清热平肝熄风，酒黄芩、薄荷炭、夏枯草清热泻火；丹皮清热凉血；鳖血炒柴胡散邪祛风，兼退虚热；茅根清热利水，热证费氏多用本品，导热下行；生甘草清热和中，调和诸药。

案2　湿瘀热毒互结之鱼口案

某　鱼口红肿疼痛，宜消散化毒。

紫苏叶　生川军　川萆薢　赤白苓　生苡仁　川黄柏　生草节　全蝎

【赏析】

中医学认为本病为淫秽与湿热、风邪杂合而致。《外科十三方考》有记载："此症生于胯间，与便毒相似，惟便毒圆而鱼口长，是其不同处，溃后则形同鱼口，故有是名。治法亦如便毒，敷服熏贴，生肌、平口。"由此可知，本病溃后不易收口，故命名为"鱼口"。本案鱼口红肿疼痛，宜消散化毒，法当清热解毒，祛湿逐瘀。

方中生川大黄泻热逐瘀，泻下攻积，有荡涤湿热积滞之力，令邪有去路；川萆薢、赤白苓、生苡仁淡渗利湿，分清别浊，赤苓、生薏苡仁又兼清热之效，四药同用，增生川大黄祛除湿热之力；川黄柏清热燥湿，尤善除下焦湿热；紫苏叶辛散祛风；全蝎入络搜邪；生甘草解毒和中。

案3　横痃肿硬案

某　横痃肿硬，延绵日久，乃寒湿夹痰，凝结厥阴之络。拟阳和汤加减。

生麻黄　大熟地　炮姜炭　紫肉桂　大贝　白芥子　生草节　川萆薢
桃仁泥　僵蚕　赤芍　连翘三钱　焦山楂一两　广木香五分　醒消丸一钱（分二次药液过服）　万灵丹二粒　梅花点舌丹一粒　陈酒过服。

【赏析】

横痃又称"便毒"，指各种性病的腹股沟淋巴结肿大。初期形如杏核，渐大如鹅卵，坚硬木痛，红肿灼热，或微热不红。穿溃后流脓液，不易收口，称为"鱼口"，一说生于左侧为鱼口，右侧为便毒。本案横痃肿硬，延绵日久，为阳虚血弱，寒凝痰滞，凝结厥阴之络，治宜温阳补血，散寒通滞，拟阳和汤加减。

阳和汤出自《外科证治全生集》，为治阴疽之代表方。本案方中以熟地填精益髓，甘温滋阴补血；炮姜炭、紫肉桂温阳散寒、通利血脉；生麻黄辛温宣散，散肌腠之寒凝；贝母、白芥子、川草薢、僵蚕燥湿化痰消肿，白芥子尤善消皮里膜外之痰；桃仁泥、赤芍活血化瘀；连翘解毒消疮；木香行气疏壅；焦山楂运脾活血；生甘草解毒和中；陈酒送服，有助药力。方中所用醒消丸，见于《外科全生集》卷四（乳香 没药 麝香 雄精），有消肿止痛之功；考万灵丹有两个，一者出自《良朋汇集》卷三，一者出自《济阳纲目》卷一，据其适应证，本案中所用万灵丹当属后者（茅术 全蝎 石斛 明天麻 当归 甘草炙 川芎 羌活 荆芥 防风 麻黄 北细辛 川乌 草乌 何首乌 明雄黄），该方温经活血，散寒止痛，多用于痈疽、疔毒、对口、发颐、湿痰流注、附骨阴疽、鹤膝风症的治疗，本案之便毒颇为合拍。梅花点舌丹见于清·《疡医大全》，由白梅花、蟾酥、乳香、没药、血竭、冰片、朱砂、雄黄、石决明、硼砂、沉香、葶苈子、牛黄、熊胆、麝香、珍珠等组方而成。适用于疔毒恶疮，痈疽发背、坚硬红肿，已溃未溃，无名肿毒等症，此丹主以白梅花之酸平，解疔疮毒，除痰热壅滞；蟾酥之温，散热消肿，解疔疮之毒；配乳香、没药、血竭行瘀活血止痛；冰片、朱砂、雄黄清热解毒消肿，用石决明镇肝散血热，硼砂散瘀解疮毒，沉香行气化结，葶苈子利水泻热，加牛黄、熊胆清心肝烦热，凉血解毒，麝香珍珠止疔毒疼痛，托里消肿。全方具有清热解毒，消肿止痛之功，为有效之解毒止痛剂，凡痈疽疔毒，诸疮肿毒服之皆宜。

案4 缠腰火丹未敛兼胯间结核案

某 缠腰火丹大势已定，破烂未敛。近日又加胯间结核。坚硬焮疼，寒热，恐成便毒。

银花三钱 赤芍一钱半 赤苓三钱 陈皮一钱 炙僵蚕（研）三钱 连翘一钱半 草节一钱 黄柏二钱 柴胡一钱 大贝三钱 羚羊片（先煎）一钱 炙乳没各一钱 花粉四钱 炙甲片（打）一钱 延胡索（炒）二钱 钩藤三钱 生苡仁四钱 桑枝

三钱　降香—钱

【赏析】

缠腰火丹，俗名蛇串疮，有干湿不同，红黄之异，皆如累累珠形。若不速治，缠腰已遍，毒气入脐，令人膨胀，闷呕者逆。缠腰火丹大势已定，破烂未敛。近日又加胯间结核。坚硬焮疼，寒热，恐成便毒。本案为火毒蕴结，治宜清热泻火，凉血解毒。

方中银花、连翘、黄柏清热解毒，赤芍、赤芍、炙乳没、延胡索凉血止痛，僵蚕、羚羊片、钩藤凉肝熄风，以防热极生风，贝母、天花粉、炙甲片、生薏苡仁散结消肿排脓。

案5　湿火炽盛之广疮案

某　湿火炽盛，广疮。

人中黄八分　炙冬花三钱　大杏仁三钱　大贝母三钱　粉丹皮一钱半　大力子二钱　夏枯草二钱半　马勃六分　瓜蒌皮三钱　土茯苓二两　金银花二钱　天花粉三钱　淡竹叶二十张

常服加减八珍化毒丹：

大濂珠（注：珍珠）二钱　真牛黄二钱　真琥珀二钱　大梅片二钱　飞朱砂一钱　真川贝三钱　人中白（研极细末）二钱

上药共研末。加白飞面四钱，水糊为丸。

【赏析】

广疮，明代俞弁《续医说》记载："弘治末年，民间患恶疮，自广东人始。吴人不识，呼为广疮。又以其形似，谓之杨梅疮。"李时珍对这种说法还进一步发挥说："杨梅疮，古方不载，亦无病者。近时起于岭表，传及四方。盖岭表风土卑炎，岚瘴熏蒸，饮啖辛热，男女淫猥。湿热之邪积蓄既深，发为毒疮，遂致互相传染，自南而北，遍及海宇，然皆淫邪之人病之。"

广疮是因感染梅毒而引致的一种全身性疾病，又名"杨梅疮"，后者见于

《疮疡经验全书》卷六。又名霉疮、广疮、时疮、棉花疮。多因气化（间接）传染和精化（接触）传染而发。症见：先出现下疳，或见有横痃，继则发杨梅疮。发病前，多见有全身性发热，头痛，骨节部位酸痛，咽干喉痛，并逐渐出现皮表病变。发外阴部皮肤先起红晕，后即见成斑片者，名杨梅斑；有形如风疹者，名杨梅疹；若其状如赤豆，嵌入肉内者，则名杨梅豆；若疹粒破溃，肉反而突出于外者，更名翻花杨毒。严重者，其毒侵及骨髓、关节、内脏，则统称之为杨梅结毒。本案虽未论及症状，但费氏认为属湿火炽盛，治宜祛湿泻火。

方中人中黄、牛蒡子、夏枯草、马勃、丹皮、金银花清热泻火；土茯苓、天花粉、淡竹叶、瓜蒌皮清热祛湿；肺合皮毛，故用贝母、款冬花、杏仁来清肺宣肺以治广疮。

人中白为凝结在尿桶或尿缸中的灰白色无晶形之薄片或块片，洗净干燥而成。本品咸，寒，入肝、三焦、膀胱经，有清热解毒，祛瘀止血之功效。

案6 头面腿臂溃烂案

某 头面腿臂溃烂，延久不愈，结毒不化。宜清解化毒。

青防风 威灵仙 连翘 生地 丹皮 黑山栀 大贝 银花 赤芍 甘草 白鲜皮 川黄连 玄参 土茯苓 车前子

【赏析】

头面腿臂溃烂，延久不愈，结毒不化。宜清解化毒。本案为热毒蕴结，治宜清热解毒。方中连翘、银花清热解毒，白鲜皮、黄连、土茯苓清热燥湿，生地、丹皮、玄参、黑山栀、赤芍清热凉血，威灵仙舒筋活络、祛风胜湿，防风、贝母清肺宣肺以祛毒，甘草化痰并调和诸药。

案7 下疳溃烂案

某 下疳溃烂，服五剂。

丹皮三钱　银花四钱　生军三钱　玄明粉二钱　枳实一钱半　生甘草梢一钱
毕大贝四钱　麦冬三钱　白鲜皮四钱　山栀三钱　连翘三钱　黄柏三钱

【原注】 凡杨梅结毒疮，可服少量三仙丹，继服利湿、通便解毒数剂，再用扶胃清化药善后。

泻下解毒方：

川军　玄明粉　升麻　琥珀屑　蛤粉　银花粉　青果

【赏析】

梅毒一症，由国外首传于广东，故又名广疮，今已罕见。主要由性交而传染，故又名花柳病。初起为白浊、下疳。下疳有硬性、软性之分。迁延失治，每蚀烂至根部。梅毒每易引起腹股沟淋巴结肿胀，在少腹侧股缝中结核，硬如弦，故名横痃。溃烂后疮形像鱼口，故在左侧的称鱼口，右曰便毒。终年流黏液不易愈合。梅毒毒蕴血分，则有口臭，手足心发热，肘后及腋下淋巴结肿胀，周身肌肤出现疹块，由小而大，色如杨梅，故又名杨梅疮。而前辈医家，有以含氧化汞的三仙丹，研末为丸，如芥子大，一日一粒，连服七天，继用绿豆壳、生军、土茯苓等以泻下解毒，取得较好的疗效。

下疳者，下以言阴，疳以言疮，乃男女前阴蚀疮之通名。而前阴蚀疮古人称之为下疳者，盖以人体之头至高，阴至下，古人讳言人之阴，故每称前阴之为下；而疳从甘声，疳疮之传于我国本于粤（广东）始，甘乃粤人所称穿物为穴者之名也。故就其前阴蚀疮一呈窍穴之状而称之，因有此下疳之名耳。

至若下疳为病，古人又称之为"蛀梗疳"、"袖口疳"、"鸡嗉疳"、"蜡烛疳"及"旋根疳"者，则又专指男子言；而或言其疳疮生于阴茎之上如虫蛀蚀，生于包皮之内如袖口裹，生于龟头之上如鸡嗉囊，或言其阴茎之蚀深如蜡烛残，茎根之蚀断如刀镞然也。

下疳是发于男女外生殖器部位之疮疡。见《外科正宗》卷三。又名妬精疮、疳疮。多因接触或与患此病人性交而传染，好发于男子阴茎、龟头、包皮，女子大小阴唇、阴道等部位。该病初起阴茎痒痛，坚硬紫色疙瘩渐生；

或患处出现豆粒大小之硬结，不红不肿不破溃，名为硬性下疳；若初起即似小疮，皮肤流水，肿痛日生，痒麻时发，疼痛明显者，名为软性下疳。

此案因湿热之毒蓄积于体内，不得宣发故而为病，治宜清热解毒，方用丹皮、银花、连翘、山栀、黄柏清热解毒，大黄、玄明粉、枳实清泄热毒，贝母、麦冬清肺解表，白鲜皮、生甘草清热祛湿。同时可服用少量三仙丹加强清解内热的作用，之后再用泻下解毒方巩固疗效，最后用扶胃清化之方来善后。由此可以看出，先生对此病的治疗之周到和详尽。

九、肠痈

案 1 产后肠痈案

某 产后恶露未尽，瘀滞肠中，以致腹右作痛，坚硬拒按，已延两月。寒热未止，盗汗甚多，小溲有时不利，肠痈已著，脉芤数无力，将有内溃之势。治以攻补兼施。

生黄芪 炙甲片 五灵脂 当归 生苡仁 桂心 煨木香 泽兰 花粉
生大黄

【赏析】

肠痈，病名。痈疽之发肠部者。《素问·厥论》曰："少阳厥逆，机关不利；机关不利者，腰不可以行，项不可以顾，发肠痈。"《金匮要略》："肠痈者，少腹肿痞，按之即痛，如淋，小便自调，时时发热，自汗出，复恶寒，其脉迟紧者脓未成，可下之，当有血；脉洪数者，脓已成，不可下也。"本案虚实夹杂，治宜益气养血，利湿解毒。

方中生黄芪、当归、泽兰益气养血活血，煨木香宽肠行气，炙甲片、天花粉消肿排脓，生大黄通腑泄热。五灵脂活血以止痛，生薏苡仁健脾以利湿，桂心散寒止痛、温通经络。

案2 肠痈急痛案

某 肠痈急痛。

蒌仁 桃仁 丹皮 归尾 党参 陈皮 白术 角针 甲片

间服小肠痈单方：

生地榆三两 银花二两 生甘草一两 陈酒八两 河水八两 煎服。

【赏析】

肠痈，病名。痈疽之发肠部者。《外科正宗》卷三："肠痈者，皆湿热瘀血流于小肠而成也。由来有三：男子暴急奔走，以致肠胃传送不能舒利，败血浊气壅遏而成者一也；妇人产后，体虚多卧，未经起坐，又或坐草（胎产）艰难，用力太过，育后失逐败瘀，以致败血停积肠胃，结滞而成者二也；饥饱劳伤，担负重物，致伤肠胃，又或醉饱房劳，过伤精力，或生冷并进，……气血凝滞而成者三也。"本案为虚实夹杂，治宜益气活血，托毒排脓。

方中党参、陈皮、白术、丹皮、归尾益气养血活血，拟蒌仁、桃仁、角针、甲片托毒排脓。之后间用小肠痈方巩固治疗。

第三章 皮肤科

一、湿疹

案1 遍身湿疹案

某 风湿热兼浸两耳，疮痍破津，延蔓全身，更发瘔垒。宜清热消风。

荆芥穗一钱 淡黄芩一钱 六一散（包）三钱 牛蒡子（炒）三钱 生首乌（切）四钱 赤苓二钱 净蝉蜕 嫩苦参一钱 丹皮二钱 赤芍一钱 青防风一钱 桑叶十张

【赏析】

耳部湿疹延至全身，表现为有疮痍破溃流水及疹块垒垒，据其部位及病势，可知为风邪外犯，据其性状，可知为湿为热，故为风湿热邪外犯。

治以清热消风祛湿之法，兼以行血逐风。以荆芥穗、防风、桑叶、牛蒡子、净蝉蜕清热疏风，以黄芩、六一散、苦参、赤苓清热利湿。风疹瘙痒也多与血热有关，故有"治风先治血，血行风自灭"之说，方中加丹皮、赤芍凉血清热，以消风热邪所生之内因。加生首乌者，一方面以其善治风疹瘙痒，配伍方中，增强疗效，另一方面，也取其通便解毒之功，通大肠之腑，以泄肺表皮毛之风湿热毒。

案2 遍身瘙痒案

某 风热相乘，遍身发痒。宜养血祛风，兼以利湿。

南沙参　赤茯苓　杭白芍　大生地　嫩桑枝　地肤子　全当归　生熟苡仁　怀牛膝　生白术　梧桐花　红枣　五加皮

【赏析】

本患者遍身发痒，发之于遍身者，因肺主皮毛，故其病位主要为肺。其痒也甚，故其病因一为风，二为热，三为血虚内燥。风有外风内风，热有外热内热，临床宜细辨。若属内风内热，则多与阴血亏虚内燥有关。若患者皮肤干枯少津少泽，舌红少苔，脉细数，多为内因。肺主皮毛，皮毛受病，故本案当以肺之阴血亏虚为主，血虚燥热内生，热扰风动，故发风疹瘙痒。

本案以滋阴润肺祛风为法，因内之风热炽盛，最易感受外之风热，故宜兼疏外风。以南沙参、杭白芍、大生地、全当归、怀牛膝、红枣等滋阴养血润燥熄风，梧桐花、五加皮、赤茯苓、嫩桑枝、地肤子祛风清热、利湿解毒，生熟薏苡仁、生白术健脾祛湿，兼有培土生金之用。

案3　肌肤瘙痒案

某　脾有湿热，肌肤作痒。宜祛风利湿。

当归二钱　茯苓二钱　生熟苡仁各三钱　黄柏三钱　五加皮三钱　地肤子三钱　豨莶草（制）三钱　梧桐花一钱　苦参片一钱　川牛膝二钱　车前子三钱　焦茅术一钱　秦艽一钱　白花蛇二钱　桑枝三钱　槐枝一尺　蛇床子二钱

【赏析】

本案为风湿热内盛引起的肌肤瘙痒。谓脾有湿热，舌苔必黄腻，或伴口中黏腻，或大便黏滞不爽。故宜健脾化湿、祛风清热。

处方以茯苓、生熟薏苡仁、焦茅术健脾利湿，以五加皮、蛇床子、地肤子、豨莶草、梧桐花、苦参片、川牛膝、车前子、黄柏清热化湿，以秦艽、白花蛇、桑枝、槐枝祛风清热化湿。一味当归，为血中气药，寓"治风先治血，血行风自灭"之意。

案4 外感风热之粟风疮案

某 粟风疮经治已退。仍宜清热、消风。

炒大力子三钱 生首乌（切）四钱 荆芥一钱 赤芍一钱半 赤苓三钱 苦参一钱 银花三钱 薄荷一钱 丹皮一钱 净蝉蜕一钱 连翘二钱 桑叶十张 淡黄芩一钱 六一散（包）三钱 黑芝麻三钱

【赏析】

本案为风疹治疗后期的巩固。风疹多为外受风热之邪所所致，表现为疹点细小如粟，散漫遍布而瘙痒反复。本病易于复发，常与余邪未尽有关。本案虽经治疗已退，但因余邪未尽，虑其复发，故仍以祛风清热为治。

处方在清热祛风基础上加以利湿，并佐以养血行血之品，以杜绝邪气留滞。方中以牛蒡子、生首乌、荆芥、赤苓、苦参、银花、薄荷、净蝉蜕、连翘、桑叶等药祛风清热燥湿，淡黄芩清热燥湿，六一散清热利湿，黑芝麻、丹皮、赤芍等则养血行血。虽药多性凉之品，但多轻清升发，不伤胃气，故有助于祛邪扶正，防止风疹复发。

案5 遍身蛇皮风癫案

某 血虚不能荣润肌肤，阳明湿热浸淫。恙始手足，继之游及遍身，幸而未上头面，皮肤瘙痒，似如虫行，已成蛇皮风癫，业已有年，不易速瘳。治宜养血、活血为主，佐以祛风胜湿，以和阳明，经谓：治风先治血，血行风自灭。惟恒心服药可效，否则难治。

归身二钱 白芍二钱 生地三钱 党参三钱 菊花二钱 蝉蜕一钱 丹皮二钱 玉竹三钱 苦参二钱 秦艽二钱 车前子三钱 天麻一钱 羚羊片一钱 浮萍草二钱 川芎八分 独活二钱 桃仁泥一钱 槐枝三钱

又丸方：丹参二钱 川怀牛膝各二钱 赤苓三钱 生熟苡仁各三钱 焦茅术一钱 黄柏二钱 地肤子三钱 大胡麻三钱 桑枝三钱 梧桐花三钱 豨莶草三钱

五加皮三钱　大枫子一钱　海风藤三钱　防风己各三钱　老鱼鳞三钱

【赏析】

本案之湿疹始于手足，现已遍及全身，皮肤瘙痒如虫行。盖风疹瘙痒多与风、湿、热相关，又因历时日久经年，恐已久病耗伤气血，亦已入络，故断言不易速瘳。本病在内可责之于血虚生风，血虚者，不能荣润肌肤，与阳明气血亏耗相关，而燥因病久日重，湿邪者，多与阳明湿热浸淫有关。内外合邪，不易速效，宜缓图之。

治以养血、活血为主，佐以祛风胜湿。方以归身、白芍、生地、玉竹、党参补养气血、固本扶正，菊花、蝉蜕、天麻、秦艽清热祛风，独活、苦参、槐枝、车前子、浮萍草清热祛湿，桃仁泥、川芎、丹皮、活血通络。尤其其有特色者，为以治内风之药如羚羊片调治外风，取其内外合邪之理。另用丸方，取其力缓持久之优点，处方突出了本病的风、湿、热、毒、瘀、虚之病理特点，有针对性的调治，并嘱病家须有恒心久服，方能根治。

案6　脐中流水案

某　肾开窍于二阴，肾水久亏，精关不固，不时遗精，小溲频数，木失水涵，肝阳上升，脾土受制，积湿化热，脐中流水，口燥痰多。再以滋肾柔肝，健脾化湿。

潼沙苑三钱　生石决四钱　牡丹皮二钱　冬青子二钱　云苓二钱　淮山药三钱　黑料豆三钱　西洋参一钱半　象贝三钱　瓜蒌仁三钱　新会皮一钱　莲子十粒　川石斛三钱　五加皮三钱　玫瑰花三朵　桑枝一尺

外用灶心土研末，加冰片少许掺之。

【赏析】

本案之湿疹兼见遗精，尿频，脐中流水，口燥痰多等症，遗精多为肾阴亏虚，日久可因水不涵木而肝肾阴虚。脐中流水者，多为湿邪，口燥痰多，为痰湿中阻，化热伤津。故治以滋肾柔肝，健脾化湿。

方以潼沙苑、黑料豆、淮山药、西洋参、牡丹皮滋补肝肾之阴，生石决清肝潜阳。莲子、茯苓健脾化湿，因湿郁化热，故以茯苓之淡渗和莲子之性凉以制之，又以川石斛滋养胃阴，清其郁热，以疏通中焦之气机。新会皮、象贝、瓜蒌仁化痰，冬青子祛风补虚，五加皮、桑枝祛风清热除湿。而加入玫瑰花，一以行气解郁，疏肝之郁，防其郁火动风，二以其和血行血，取血行风自灭之意。

二、癣

顽癣瘙痒案

某　四肢颈项顽癣瘙痒。

生南星一钱　生半夏一钱　川槿皮三钱　炒白芥子二钱　番木鳖二钱　枯矾一钱　月黄二钱　皮硝二钱　冰片四分　斑蝥（去头、足、翅）三只

用法：患处碎烂痛，用清水调搽；若不痛，用镇江好醋调搽。日三四次，搽两月可除根。

又顽癣搽方：

密陀僧　吴萸　胡椒　川连

研末，玉红膏调搽。

【赏析】

四肢颈项顽癣多责之于顽痰，其病位多为皮里膜外，应予逐痰去毒之峻药方能奏效。

方选攻逐痰毒之品，以外治法调治。月黄其性味酸、涩、凉，有毒，具有消肿攻毒之效，能治一切顽癣，单用或与他药合用可治顽癣。枯矾酸涩寒，有毒，能消痰、燥湿、止泻，其解毒杀虫之力较强，临床常用之治疗疮痔疥癣。番木鳖又称马钱子，外用可消痈疮肿毒。斑蝥有大毒，外用治疗痈疽恶疮、顽癣、瘰疬等有特效。川槿皮外用治癣疮，亦为民间习用之法。白芥子善消皮里膜外之痰，临床常用治风湿脚气，此处移治顽癣，有引诸药入经之

意。诸药相伍，其攻逐痰湿恶毒之力更猛。另配顽癣外搽方亦为类似功用。本方所体现的久病从痰论治的思想值得借鉴，攻逐顽痰之经验用药亦值得学习参考。

三、疥疮

湿热浸脾之疥疮案

某　湿热浸脾，始发疮疥，继则足肿。治宜清化。

生地三钱　丹皮二钱　赤芍一钱　蝉蜕一钱　木通一钱　泽泻一钱半　猪苓二钱　防己二钱　忍冬藤（切）三钱　六一散（包）三钱　川牛膝二钱　连翘二钱　生苡仁四钱　绿豆衣三钱

又搽药：火纸卷硫黄末，浸菜油于灯盏火上烧，滴下油，搽擦极效。

【赏析】

疥疮一般指瘙痒性、散在性、丘疹性或丘疱疹的皮肤病，多与风湿热邪相关。患者由疥疮发为足肿，说明水湿内盛，困阻脾之阳气。

本病宜标本兼治，一方面清热化湿，另一方面利水健脾。方中木通、泽泻、猪苓、防己、忍冬藤、川牛膝、连翘、六一散等清热解毒，其中连翘为"疮家圣药"，善治一切火热肿毒，蝉蜕祛风清热，伍以生地、丹皮、赤芍凉血解毒而不伤阴，生薏苡仁、绿豆衣健脾利湿，兼以解毒。

四、大麻风

案1　风邪外客，气血失运之游面风案

某　游面风眉发尽脱，项疼。宜真丹加减。

生地三钱　菟丝子三钱　桑叶三钱　玄参三钱　川石斛三钱　黑芝麻四钱　沙参四钱　地骨皮五钱　女贞子四钱　甘菊花三钱　刺蒺藜四钱　羌独活各六分　鲜柏叶五钱　桑枝五钱　红枣五枚

洗方：羌活二钱　蕲艾五钱　松毛一两　角刺三钱　侧柏叶一两

又搽药：皂角　鹿角　松毛各一两　烧灰存性研末，姜汁、大枫子油调搽。

【赏析】

大麻风即麻风病，多因风邪外客，气血失运而有麻木不仁之症。本患者发于面部，故称之游面风。西医学认为本病是由麻风杆菌引起的一种慢性接触传染性皮肤病，主要侵犯皮肤黏膜和周围神经，若侵犯周围神经，周围神经发生形态和功能的改变，可表现为皮肤损害处感觉丧失、失汗、干燥、毛发脱落等。本患者眉发尽脱，项疼，为风邪外客，阴血亏虚，气血不运之征。

治以滋养阴血，疏风清热，通络解毒。其中生地、菟丝子、玄参、川石斛、黑芝麻、沙参、女贞子滋补肝、肾、肺之阴精，地骨皮、甘菊花可滋阴清热，甘菊花、桑叶疏风清热，刺蒺藜、羌活、独活、桑枝通络除风，玄参清热解毒，鲜柏叶、黑芝麻均有助于养血生发。同时外用除湿化痰、解毒、生发之药，洗之、搽之，以期及时控制病情。

案2　大麻风肢麻案

某　大麻风肢麻肌木，伸缩不利。

大胡麻三钱　桑枝一两　紫背浮萍二钱　大生地六钱　桃仁三钱　白鲜皮三钱　甲片三钱　制川乌一钱　胆星一钱

【赏析】

大麻风所致的肢体麻木，为风邪入侵，气血不运，故宜祛风通络，补养气血。又久病多痰多瘀，故兼以活血化痰。方以大胡麻养血祛风，桑枝祛风通络，浮萍祛风清热，利水解毒，生地清热生津、养血活血，桃仁、甲片活血散瘀，白鲜皮清热燥湿、祛风止痒，制川乌祛风除湿，胆星清火化痰。诸药配伍，体现了风、痰、瘀、虚等特点，面面俱到，细致入微。

案3　足底漏底之风毒案

某　足底漏底之风毒，窜溃烂久不愈。

用独瓣大蒜贴患处，再用艾火灸，煅牡蛎研末掺之。

【赏析】

　　风毒所致足底溃烂久不愈之疾，其病机应为本虚标实，标实者，为风邪深入，本虚者，为阳气不足，虚寒内生。治以温散收敛。用独瓣大蒜贴患处以发散其风毒，用艾火灸之温之，以壮其阳气，扶助正气，以煅牡蛎研末掺之者，以其正虚，无力收敛，故用之助其收口。本案收散、温敛并用，药简而意深。

第四章　眼　科

案 1　目眦红赤案

小眼角红，为虚火，红肿羞明，模糊不痛。宜滋阴降火汤。

中生地八钱　知母二钱　丹皮二钱　女贞子二钱　黄芩一钱　黄柏三钱　青皮一钱　蕤仁泥二钱　赤芍二钱　桑叶二钱　菊花二钱　料豆三钱　川贝　象贝各二钱　石决六钱　芝麻三钱

或夹风热加薄荷；有外风加蝉蜕；有翳膜加川贝、杏仁。眼珠夜痛属肝肾，龙胆泻肝汤，加滋阴降火药，举一反三可也。

【赏析】

小眼角为肝肺心所主，红肿羞明，模糊不痛者，为肝肾阴虚火旺。故治以滋阴降火为主，兼以疏散风热。方以生地、知母、丹皮、女贞子、赤芍等补肝肾之阴并清降虚火，蕤仁滋补肺肾之阴，以黄芩、黄柏、石决明清泻肝肾之虚火，桑叶、菊花、贝母清肺火、散风热，菊花、桑叶、石决明还能清肝明目。料豆、芝麻补精血，祛风邪，为固本祛邪兼顾。方后列加减法值得借鉴：有风热加薄荷，取其善疏散风热，清利头目之功；有外风加蝉蜕，取其清肺热，散风热之功；有翳膜加川贝、杏仁，取其消痰湿之功。眼珠夜痛属肝肾阴虚火旺，故用龙胆泻肝汤加滋阴降火药，说明眼科用药之理法与内科杂病之理法无异。

案 2   目红初起案

初目红：池菊二钱   桑叶二钱   丹皮二钱   京赤芍一钱   象贝三钱   杏仁三钱
净蝉蜕一钱   灯心三尺   谷精珠三钱   车前子三钱   竹叶三十张

【赏析】

目红初起，为肝肺二经风火上攻，宜疏散风热，清肝肺之火。方以菊花、桑叶、蝉蜕散风热，清肝肺之火，竹叶、丹皮、赤芍清肝火，象贝、灯心清肺火，谷精珠疏散风热，清肝明目。车前子化痰湿，清热明目。杏仁、象贝、车前子等皆有化痰湿之功，患者虽无明显痰湿之象，但风热易致痰湿内生，以致视物不明，故方中配清利痰湿之药。

本方中车前子一药的明目功效，为当代临床家所推崇，如眼科专家祁宝玉也喜用车前子明目，他认为其之所以能明目，一是受"取类比象"的影响，即"子能明目"，二是车前子可消肿渗湿，凡因湿热之邪所致目疾如黑睛生翳、漏睛脓出、突发眼前蝇翅飞舞，用车前子子均能病退，三是车前子常伍用于补益肝肾方剂中，如五子衍宗丸，用车前子以小利之寓泻于补之中，能补而不腻，开阖相济，明目而非补益于目也。

案 3   红丝牵眼案

红丝牵眼，屡发不止，是肝热上逆也。

用淡吴萸三钱   北细辛五分   白蔻仁四分   五贴而愈。

【赏析】

红丝牵眼为肝火炽盛上攻于目所致，理应清肝泻火，但屡发不止，日久阳气虚浮于上，此火为阳虚之火，故不用清肝之法，而用补肝助阳之剂。吴萸入肝经，温经散寒，细辛通络温肾，白蔻仁温中行气化湿，三药配伍，俾阳气回复，虚火自降。此症极易误诊，非有胆识者不能为。

案4 目闭不开案

眼闭不开，是风热初起。

麻黄一钱 细辛五分 桂枝八分 炙甘草二钱 一剂愈。

【按】上方热因热用，但不可轻试。

【赏析】

眼闭不开，断为风热初起，却用辛温发散之品治之立效，说明患者素体阳虚，整体机能虚弱，如精神不振，头目昏沉，身体懈怠，面色暗淡无光，手足肢体不温等，故放胆用麻黄附子细辛汤与桂枝甘草汤合方治之，以扶助真元之气，祛除外感之风邪。若贸然用寒凉之药清热，则可能使症情加重，久治不愈。以上两案均为热因热用之法，言不可轻试，是说若辨证不准，不得盲目效仿，若辨证精确，可放心运用。

案5 目中流血案

目为肝窍，肝火炽盛，逼血上亢，目中流血。宜养阴柔肝，兼以凉血。

南沙参 茯苓 山药 麦冬 丹皮 石决 女贞子 杭菊 牛膝 黑栀 茜草根 莲子

【赏析】

目中流血为肝气郁而化火，肝火炽盛，迫血妄行所致。血热，宜凉血止血、滋阴柔肝。方以丹皮、牛膝、栀子、茜草皆为凉血药，其中丹皮清热凉血、活血散瘀，牛膝活血通经，补肝肾，引血（火）下行，黑栀具有护肝、利胆、降压、镇静、止血、消肿等作用，茜草根凉血止血、活血化瘀，四药相伍，使血止热清而不留瘀。南沙参、麦冬、女贞子、山药补肝肾阴。杭菊、石决平肝清热、明目。莲子、茯苓健脾化痰、宁心安神，以助肝气舒达、肝阳潜降。

案6　目暗不明案

目为肝窍，瞳神属肾，肝肾两亏，目光昏散。宜肝肾并培，兼以明目发光。

甘杞子　菟丝子　潼白蒺藜　女贞子　黑料豆　生石决　茯苓　山药　小生地　潞党　谷精珠　莲子　佛手

【赏析】

本案为目暗不明，按五轮学说诊断，其瞳神属肾，暗淡无光则为肾精不足。视物不明多为肝之阴血亏虚。故拟肝肾并培兼以明目发光之治法，培补肝肾主要为补养肝肾之精血，配以补养后天脾胃之药，以滋先天之精血。如以甘杞子、菟丝子、潼蒺藜、女贞子、黑料豆、山药、小生地、潞党、谷精珠等补益肝肾，其中女贞子补肝肾阴，菟丝子补肾益精，黑料豆补肾化湿，甘杞子滋补肝肾，潼蒺藜补肝益肾固精，小生地有清热凉血、益阴生津，而菟丝子、甘杞子、女贞子、潼蒺藜皆兼有养肝明目之功，可治目视不清。又以山药、党参、茯苓、莲子、佛手培补后天之脾胃，山药补脾养胃，生津益肺，补肾涩精，茯苓利水渗湿、益脾和胃、宁心安神，莲子清心醒脾，补脾止泻，养心安神。其中莲子亦具明目之功。最后伍以平肝祛风明目之药，如生石决、白蒺藜、谷精珠，三者皆能明目发光，生石决平肝清热明目去翳，白蒺藜平肝解郁，祛风明目，谷精珠疏散风热，明目退翳。统观全方，先后天并补，补益与明目兼顾，诚为治目暗不明之良方。

案7　肝肾阴亏之视歧案

正在妙龄，二天不足，瞳神散光，视物两歧，宜壮水柔肝，明目发光。

炙生地　粉丹皮　女贞子　黑料豆　青龙齿　左牡蛎　净蝉蜕　谷精珠　南沙参　川贝母　全当归　淮山药　茯苓神（六曲浆拌）

【赏析】

本案目暗不明，瞳神散光为肾精不足，视物两歧，为肝阴亏虚，故宜壮水柔肝，明目发光。方以炙生地、粉丹皮、女贞子、黑料豆、全当归、淮山药、南沙参、川贝母滋养肝肾之阴，茯苓神健脾补气，宁心安神，培补后天之本。龙齿、牡蛎镇肝潜阳，净蝉蜕、谷精珠疏散风热，明目退翳。

案8　视物模糊案

目为肝窍，赖肾水以光明，肾水不足，肝阳上升，目白红丝，视物模糊，久延不宜。宜养阴柔肝，佐以清热。

南沙参　玄参　石决　丹皮　象贝　桑叶　菊花　黄芩　山栀　知母灯心　谷精珠

【赏析】

本案视物模糊为肝肾阴虚所致，虚火之象明显，故宜滋养肝肾之阴兼以清热泻火。以南沙参、玄参、知母、丹皮、象贝滋补肝肾之阴。桑叶、菊花、石决清肝热，平肝阳，石决明和菊花均可明目，与谷精珠相伍共奏清肝明目之效。黄芩、山栀、灯心草清肝泻火。

案9　目昏发脱案

肾水久亏，肝营不足，风阳上僭，发脱目昏。宜养阴调营，壮水涵木。

南沙参　淮山药　蝉蜕　石决明　当归身　炙生地　杭白芍　黑芝麻霜桑叶　杭甘菊　白蒺藜　云茯神　谷精珠　福橘饼

【赏析】

本案发脱目昏与肝肾亏虚有关，发脱为肾之精血亏虚，目昏为肝阴亏虚，故宜养阴调营，壮水涵木。南沙参、淮山药、当归身、炙生地、杭白芍、霜桑叶等滋补肝肾之阴血，黑芝麻补益精血外尚可乌发止脱，谷精珠、蝉蜕、石决明、杭甘菊、白蒺藜清肝明目，云茯神、福橘饼健脾益气，宁心安神，与诸滋补阴血药相伍可防其滋腻碍胃，并培补后天，使化源充足。

案 10　肝肾阴亏，风邪上扰之目翳案

肝肾并亏，虚火上升。始则昏花，继则生翳。宜肝肾并培，发光消翳。

小生地　潼沙苑　女贞子　黑料豆　潞党　石决　谷精珠　山药　云苓　木贼草　蕤仁泥　丹皮　灯心　莲子　京玄参

【赏析】

本案为久病视物昏花，后生翳膜，为肝肾阴血不足，风邪上扰所致。方以小生地、潼沙苑、女贞子、黑料豆、潞党、山药、蕤仁泥、京玄参、丹皮等滋养肝肾之阴血，石决、谷精珠、木贼草清肝明目，又以云苓健脾利湿和灯心草清热利湿，二药均化湿以助除翳，莲子养心安神明目，并健脾益气，充养后天之本，以助气血化生。

案 11　视物模糊案

某　二天并培，化痰明目。

人参　冬白术　云茯苓　川杜仲　当归身　杭白芍　怀牛膝　川断肉　谷精珠　净蝉蜕　甘菊花　象贝母　仙半夏　陈橘红　红枣

【赏析】

本案目暗不明，痰浊内停，考虑日久先后天均已亏虚，故培补脾肾，养肝明目，化痰祛风。人参、冬白术、云茯苓、红枣为四君子汤所化裁，以之培补脾胃，川杜仲、当归、杭白芍、怀牛膝、川断肉均可补益肝肾，谷精珠、净蝉蜕、甘菊花清肝明目。仙半夏、陈橘红健脾化痰，象贝母化痰清热，在用药配伍上前后呼应，此为标本兼治之法，健脾以化痰湿，化痰湿以助脾运，相辅相成。

第五章 喉 科

案1 咽喉红痛案

某 温邪内蕴，风热上僭，故咽喉红痛。故拟清化。

桔梗一钱 大力子三钱 薄荷一钱 连翘二钱 黑山栀三钱 马勃六分 玄参一钱 象贝三钱 酒芩一钱 橘红八分 银花三钱 生石决（打）六钱 青蛤粉三钱 活贯众五钱 胆矾三分 挂金灯两枚

【赏析】

本案咽喉红肿疼痛为风热之邪上僭，故用清化风火之药治之。桔梗清热解毒，宣发肺气，治疗咽痛有良效，如仲景桔梗汤，牛蒡子疏散风热，清利咽喉，为治咽痛要药，薄荷疏散风热，清利头目，亦可治咽喉肿痛，连翘为疮家圣药，凡红肿疼痛皆可用之，配伍银花，清热解毒之力更佳，黑山栀、活贯众、马勃、玄参皆为清热解毒之药，马勃与玄参除清火外对咽喉肿痛、溃烂有较好的疗效，酒芩、生石决清肝火，以防风热上扰引动肝风，橘红、青蛤粉、象贝等皆可清肺化痰利咽，治疗痰火郁结之咽喉不利和肿痛皆可，胆矾和挂金灯均为治疗咽喉肿痛的要药，其中胆矾有催吐，祛腐，解毒之功，治风痰壅塞，喉痹，癫痫，牙疳，口疮，烂弦风眼，痔疮等疾，挂金灯清肺利咽，化痢利水，可治肺热痰咳，咽喉肿痛等。

案2 咽痛咳嗽案

某 肝火上升，肺金受克。呛咳内热，咽喉作痛，悬雍下垂。宜滋肾柔肝，清肺化痰。

广皮白一钱　毛燕（另煎，冲入）三钱　甘蔗冰糖二两　海蜇皮（漂淡）一张　南沙参四钱　京玄参二钱　天麦冬各二钱　茯苓三钱　山药三钱　丹皮二钱　川贝二钱　炒枣仁三钱　生石决（打）四钱　冬青子二钱　蒌皮三钱　牛膝二钱　甜杏仁三钱　冬虫夏草九分　玉竹三钱

复诊：语言已亮，呛咳咽痛已退。

【赏析】

本案之咽喉肿痛为木火刑金，必有身热易怒之症，而呛咳之症与肝气郁滞，郁火上攻有关，而悬雍下垂者，为肾精亏虚、痰浊内阻所致，故拟滋肾柔肝，清肺化痰法治之。方以玉竹、南沙参、玄参、天冬、麦冬、冰糖、山药、牛膝等滋养肺肾之阴，兼能清肺化痰止咳，丹皮清热凉血，活血散瘀，山药除滋阴外，还能健脾益胃，补养后天之本以杜绝生痰之源。又加化痰药诸如蒌皮清化热痰、利气宽胸，甜杏仁化痰平喘，冬虫夏草益肾壮阳、补肺平喘化痰，川贝清热润肺，化痰止咳，海蜇皮化痰消积，祛风除湿，化痰群药相伍疗效更佳。生石决明平肝清热，制肝木以养肺金。方中又佐以清心安神药茯苓和枣仁，茯苓可渗湿利水、健脾和胃、宁心安神，炒枣仁可宁心安神、敛汗生津、滋补肝血，此二者通过安神之力潜降心肝之火，有助于平降刑金之火。

案3　风火上攻，痰火凝结之咽肿案

某　痰火上结，咽喉红肿，蒂丁（即悬雍垂，属少阴）下垂作痛，防发烂喉痹。急宜疏风化痰火。

连翘　银花　玄参　马勃　大力子　丹皮　川连　黄芩　橘红　桔梗　生草　赤芍　桑叶　射干　挂金灯　金锁匙

【赏析】

本案咽喉红肿，为风火上攻，蒂丁下垂作痛，为痰火凝结。痰火之毒易

酿而化腐，故急宜疏风化痰火，以防生变。首以银花、连翘清热解毒，消痈散结，银花还能解血中之热毒，二药均能治咽喉肿痛，而二药与桑叶相伍均可疏散风热。玄参、马勃、牛蒡子可养阴生津，泻火解毒，消散痰结，均有利咽之功。射干清热解毒、祛痰利咽、散血消肿，挂金灯清热解毒，化痰利咽，金锁匙清热解毒、排脓镇痛，三药均用治咽喉肿痛，疮疡肿毒，为喉科常用对药。桔梗生草相伍为经方专治咽痛之方，川连、黄芩清热解毒，入心肝胃经，可解咽喉毒火结聚。丹皮、赤芍凉血散血，以防毒热入血化腐成脓。

案4　热入营血之喉疳案

某　喉疳腐烂，身热作痛，咽饮不利，寒热。

牛蒡子三钱　玄参二钱　白桔梗一钱　薄荷叶一钱　射干八分　生甘草八分　黑山栀三钱　银花三钱　淡黄芩一钱　象贝三钱　薄橘红八分　天花粉二钱　淡竹叶三十张　茅根四钱　灯心一足

【赏析】

本案喉疳腐烂，身热作痛，可见热邪深入营血，身形寒热，可知血热化腐成脓之势正盛。应急以清营解毒之品救之，并兼化痰利咽，滋阴生津。以玄参、射干、生甘草、黑山栀、银花、淡黄芩等清热解毒，直折火势，又加入清热利咽之牛蒡子，既可疏散风热，又能利咽散结、解毒消肿，桔梗、薄荷均可清火利咽，且桔梗还可治疗咽部肿烂。天花粉和白茅根均可清热生清，天花粉还可消肿排脓，茅根还能凉血清热。以象贝、橘红化痰、理气，灯心与淡竹叶清心除烦，止渴，安神，均有助于导火下行。

案5　余热未清兼气滞痰郁之喉痹案

某　喉痹痛肿已减，咳嗽口干亦轻，发热亦退，既见效机，仍以原法。

前胡一钱　鳖血炒柴胡一钱　杏仁泥二钱　象贝母三钱　酒炒黄芩一钱　蒌皮二钱　知母一钱五分　炒苏子一钱　橘红一钱　南沙参三钱　麦冬（去心）二钱　桔

梗一钱　玄参一钱　生甘草五分　茅根四钱　梨三片

【赏析】

本案喉痹痛肿经前治疗已减，所伴咳嗽口干亦轻，已无发热，说明热邪减轻，仍以清热解毒利咽之法，兼以滋阴生津。方以黄芩、知母、玄参清热解毒，象贝母、前胡清热化痰，杏仁降气平喘化痰，蒌皮、炒苏子、橘红理气化痰，南沙参、麦冬滋阴清热，桔梗、生甘草清热止咳利咽，茅根、梨均滋阴润肺生津，以防热病后期阴伤。

案6　喉中蒂丁缩短案

某　水不滋木，肝阳上升，挟三焦之火，上窜咽喉，蒂丁缩短作痛，巅顶亦作痛。宜滋肾柔肝，熄风清火。

明天麻　甘菊花　炙生地　净蝉蜕　海蛤粉　黑山栀　瓜蒌皮　夏枯草京玄参　粉丹皮　霜桑叶　川石斛　竹叶　荞饼

【赏析】

本案久病喉中蒂丁缩短作痛，连及巅顶，为肝肾阴虚火旺，宜滋肾柔肝，熄风清火。以明天麻、甘菊花、净蝉蜕清热平肝，熄风止痛。黑山栀清热泻火，夏枯草清泻肝火，玄参养阴生津、泻火解毒，粉丹皮清热解毒、凉血散瘀，霜桑叶散风除热、清肝明目。在诸清热药中，再配滋阴化痰药，如以炙生地、川石斛滋阴清热，竹叶清心利尿，海蛤粉清热利水、化痰软坚，瓜蒌皮润肺化痰、利气宽胸。最后佐以荞饼益胃健脾，降气宽肠，以防诸药过于寒凉而伤及胃气。

第六章 儿 科

一、感冒

案 1 腹泻吐乳案

某 婴儿乳食内伤，腹膨便泻青色，纳乳作恶。治宜导滞分利，还防转痢。

酒炒柴胡三分 猪赤苓各一钱五分 煨葛根一钱五分 焦白术一钱 大腹皮（洗）三钱 车前子二钱 藿梗一钱五分 半夏曲一钱五分 川朴八分 炒麦芽二钱 六一散（包）二钱 姜竹茹二钱 荷叶一角

【赏析】

婴儿乳食内停，食积化腐，湿浊内生，气滞不行，故腹膨满。清浊不分，故便泻腹痛，浊气不降，胃气上逆，故纳乳作恶。治宜行气消胀，化湿和胃，健脾消积。方以柴胡行气解郁，大腹皮行气消胀，车前子、六一散、猪赤苓利尿化湿，兼清其食积之内热，藿梗、荷叶芳香化湿，醒脾和胃，半夏曲、川朴、姜竹茹和胃化痰湿浊气，炒麦芽健脾胃以消食，焦白术健脾补气。葛根升提清气，以利降浊。

案 2 乳滞夹邪案

某 乳滞夹邪，发热口渴，宜解表和中。

藿梗一钱 青陈皮各八分 楂炭二钱 赤白芍各二钱 炒枳壳一钱 焦神曲三钱

川朴—钱　粉葛根—钱五分　淡黄芩—钱　黑栀—钱五分　车前子二钱　茅根五钱
姜—片

【赏析】

本案乳食积滞，又外感风热，以致发热口渴，外感内伤并见者应表里双解方能奏效，故宜解表和中。方以藿梗、青陈皮、楂炭、赤白芍、炒枳壳、焦神曲、川朴等和胃气，其中藿梗芳香化湿，醒脾和胃，青陈皮健脾胃，山楂、神曲消食和胃，赤白芍既可柔肝缓急以助脾胃之气，又可缓急止痛以治腹胀疼之症，枳壳、厚朴化湿行气消胀。葛根、淡黄芩、黑栀、茅根、姜等可散风除热解表，而葛根尚可升提清气，以治食积泻泄不止，黄芩还可疗湿热型泻泄，以防转痢。

案3　咳嗽胸闷案

某　稚儿发热咳嗽，胸闷作吐。宜表里并解。

前胡—钱　制半夏—钱　炒苏子—钱五分　赤白芍各—钱五分　象贝二钱　炒神曲二钱　薄荷五分　薄橘红八分　桔梗—钱　炒枳壳—钱　川石斛二钱　黑栀二钱
炒车前二钱　茅根四钱　荷叶—角

【赏析】

本案亦为小儿食滞感冒，既有食积之胸闷作呕，又有外感之发热咳嗽，表里并病宜表里双解。方以前胡、制半夏、炒苏子、象贝、桔梗止咳化痰，茅根、薄荷疏散风热以解表。炒神曲、薄橘红消食积化痰湿，炒枳壳行气消胀，黑栀清食积之郁热，川石斛益胃生津，滋阴清热，赤白芍柔肝止痛，炒车前、荷叶化湿健脾。

案4　外感风邪案

某　小儿感冒风邪，发热咳嗽，憎寒，杏苏饮疏解和中。

蜜炙前柴胡各—钱　桔梗—钱　枳壳—钱　桑叶—钱五分　生草四分　杏仁泥二

钱 半夏一钱 象贝一钱 橘红八分 赤苓二钱 姜一片 枇杷叶二张

【赏析】

小儿外感风邪，恶寒发热咳嗽，应以解表为主，而表邪入侵，常致胃气不和，故解表之中兼顾胃气。方以杏苏饮加减，前胡、桑叶清肺热而止咳嗽，桔梗、杏仁宣降肺气，化痰止咳，枇杷叶、半夏、象贝、橘红化痰止咳，枳壳行气化痰，生甘草、赤苓、姜健脾益气以和中。

案5 暑湿泄泻案

某 婴孩夏受暑湿，泄泻不止。

焦白术一钱 猪赤苓各一钱五分 六神曲二钱 车前子二钱 泽泻一钱五分 焦山楂三钱 生熟谷芽各三钱 荷叶一角

【赏析】

小儿夏受暑湿所致泄泻，为暑湿之邪伤及脾胃，运化失职。故应清化暑湿之邪，并健脾胃，消食积。方以荷叶芳香化湿，醒脾和胃，猪赤苓、车前子、泽泻化湿和胃，且有利小便以实大便之功，焦白术健脾补气，六神曲、焦山楂、生熟谷芽消食化积。

二、麻疹

案1 疹隐不透案

某 疹隐太早，咳嗽发热，宜开肺气。

薄荷 杏仁 象贝 连翘 桑叶 木通 郁金 紫菀

【赏析】

小儿麻疹初期，宜透不宜隐，现麻疹未外透，恐其疹毒内陷，急宜透疹解毒。伴见咳嗽发热，故治以宣肺止咳、清热疏风、透疹解毒。薄荷清热祛风，清利头目，透疹解毒，桑叶疏散风热，杏仁、象贝、紫菀止咳化痰，连翘清热解毒，并有外透风热之力，以防热毒内传入里。郁金行气化瘀，清心解郁，可解热病神昏，木通清热利尿，二药为解里热之品，驱逐入里之热邪，以防热邪内传生变。

案2　风热袭于肺胃之疹子初发案

某　风热袭于肺胃，疹子初发，身热形寒，胸腹不舒，宜疏解法。

蝉蜕（去翅足）一钱　炒牛蒡三钱　桑叶一钱五分　前胡一钱　杏仁三钱　桔梗一钱　橘红八分　通草五分　大贝三钱　连翘二钱　荷叶一角

【赏析】

本案疹子初发，既有外感之身热形寒症，又有胃气失和之胸腹不舒症，治宜表里双解法，外疏风热之邪，内调肺脾之气。蝉蜕、炒牛蒡疏散风热，清透疹毒，桑叶润肺清热，前胡、杏仁、桔梗、大贝宣降肺气，止咳化痰，橘红化痰止咳，行气和胃，通草泻肺火利水湿，连翘清热解毒，外透热邪，荷叶醒脾化湿。

案3　风热犯于肺卫之疹子初发案

某　风热犯于肺卫，疹子初发，身热形寒，胸闷不舒。治宜疏解。

蝉蜕一钱　牛蒡子（研）三钱　桑叶三钱　杏仁三钱　桔梗一钱　枳壳一钱　橘红一钱　大贝三钱　车前三钱　荷叶一角

【赏析】

本风热犯肺，故身热形寒，肺失宣肃，故胸闷不舒，故宜疏风清热，解表透疹。蝉蜕、牛蒡子既可疏散风热，又能透疹利咽，桑叶清肺热，杏仁、桔梗宣降肺气，枳壳宽胸理气，橘红、大贝化痰止咳，车前化痰清热，荷叶清暑利湿，疏散风热。

三、白疹

肺胃余热未清之白疹案

某　白疹密布头身，发热口渴引饮，余邪未清。治宜清解肺胃。

　　金斛二钱　知母一钱五分　银花二钱　淡竹叶一钱五分　六一散（包）三钱　生苡仁三钱　黑栀皮三钱　通草四分　芦根尺许

【赏析】

　　白疹密布头身，发热口渴引饮，说明肺胃之热毒较重，经前治疗后余邪未清，仍须继续清解肺胃热毒。因白疹密布头身，恐已入营，急须遵叶香岩"透热转气"法。据赵绍琴所理解透热转气之义，为营热之所以不能顺利透转到气分来，是因营与气之间有阻碍。因此，在清营热、养营阴的基础上，若再能排除营热外达的障碍，那么已入营之热就能迅速运转出气分而解了。这种排除障碍使已入营之热外透的方法即所谓"透热转气"。赵氏从其临床体会认为只要邪热在营分就可透热转气，故此法用之甚广。本病斑中热不解，气血两燔，热邪灼伤胃阴，石斛、知母急撤气热，开通道路，导营热外达，黑栀皮清热利湿而使热外达，银花清轻，透肺热外达，淡竹叶清风热而宣郁，以畅气机，六一散、通草清利水湿而导热邪外出，芦根甘寒，能清透肺胃气分实热，生苡仁清热化湿除以利湿热外出。诸药均从透热出发，兼养阴、除湿等，使热毒余邪迅速消弭。

四、痢疾

痢疾日久，脾肾阳虚之痢疾案

　　某　小儿久痢。

　　太子参（元米炒）三钱　炒冬术一钱　猪赤苓各一钱五分　苡仁四钱　泽泻一钱　煨木香五分　肉豆蔻四分　炒枳壳一钱　补骨脂（核桃肉拌炒）一钱　炙草四分　川朴一钱　车前二钱　荷蒂二枚

　　复诊：加桔梗五分

【赏析】

　　痢本由湿热之毒而发，但本案小儿痢疾迁延日久，已伤脾肾阳气，故体质从阴化寒，宜温补脾肾阳气，兼行气化湿。方以太子参、冬术、炙甘草健脾补气，补骨脂温补肾阳，肉豆蔻收涩止泻，川厚朴、煨木香、荷蒂行气温中化湿，枳壳行气化湿利肠，使补益收涩而不滞，猪赤苓、泽泻、车前、薏苡仁利水除湿健脾。一疹得效，复诊时在上方加桔梗，以升提肺气，更利于止痢固脱。

五、虫积

案1 气血亏耗，脾胃受损之寸白虫案

某 寸白虫久延未愈，面黄肌瘦。拟用丸法调理。

苦楝皮三钱 黄柏一钱 乌梅一个 胡连一钱 雷丸一钱 吴萸一钱 槐角一钱 川椒三十粒

上药共研末，用猪肠一段，洗净，饭锅上蒸烂和药为丸，如绿豆大。早晚米汤进下二三分。

【赏析】

寸白虫久延耗气血，伤脾胃，故面黄肌瘦。小儿生长发育阶段，后天脾胃为本，杀虫药多有小毒，易伤脾胃，故拟用丸法小量缓缓调理，祛虫以扶中土，在诸杀虫药配伍上亦有巧思：吴茱萸、川椒性热，苦楝皮、黄柏、乌梅、胡黄连、雷丸、槐角等性寒，诸杀虫驱虫药配伍，寒热适中，不伤胃气。另在制法上，以猪肠和药，意在以脏补脏，泻中有补。

案2 胃气反逆之长虫案

某 胃气反逆，长虫不安，其作痛也，陡然而起，截然而止。返蜇汤（方见《医醇賸义》胃中虫痛条）。

【赏析】

本案胃中虫痛，时起时伏，应杀虫止痛，以返蜇汤治之。鹤虱、雷丸、花椒杀虫止痛，当归养血活血止痛，茯苓、白术、苡仁健脾化湿，广皮、乌

药、砂仁、厚朴行气化湿，全方驱虫和胃兼顾，药性平和。

六、肺痈

风热毒邪壅滞于肺之肺痈案

某　小儿肺痈，症势甚笃，姑拟津肃。

蒸百部　合欢皮　生苡仁　陈橘红　石决明　瓜蒌皮　麦门冬　桑白皮　南沙参　怀牛膝　象贝母　甜杏仁　竹叶

【赏析】

肺痈多因风热毒邪壅滞于肺，热壅血瘀、血败肉腐，以致肺叶生疮，形成脓疡，多伴咳嗽，胸痛，发热，咯吐腥臭浊痰，甚至脓血相兼等症。本病治疗原则为清热解毒，化瘀排脓。现小儿肺痈症势深笃，可知其咳喘甚剧，吐物脓血相兼，故拟以清肃热痰。方以蒸百部润肺止咳，瓜蒌皮清化热痰、利气宽胸，麦门冬、南沙参润肺止咳，贝母清肺排脓，甜杏仁止咳平喘，桑白皮清肺火、平喘咳，生苡仁消痈排脓，合欢皮解郁和血、宁心消痈，陈橘红理气化痰，怀牛膝活血散瘀，竹叶清热利尿、除烦止咳，加入石决明者，取平肝潜阳，防风火上冲，助肺之肃降。

七、解颅

脾肾两虚之解颅案

某　两天不足，风阳上升，致成解颅，筋节酸软。宜调营和中，兼以熄风和络。

全当归　杭白芍　云茯苓　焦白术　金毛脊　川续断　川独活　左秦艽　怀牛膝　嫩桑枝　甜瓜子　甘菊花　川杜仲　生姜　红枣

【赏析】

解颅多为先后天肾脾两虚，又筋节酸软，为肝阴血不足，有阳亢化风之势，故宜补益脾肾，兼以熄风和络。方以全当归、杭白芍、川续断、怀牛膝、川杜仲、金毛脊补益肝肾之精血，云茯苓、焦白术、生姜、红枣健脾益胃，金毛脊、川独活祛风湿补肝肾，强腰膝，甘菊花平肝清热熄风。左秦艽、嫩桑枝祛风湿、通经络、利关节，甜瓜子散结消瘀以通络。

八、龟背

先天不足，后天失养之龟背案

某　两天不足，致成龟背。宜调营卫，兼利经络。

潞党参　云茯苓　冬白术　杭白芍　春砂仁　白归身　川独活　金毛脊
川断肉　左秦艽　嫩桑枝　陈广皮　黑料豆　荞饼

【赏析】

龟背为小儿先天肾精不足，后天脾胃失养所致。脊柱关节营卫不和，经络不通，故宜调营卫通经络。方以潞党参、云茯苓、冬白术、陈广皮、荞饼、春砂仁补益后天脾胃，以其俾气血速生，营卫充盈，杭白芍、当归身、金毛脊、川断肉、黑料豆补益肝肾精血，强壮筋骨，川独活、左秦艽、嫩桑枝通经络。

第七章 妇 科

一、月经不调

案1 月经先期案

某 心脾有亏，肝胆郁热，化火入血，经行先期而至，预作头晕，气撑胸闷，懒倦减食，皆属肝胆不和。宜和营，平肝。

川楝子三钱 当归二钱 郁金二钱 炙草五分 川断三钱 茯苓二钱 小胡麻二钱 蒺藜四钱 赤芍二钱 丹皮二钱 藕三片

【赏析】

本案经行先期由肝胆郁热，化火入血，迫血妄行所致。虑其心脾有亏在先，故懒倦减食；肝胆火郁，疏泄失司，气机郁滞，故预作头晕，气撑胸闷。治宜和营凉血，清热平肝。

方中川楝子性苦寒辛散，行肝气之郁滞，又可清肝胆郁热，一药二用，配郁金更有行气兼活血之意。当归养血活血，小胡麻养血润燥，赤芍、丹皮、藕凉血止血，又兼化瘀之功，诸药同用，和营之余兼顾肝体。茯苓、炙甘草调补心脾以振奋精神，恢复脾运。川续断补肝肾、固冲任，蒺藜质轻色白，可升可降，可散可补，即可平肝熄风，又可疏肝解郁，对于头晕，气撑胸闷者甚为合拍。

案2 气血瘀滞之痛经案

某 气血瘀滞，宜和营调畅。

当归二钱　丹参二钱　小胡麻二钱　香附二钱　乌药二钱　佩兰叶一钱　郁金二钱　木香五分　砂仁一钱　茯苓二钱　怀牛膝二钱　川断三钱　柏子仁二钱　姜一片　荞饼二钱　降香一钱

二诊：营分不调，佐以温理。

前方加川朴一钱　半夏一钱　艾绒一钱

【赏析】

本案未记录症候，据"气血瘀滞"四字，当有脘腹或胁肋胀满疼痛，舌面有瘀点或瘀斑，脉弦、涩等。理当和营血，调气机。

方中当归、丹参、小胡麻养血和营；香附、乌药、木香、砂仁、降香调畅气机；郁金行气活血两擅其功；气血瘀滞则令津液凝聚，遂以佩兰叶芳香以化之，茯苓淡渗以除之；妙在气血不畅又兼用调心肝之法，川断味苦，性温，入肝、肾经，此处以之补肝肾、通血脉，尚可止气血瘀滞之疼痛，怀牛膝补益肝肾，兼通血脉，二药同用，功效更甚；柏子仁补益心肝，令心可行血，肝主疏泄，如此气血自无瘀滞之虑；荞饼性味甘平，入脾、胃、大肠，《本草纲目》谓之"降气宽肠，磨积滞，消热肿风痛，除白浊白带，脾积泄泻"。能健脾益气，消积化滞，下气宽肠；生姜和中，与荞饼同用，调和脾胃。诸药同用，共奏行气活血之功。

二诊见营分不调，血得温则行，治宜温理气血。遂在前方之上加川朴行气解郁；半夏辛开散结；艾绒温经散寒。

案3　寒入血室之痛经案

某　寒入血室，行经作痛。宜调荣理气。

当归　丹参　香附　小胡麻　广木香　砂仁　乌药　新会皮　青皮　佩兰　川朴　肉桂　姜

二诊：加延胡　赤芍　郁金　沉香曲　枳壳

【赏析】

寒性"收引凝滞"，血室空虚之时更易感寒，遂致气血瘀滞，引发痛经，治当行气散寒，活血止痛。血室位处厥阴，方中乌药行气疏肝解郁，性温散寒止痛，为主药。肉桂、姜温散寒邪，肉桂又可通利血脉止痛，助乌药散寒；寒凝则气滞，香附、青皮皆助乌药行气疏肝解郁，辅以广木香、砂仁、新会皮、佩兰、川朴；女子"以血为用"，寒凝易致血瘀，且方中诸多辛温香燥之品，恐其耗血，故以当归、丹参、小胡麻养血、活血。

二诊在此基础上增强其行气活血之功，延胡索、郁金行气活血止痛，赤芍活血散瘀，沉香、枳壳即可行气又可降气。

案4 经期尻胯作痛案

某 男以肾为先天。女以肝为先天，盖缘肝为血海，又当冲脉，故尤为女科所重。营血久亏，肝气偏胜，冲脉受伤，每遇行经，尻胯作痛。抱恙日久，不易速廖。急宜养血柔肝，和中解郁。

全当归 杭白芍 茺蔚子 大丹参 玫瑰花 制香附 黄郁金 台乌药
云茯苓 冬白术 怀牛膝 蕲艾绒 合欢皮 降香片 荞饼

【赏析】

叶桂云："女子以肝为先天"，肝为藏血之脏，故为"血海"。冲脉为奇经八脉，隶属肝肾，"冲为血海"，故云"又当冲脉"，此言肝在女科生理、病理的重要地位。费氏论治女科痛经，多从调肝入手。《素问病机气宜保命集》云："天癸既行，皆属厥阴论之。"《傅青主女科》亦有"经水未来腹先痛"的论述，谓之"夫肝属木，其中有火，舒则通畅，郁则不扬。经欲行而肝不应，则抑拂其气而疼生"。若肝气郁结，或肝血不足，则气血瘀阻，经脉不利，进而出现"每遇行经，尻胯作痛"。

本案虽有"肝气偏胜"、"抱恙日久"，但方药中却无延胡索、三棱、莪术诸药，仅以全当归、杭白芍、丹参等柔肝养血，以平和之品养营调肝。云茯苓、冬白术顾后天生化之源，脾旺血生；蕲艾绒去胞宫之寒，寒去血凝自散。黄郁金善于活血而能疏肝，合欢花"竭忿怒，调营止痛"（张秉成《本草便读》），解郁兼可安神，二药是费氏常用的对药，配以制香附、台乌药、降香片、玫瑰花行气解郁，使气行则郁火自散；荞饼"炼脏腑滓秽浊垢，降气宽胸"（刘河间《素问病机气宜保命集》），虑其病程已久，经隧壅滞，并以怀牛膝调补肝肾（冲脉），兼通利血脉，引药下行。全方选药平和，和血祛瘀而不伤血伐正，疏肝理气而不破气耗阴，暖宫寒而无燥烈之弊，充分体现了费氏"和缓为宗，纠偏归醇"的思想。

案5　经乱腰腹酸痛案

某　经乱腰腹酸痛，气撑胸阻，乳房掣痛，过期则寒热气滞。肝胆失和，郁热不化。拟逍遥散平肝理气。

当归二钱　白芍一钱半　制香附二钱　丹参二钱　沉香一钱半　炙草五分　青蒿二钱　茯苓二钱　薄荷一钱　乌药一钱半　郁金二钱　柴胡四分　佛手五分　橘饼　桑枝

【赏析】

经乱当为月经周期紊乱，或前或后，属"月经愆期"范畴。周期紊乱，且伴腰腹酸痛，气撑胸阻，乳房掣痛，疼痛之处，为足厥阴经循行之所，皆因肝失疏泄，气机郁滞所致。过期月事不潮，多因肝郁气滞，究其病因，或寒或热。肝胆属风木，内寄相火，郁滞久则易从火化，故拟逍遥散平肝理气治之。费氏曾赞"逍遥散，于调营扶土之中，用条达肝木、宣通胆气之法，最为解郁之善剂"。本方去原方白术、煨姜，加制香附、丹参、沉香、青蒿、乌药、郁金、佛手、橘饼、桑枝而成。费氏慎用"升柴知柏"，推崇"和缓"用药，故方中柴胡仅用四分，轻取其量和缓疏泄肝胆之气。"气有余便是火"，遂辅以制香附、佛手疏肝解郁，沉香、乌药、橘饼行气解郁，使气行郁火自散。青蒿、薄荷辛散寒凉，疏泄肝胆之余又有散郁热之功。当归、白芍养血和营，养肝体助肝用。费氏喜用丹参，以之活血养血，除烦安神，于此较之丹皮更为妥当。郁金活血疏肝止痛，桑枝通利血脉，诸药同用，体用兼顾，气血同治，疏养并施，丝丝入扣，严谨周到。

案6　营气不和兼宫寒案

某　调营理气，兼暖子宫。

白归身　香抚芎　小胡麻　陈广皮　杭白芍　覆盆子　大丹参　广木香
白蒺藜　白茯苓　蕲艾绒　制香附　福橘饼　降香片

【赏析】

气血不和、冲任受损是妇科疾病的重要因机，本案虽未言及症状，但以方测证，当有气血不和之月事不调或痛经等症。治当调营理气，兼暖子宫。方中白归身、小胡麻、丹参、杭白芍养血和营，杭白芍兼有缓急止痛之功；川芎、陈广皮、广木香、制香附、福橘饼、降香片诸药行气止痛；蕲艾绒暖宫散寒；子宫最主要功能即排出月经，属血海的按时满溢，若气血不和，冲脉（血海）失司，则月事不调，故用覆盆子调补肝肾即调补冲脉；费氏认为营血不足，则肝阳易于僭越，白蒺藜一药功善平肝疏肝，对于肝阳上扰所致头晕、目眩、头痛或肝气郁结所引起的胸胁不舒、乳闭不通、乳房胀痛等症皆有良效，此方用白蒺藜取"未病先防"之意。

案7　月经不调案

某　营血不足，脾胃之气不和，月事不调，腰酸夜热，谷食减少，脘闷腹痞。当从养营，调畅肝脾。

当归　丹参　香附　川断　淮山药　砂仁　陈皮　佩兰　白蒺藜　丹皮
谷芽　佛手

【赏析】

本案血虚脾弱，营血不足，冲脉失养，血海不能按时满溢，故见月事不调，腰膝酸软，入暮潮热；脾虚不运则纳食减少，脘闷腹痞，治当养血健脾，血虚则肝阳易于僭越，脾弱则肝更易克之，故费氏疗妇科疾患，尤重调肝，本案亦是如此。营血不足，肝脾不调，故法当养营，调畅肝脾。

方中当归、丹参、丹皮养血活血；淮山药、谷芽健脾和胃，消食助运；砂仁、陈皮、佩兰行气化湿运脾以消脘闷腹痞；香附、佛手疏肝解郁；另白蒺藜平肝柔肝，川断补益肝肾，皆为费氏常用之品。诸药同用，共奏养血、调肝、健脾之功。

案 8 经水淋漓案

某 寒热久延，经水淋漓，腰腹腿酸，头眩胸闷，两关俱弦。黑逍遥散。

炒柴胡八分 炒薄荷二钱 炙生地三钱 香独活一钱 炙草五分 毛脊四钱 赤白芍各一钱半 丹皮二钱 橘红八分 酒炒川断三钱 当归二钱 桑枝三钱 核桃二枚

【赏析】

患者寒温失调致经水淋漓，久则伤血，故失于濡养而见腰腹腿酸，血不足则肝阳上僭故头眩；胸为气机升降之分野，肝失疏泄，气机郁滞故胸闷，两关俱弦亦是肝郁征象。证属血虚肝郁，治宜养血疏肝，方用黑逍遥散。

黑逍遥散为逍遥散加地黄（生地或熟地）而成，加用地黄有增其养血之功，适用于肝郁而血虚甚者。本案费氏以炒柴胡疏肝解郁，炙生地重用养血补肾以滋水涵木；薄荷辛凉，辛味发散助柴胡疏肝，寒凉之性助其退郁热；当归、白芍养血和血，赤芍、丹皮凉血散瘀，前者助柴胡疏肝，助生地养血，后者防郁久化热，又可防气滞而致血瘀；香独活、毛脊、酒炒川断补肝肾，川断酒炒更增其温通之力；另加桑枝通络止痛，以疗腰疼腿酸；橘红理气，使气行则血行；核桃补肾强腰；炙甘草甘缓益气健脾，调和诸药。

桑枝一药，费氏常用。本品微苦，性平，《本草汇言》谓之"去风气挛痛"，擅祛风通络，主治风湿痹证，尤宜于上肢痹痛。临证用之祛风湿，利关节，行水气，可治风寒湿痹，四肢拘挛，脚气浮肿，肢体风痒等症。

二、崩漏

案1 肝脾两虚之崩漏案

某 心生血，肝藏血，脾统血。今肝不能藏，脾不能统，是以荣血妄下行趋，崩漏不止。宜养血柔肝，补土收纳。

当归二钱　川断三钱　真潞参三钱　炮姜炭八分　茯苓二钱　金毛脊三钱　砂仁一钱　炒枣仁三钱　木香五分　陈皮一钱　莲子十枚　甜冬术（炒）一钱　杜仲三钱　红枣三钱

【赏析】

崩漏，意指出血非时而下，量多者为崩，量少者为漏，二者在临床上亦可相互转化，即由崩转漏，或由漏转崩。本病当属血循的异常。中医学认为血液的正常循行与心（肺）、肝、脾等脏均有关系，尤其与心主血（肺助心行血）、肝主藏血主疏泄、脾主统血的生理功能正常与否密切相关。在治疗上也秉承着"固本、澄源、塞流"的基本原则，辨证施治。

本案费氏认为与"肝不能藏，脾不能统"有关，故荣血非时而下，崩漏不止，治宜养血柔肝，补土收纳以复肝藏血、脾统血之职。方以潞党参、白术、茯苓、莲子、红枣补益脾胃之气，旨在滋生化之源以达统血之用；砂仁、木香、陈皮少用其量，理气醒脾，一者使补中有行补而不滞，二者芳香醒脾以助统血功能的恢复；当归养血和营，引血归经；"血见黑则止"，故炮姜炭用，温经止血之力更甚；崩漏多有冲脉不固，养血柔肝、补土收纳之余尚需调补肝肾以固冲摄血，遂增川断、金毛脊、杜仲三药；崩漏久则阴血耗伤，血不养心易致心悸失眠多梦诸症，炒枣仁养血安神，莲子、红枣补心、补血兼辅助之。诸药同用，补养肝脾，以复其藏血、统血之职。

案2 脾不统血之崩漏案

某 崩漏。

党参三钱　茯神二钱　白术一钱　当归二钱　炒枣仁三钱　杜仲三钱　川断二钱
陈皮一钱　木香五分　砂仁　青皮炭　红枣　姜荞饼

【赏析】

本案虽未论及症状，但以方测证，本证当属脾不统血之崩漏，治宜补益脾胃之气以统摄血液，选方以归脾汤化裁。方中党参、白术甘温健脾益气，以复脾统摄之力；当归辛甘温润，养血和血，引血归经；费氏认为本病，除责之脾不统血外，亦与心不主血密切相关，且崩漏日久势必伤血，心失所养，更易伴见心悸、失眠诸症，遂以党参、茯神补心气安心神，炒枣仁、当归补心血安心神；陈皮、木香、砂仁、青皮理气醒脾，有助脾之功能恢复，且青皮炭用，又可增其止血之功；杜仲、川断补益肝肾，固冲摄血；红枣、姜荞饼助参、术健运脾土，以复统血之职。

案3　肝脾不调之崩漏案

某　心生血，肝藏血，脾统血，郁怒伤肝，思虑伤脾，肝脾气郁化火，火旺血动，则肝不能藏，脾不能统，是以荣血下趋，崩漏不止。阴血既已下流，心失荣养，以致悸惕不宁，夜寐不酣。脉来虚弦而数，舌无苔而尖绛。姑拟养血柔肝，扶土摄纳。

归身　白芍　茯神　柏子仁　炒枣仁　乌贼骨　丹皮　阿胶　杜仲　川断　陈皮　莲蓬炭　牡蛎　棕炭

【赏析】

本案脏腑辨证当责之肝、脾，费氏已详细剖析之，崩漏不止因于"郁怒伤肝，思虑伤脾，肝脾气郁化火，火旺血动，则肝不能藏，脾不能统"。是以阴血损伤，心失所养，故心悸、惊惕、失眠。脉虚弦而数均为血虚肝火妄动之象，治当养血柔肝，扶土摄纳。方中归身、白芍皆入肝经，合用养血柔肝；茯神、柏子仁、炒枣仁补心气，养心血，安心神；阿胶为"血肉有情之品"，养血止血；杜仲、川断补益肝肾，川断又可止血；乌贼骨、莲蓬炭、牡蛎、棕炭收涩止血；陈皮行气醒脾助运；丹皮活血散瘀，使血止而不留瘀。

案4 气血两亏之久崩漏案

某 崩漏已久，荣血大亏，气血萎疲，纳少头眩，入夜潮热，势已成损，法宗经旨，久崩久漏，宜清宜通。

生地 丹皮 知母 白芍 茜草 甘草 丹参 侧柏 牡蛎 橘络 生石决

另补中益气汤。

【赏析】

"崩漏已久，荣血大亏，气血萎疲"理当补气养血，但本案患者久虚成损，症见"纳少头眩，入夜潮热"，治宜"澄源、清流"。久崩久漏，势必成瘀。方中以生地、丹皮清热凉血止血；知母滋阴清热；白芍、甘草同用，"酸甘涌泄为阴"，滋阴柔肝，敛阴缓急；侧柏、牡蛎收涩止血，侧柏兼凉血；生石决清热平肝；橘络行气疏肝通络；茜草化瘀止血，"一味丹参散，功同四物汤"，丹参一药，活血散瘀，二药同用，使血止而不留瘀。另加补中益气汤有助益气补中，升阳止血。

三、带下

案1 腰疼带下案

某 脾肾两亏，湿热下注，以致腰疼带下。宜培脾肾，利湿束带。

杜仲 川断 金毛脊 全当归 新会皮 丹皮 茯苓 制香附 统车前 银杏仁（去壳）三十粒 苍术

【赏析】

带下一病，中医学认为与肝、脾、肾三脏及带脉密切相关。肾藏精，正常带下便是肾精有余的部分，一般量不多，起濡润阴户的作用。肝主疏泄，脾主运化，二者功能协调则湿无由生。另带脉属奇经八脉，隶属肝肾。人体诸经皆纵向走行，惟带脉一经，环腰一周，起约束诸经之功。倘若肝失疏泄，脾失运化，带脉失约则气机郁滞，清阳不能上达，脾湿更易下注，遂成带下证。

此案脾肾两亏，脾不制水，肾不主水，皆易形成湿浊，湿为阴邪，易郁而化热，湿热下注，遂见腰疼带下，法当培脾肾，利湿束带。方中杜仲、川断、金毛脊补益肝、脾、肾，兼祛湿、温阳之力；全当归、丹皮养血活血；新会皮、制香附疏肝以疏理气机；茯苓、车前、苍术皆可祛湿以止带，但茯苓健脾渗湿，车前清热利湿，使湿热从小便而出，苍术燥湿运脾；银杏仁（白果）甘涩，有涩精止带之功，对于妇人带下属脾肾不足者颇为常用。

案2 纳少体倦带下案

某 内热伤阴，肝木侮土，遂成赤白带下，纳少体倦，脉细少神，此乃内伤劳倦之候。宜培脾肾，以抑肝木。

炒党参二钱 淮山药三钱 冬术一钱 归身二钱 桑寄生三钱 白芍一钱 炙草五分 莲肉三十粒 红枣五枚 桑枝三钱

【赏析】

如前所述，带下一病，与肝、脾、肾相关。若内伤劳倦，宜培脾肾，以抑肝木。方中淮山药、冬术皆有甘味，主入脾经，益气健脾，祛湿止带为主药，山药入肾，又可补肾固精止带；炒党参、炙草、红枣益气健脾，增山药、冬术健脾祛湿之力，上药同用，亦可扶土抑木；归身、白芍养血柔肝，养肝血而助肝用；桑寄生补肝肾兼祛湿；莲肉健脾祛湿；桑枝通络。

四、胎前疾患

案1 怀孕六月外感案

某 服药两剂，寒热未减，咳嗽头痛未解，寒甚腰疼。怀孕六月，仍防胎孕受伤，慎之。

前柴胡各五分　姜川朴一钱　酒黄芩一钱　南沙参三钱　白术一钱　煨草果五分　青陈皮各一钱　茯苓二钱　桔梗一钱　大白芍（桂枝二分煎汁妙）一钱　苏梗三钱　薄荷炭一钱　枇杷叶二片　茅根四钱　姜一片

【赏析】

本案病患妊娠六月而病外感，服药两剂后"寒热未减，咳嗽头痛未解"，说明表证未除，"寒甚腰疼"，提示因于外感风寒，且寒邪较甚。虑其已有身孕，为防胎孕受伤，需审慎用药。古云："产前一盆火，产后一块冰"，本证外感风寒宜发散风寒，但用药不宜过于辛散，当和解之，兼以清热安胎。方中苏梗外散风寒，行气宣肺，兼有安胎之效；前胡发散风寒，宣降肺气，尤善降气祛痰；柴胡解表散邪，酒黄芩走上走表，清解肺热，又可清热安胎，二药同用，外透内清，和解表里；妙在大白芍一钱以桂枝二分煎汁，取二药调和营卫，有助解表；姜川朴、青陈皮行气解郁，厚朴又可下气止咳，陈皮燥湿化痰；白术、茯苓、煨草果似有仲景"肾着"之意，以疗"寒甚腰痛"，三药又可温中健脾，祛湿化痰；桔梗宣肺祛痰；薄荷炭清利头目以疗头痛；枇杷叶肃肺止咳，南沙参养阴化痰止咳，与桔梗等宣降同用，止咳化痰；茅根清热利尿，使热从小便而出；生姜有助解表化痰。诸药同用，解表安胎，两擅其功，用于孕妇外感，甚为合拍。

案2　怀孕五月胸闷腹胀咳案

某　怀孕五月，肝气独旺，胸闷腹胀，寒热咳嗽，脉来弦滑而数，防其损胎。宜养营理气，清肺化痰。

石斛　青蒿　当归　白芍　川贝　蒌皮　香附　白术　条芩　橘络　牡蛎　赤苓　藕　鲜佛手

【赏析】

妊娠后"血聚养胎"，肝易失于疏泄，气机易于郁滞，故"肝气独旺"，"胸闷腹胀"，肝火易于犯肺，此时若加被风寒，遂恶寒、发热、咳嗽并见，

"脉来弦滑而数",是为气机郁滞,津聚成痰,又见肺热之征。治宜养营理气,清肺化痰。方中青蒿苦辛寒,疏肝透邪,条芩苦寒清热泻肺,二药合用清透并举,和解表里;当归、白芍养血和营,石斛甘润养阴;川贝、蒌皮、牡蛎清热化痰,川贝偏于润肺,蒌皮又可理气,牡蛎功擅化痰软坚;前人有云:"善治痰者,不治痰而治气,气顺则一身之津液亦随气而顺矣。"方中用香附、鲜佛手、橘络意在疏肝行气通络,便是使气顺则痰消;《难经·十四难》谓:"损其肺者,益其气",白术益气健脾补肺,培土生金;赤苓清热祛湿,既有助祛痰,又有助清热安胎;藕清热凉血,有助清肺平肝。全方养营理气,清肺化痰,针对本案木火刑金之咳嗽有痰。

案3 血虚脾弱 肝失疏泄之漏下案

某 经停两月忽行,淋漓旬余不止,胸阻作恶,乳肿腹痛。宜黑逍遥散加减。

潞党三钱 当归二钱 川楝子(炒)三钱 炙生地三钱 柴胡(炒)八分 丹皮二钱 川芎八分 乌药二钱 青皮一钱 赤白芍各一钱半 炒冬术一钱 炒荷叶一钱 金橘饼三枚 藕节三枚

【赏析】

费氏疗妇科诸疾尤重肝脾,出血病证尤其如此。漏下证于脾不统血,肝不藏血有关,且漏下日久,更易致血虚肝旺。本案经停两月又淋漓旬余,阴血损伤招致血虚脾弱肝旺。肝失疏泄,气机郁滞则胸阻;两乳为肝经所过,易致乳肿;肝郁木不疏土则腹痛。治宜养血健脾,疏肝解郁,方选黑逍遥散。方中炙生地滋阴养血止血,白芍养血和营,二者滋阴养血,纯补无泻,为"血中血药";当归养血和血,川芎辛温走窜,"上行头目、下行血海",行气活血止痛,二药辛而能行,为"血中气药",四药同用养血和血以疗血虚,又养肝血助疏泄;柴胡疏肝解郁;炒川楝、乌药、青皮增柴胡之功;潞党、炒冬术益气健脾,旨在补脾弱,"资生化之源,达统血之用",用于本案漏证的治疗,且脾健则能化生气血,又扶土以抑木;炒荷叶气味芬芳,醒脾助运;

金橘饼理气疏壅，健运脾胃；淋漓旬余易于留瘀，以丹皮、赤芍、藕节凉血活血散瘀，又可使血止而不留瘀。诸药同用，在黑逍遥的基础上去茯苓，加党参、川芎、炒川楝、乌药、青皮、丹皮、藕节等而成，以黑逍遥原方养血健脾，疏肝解郁，又虑其漏下日久，酌加疏肝、凉血、散瘀之品，防血虚肝旺，使血止瘀去。

五、产后疾患

案1 产后腹胀案

某 产后受寒，兼之郁怒伤肝，血海空虚，冲气上逆，大腹胀满而痛，恶露淋沥，至今月余。宜以温中、降气、和营。

当归三钱 酒炒白芍一钱半 川断三钱 丹参二钱 青陈皮各一钱 六曲（炒）三钱 桂枝三分 乌药一钱半 制香附二钱 炙草五分 煨姜二片 橘饼二枚 桑枝三钱

【赏析】

产后病理特点为"多虚多寒多瘀"。因产后血海空虚，易感寒邪，且血不养肝亦易致肝之疏泄失调，若兼郁怒伤肝，则气逆于上，症见"胀满而痛"。产后宫内余血浊液排出体外，即为"恶露"。此案产后感寒，血脉凝滞成瘀，故恶露淋漓不尽，持续月余。其病机为血虚感寒，瘀血内阻胞宫，兼冲气上逆，法当温中、降气、和营。方中当归辛温质润，养血和血，温经散寒，引血归经，一药多用，为主药；白芍酸、甘，微寒，《本经》、《别录》谓之："除血痹"、"通顺血脉，缓中，散恶血，逐贼血"，功擅养血和营，敛阴止血，本品酒炒和营之力更著，增当归养血和营之效；川断补益肝肾，固冲止血；乌药、制香附、青陈皮同用，疏肝降气；桑枝通利血脉，丹参活血祛瘀，二者同用，有助当归、白芍等和营；桂枝、六曲、炙草、煨姜、橘饼同用温中散寒，补中摄纳以止漏下。

桂枝一药，颇耐寻味。《伤寒论》以桂枝加桂汤治疗奔豚证，系因烧针后，针处被寒而起，心阳发越太过而虚损，故下焦寒气乘虚上僭阳位而发，故以桂枝重用至五两温通心阳，平冲降逆，即仲景用桂枝疗"冲气上逆"必重用，但本案桂枝仅用三分，为当归用量的十分之一，白芍用量的五分之一，若谓之"平冲"似有不妥。费氏谓本证"冲气上逆"，当不同于仲景之水气（下焦寒气）上冲，而系产后血海（冲脉）空虚，肝旺失于疏泄而郁滞，甚者气逆于上，遂以乌药、青陈皮、制香附等疏肝下气。桂枝辛、甘、温，功擅温经散寒，本案中桂枝与芍药、桑枝、丹参等同用，有助和营通瘀；与六曲、炙草、煨姜、橘饼等同用，有助温建中阳兼散寒之意。桂枝、白芍取调和营卫功效多等量使用。桂为血分阳药，主走表；芍为血分阴药，主走里。二物平配，则桂得芍，而不任性走表；芍得桂，而不任性走里。走于不表不里，而行于营卫，揭示了配伍用量的独具匠心。历代伤寒医家多以之为准绳，但在临证时可以根据病情，视配伍的其他药物而灵活变通，本案方中已配伍较多的温热药（乌药、制香附等），桂枝用量又未尝不可低于芍药，本方即为白芍用量的五分之一。

案2 产后外感案

某 邪热内蕴，肺胃受病，发热咳嗽，痰多头眩，胁痛，由产后感冒所致，宜疏解上焦，肃化痰热。

苏子梗各二钱 香青蒿一钱半 豆卷四钱 川贝二钱 防风一钱 法夏一钱 杏仁三钱 蒌皮三钱 橘红一钱 茯苓二钱 生草五分 枇杷叶二钱 雪梨半只

【赏析】

产后体虚，易感外邪，邪正交争则发热；外邪郁遏卫阳，久则化热，致邪热内蕴，肺胃宣降失司，津液凝聚成痰，且邪热内蕴也易灼津成痰，故咳嗽痰多；痰浊上泛或阻遏清阳则头眩；痰阻气机则胁痛。病机为痰热内蕴，肺失宣降，兼外感；治宜疏解上焦，肃化痰热。方以苏子、苏梗宣降肺气，止咳化痰，苏子兼润肠通便，肠腑的通降有利于肺气的肃降，苏梗长于行气，使气顺则痰消；青蒿辛、苦，寒，善透表、退热；防风疏散外邪，助解表之力；川贝、蒌皮清热化痰，川贝兼润肺止咳，蒌皮兼宽胸理气；《内经》云："肺苦气上逆，急食苦以泄之"，方中杏仁、枇杷叶肃降肺气止咳；豆卷重用，本品甘，平，入脾、胃经，为发表之轻剂，既可解表透邪，又能清利湿热，本方使用除解表外，与其他清热化痰药同用有助肃化痰热；法夏、橘红、茯苓有"二陈"之义，化痰、理气、祛湿健脾，标本兼顾，使痰无由生；雪梨助川贝润肺化痰；生草清热和中，调和诸药。上药可视为在清气化痰丸的基础上化裁而来，为该方去胆南星、黄芩、枳实加疏风解表药而成，针对产后感冒，痰热内蕴又兼表邪未解，故弃过于苦寒之胆南星、黄芩等，仍以川贝、蒌皮等保留清热化痰之功，更以苏子梗、防风、豆卷等解除外邪，既肃化痰热，又疏解上焦，使邪祛正安。

案3 腰痛带下案

某 小产后，肝肾皆亏，腰痛带下，肢体倦怠，六脉虚软。宜和养疏络。

川芎八分 黄芪三钱 补骨脂一钱 苡仁三钱 法半夏二钱 金毛脊三钱 当归二钱 防风一钱 陈皮一钱 炙草五分 核桃二个 桑枝三钱

【赏析】

小产后，冲任二脉受损，肝肾皆亏，精血不足，"腰为肾之府"，故病腰痛；肢体倦怠，六脉虚软皆为虚弱征象。

黄芪甘、温，大补脾肺之气，升阳有助止带，当归养血活血，二者同用，取当归补血汤之意，补气生血，使气旺则血行，使祛瘀而不伤正；川芎活血行气止痛，协核桃、桑枝等助当归活血祛瘀；补骨脂、金毛脊温补肾阳；薏苡仁甘、淡，微寒，健脾祛湿止带；法半夏燥湿、陈皮理气燥湿健脾和胃；防风辛而微温，有"风药润剂"之称，本品散肝舒脾，祛风胜湿有助止带；炙草益气健脾，调和诸药。

案4 头眩心悸身痛案

某 劳倦内伤，又值三月小产，淋漓不止，头眩心悸，筋骨疼痛，自汗，治以益气养营，兼交心肾。

西党三钱 炙草五分 柴胡五分 艾绒炭八分 炒白芍一钱 炙芪三钱 当归二钱 炙升麻三分 麦冬一钱 二泉胶三钱 广皮一钱 川断三钱 血余炭二钱 藕节二枚

【赏析】

此案本有劳倦内伤，或致气血亏虚，又因三月小产，产后多虚多寒多瘀，遂致恶露淋漓不止，气血愈发损极，头眩心悸皆为失于荣养之征；血虚不得荣润、血瘀不得通利，故见筋骨疼痛；气虚不能固表遂致自汗。由上推知，病起于气血亏虚，血行不畅，治宜益气养营。本案产后阴血匮乏，肾水不能上济于心，心血、心气不足故心悸、自汗等症并见，因此兼治以"交心肾"。

本方可视为补中益气汤的加减方。方中炙芪、西党、炙草甘温益气健脾；当归、炒白芍养血和营；两组药同用，益气养营，针对劳倦内伤、小产所致之气血亏虚；"下部的出血忌沉降"，宜升提，方中柴胡五分，炙升麻三分，二药轻取其量，与炙芪同用，升阳举陷，与其他补气药同用，补气升阳有助止血；广皮行气健脾，于大队甘温补气之品中用之，使补中有行，补而不滞，又有助血行；艾绒炭温经止血，尤宜于产后；麦冬、二泉胶养阴补肾，使肾水上济于心，来交通心肾；川断补肝肾，强筋骨，兼止痛止血，对筋骨疼痛颇为合适；血余炭、藕节收涩止血，助艾绒炭止血之功。

六、妇科杂病

案1 停经两月案

某 经停两月，诊脉虽滑，而痰饮变为滑。更兼乳儿之期，经本无常，是以难定弄璋。刻下寒热咳嗽，胸阻气呛，倦怠无力。急宜疏解平肝。

苏梗二钱　炒枳壳一钱　杏仁三钱　乌药二钱　桔梗一钱　青陈皮各一钱　竹茹二钱

复诊：加沉香曲一钱半、南沙参三钱、丹皮二钱，去苏梗。

【赏析】

滑脉见于多种疾患，具体辨证尚需四诊合参。此案患者虽经停两月，诊见滑脉，费氏结合其他病情资料，考虑为痰饮所致（此处亦值得引起临床医务工作者重视，需审慎辨证，四诊不可偏废）。患者正处哺乳期，月事无常，也可致经停不潮者，加之刻下症见寒热咳嗽，胸阻气呛，倦怠无力，考虑为肝郁犯肺，木郁刑金，治宜疏解平肝，同时宣降肺气以止咳。方以苏梗、乌药、青陈皮行气疏肝；枳壳苦辛微寒，行气消痰，使痰随气下，以通痞塞之功，桔梗宣肺祛痰，炒枳壳、桔梗合用即枳桔散，升降同用，调畅气机，杏仁肃肺止咳，竹茹甘而微寒，入肺、胃、胆经，功善清肺化痰止咳，诸药同用，使气郁疏解，肝郁平复，自无犯肺之虞。

复诊增其降肺之力，去苏梗，加沉香曲以下气消痰；南沙参养阴又兼化痰止咳之功，丹皮凉血祛瘀，入阴分，善泻阴分伏火，此案用之有泻肝之意，又可防诸行气药辛香燥烈助热动血之弊。

案2　肝胃不调案

某　血亏气多，肝胃不调。宜和荣畅中，兼利节络。

当归　茯苓　焦白术　胡麻　香附　陈皮　川断　牛膝　姜枣　桑枝

【赏析】

妇人经、孕、胎、产、乳多有阴血耗伤，常伴"阳常有余，阴常不足"之生理特点。此案血亏气多，更易致肝气郁结，肝胃不和。血虚失于濡养，则可见周身不利之支节不适，或麻木，或屈伸不利等等；肝胃不调，易致气机郁滞，胃失和降，故见脘闷、呃逆诸症，法当和荣畅中，兼利节络。方中当归、胡麻养血和营润燥；茯苓、焦白术、姜、枣健脾和胃；香附、陈皮行气疏肝；川断、牛膝补肝肾、强筋骨，二药同用，兼有通脉止痛之功；桑枝通络针对支节烦疼。

案3 肝阴亏虚之乳核案

某 女以肝为先天，肝为血海，又当冲脉，故为女科所重。营血久亏，风阳内动。宜养阴调营，柔肝熄风。

南沙参 广皮白 甘菊花 苍龙齿 云茯苓 白归身 夜合花 白蒺藜 淮山药 大丹参 生石决 川郁金 莲子肉 毛燕窝

【赏析】

费氏颇为赞赏"女以肝为先天"，治疗妇科诸疾尤重调肝，因"肝为血海，又当冲脉"。"女子以血为用"，营血常有不足，若营血久亏，血不养肝，则风阳易于内动。此案虽未言及症候，但推知多有肝风内动之头眩、头痛、失眠等症，证因营血亏虚，肝风上扰，治宜养阴调营，柔肝熄风。方中以南沙参、毛燕窝补肺祛痰养阴，滋水涵木，清金制木，培土抑木，为费氏所常用；甘菊花、白蒺藜、生石决清肝明目，平肝柔肝之效甚著，平肝熄风，可谓有的放矢；淮山药、云茯苓、莲子肉健脾祛湿，山药又补益肺肾，治生痰之本；苍龙齿、夜合花一重镇安神，一补养安神，莲子肉调补心脾，针对此虚实夹杂之心神不宁；白归身、大丹参养血柔肝，丹参兼有清热除烦安神之效；广皮白、郁金行气活血，使补中有行。

案4 肝肺两虚之乳核案

某 阴分久亏，肝阳上僭，乳中起核，呛咳头痛。宜养阴调营，柔肝保肺。

南沙参 瓜蒌皮 杭白芍 桑白皮 云茯苓 象贝母 潼蒺藜 降香片 苡仁 左牡蛎 荞饼 白归身 夜合花 杭菊花

【赏析】

本案阴血不足，遂致肝阳上僭，肝失疏泄，气机郁滞，津液凝聚，遂成"乳核"。病位在双乳，属厥阴经经脉循行之所，又中医历有"乳房属肝，乳头属胃"之说，故治疗上多从肝脾（胃）入手。然本案除"乳中起核"外，尚有痰饮他症。清·汪昂《医方集解》有云："痰随气升降无处不到"，津液凝聚成痰，除形成乳核外，上犯于肺则呛咳，阻遏清阳则头眩、头痛等等。本证当属血虚肝郁，痰浊犯肺，治宜养阴调营，柔肝保肺。方中南沙参、瓜蒌皮、象贝母化痰治标；杭白芍、杭白菊、潼蒺藜柔肝平肝；桑白皮泻肺；云茯苓、薏苡仁淡渗健脾，治生痰之本；左牡蛎软坚散结；白归身养血柔肝；夜合花养血安神通络；降香片行气散郁；荞饼调理脾胃。诸药同用，共奏养血柔肝保肺之功，肝脾同治，体用并调，标本兼顾。

案5 肝肾阴亏之乳核案

某 水不滋木，肝阳上升，乳中起核。宜培土生金，化痰软坚之治。

南沙参 淮山药 象贝母 炙僵蚕 云茯苓 白归身 陈橘红 黑料豆
女贞子 制半夏 瓜蒌皮 左牡蛎 红枣 荞饼

【赏析】

乳核一病，肝失疏泄为世人所共识，但费氏认为其深层次病因尚与肾阴不足，水不涵木而致肝阳上升，气郁津液不布，凝结成痰核。"脾为生痰之源，肺为贮痰之器"，治病求本，故拟培土生金，化痰软坚之法，兼以补肾。方中南沙参养肺胃之阴，清金制木，培土抑木两擅其功；象贝母、炙僵蚕、制半夏、瓜蒌皮化痰散结，左牡蛎软坚散结；淮山药、云茯苓健脾以杜绝生痰之源，山药平补肺、脾、肾三焦，使津液四布，治本之意了然；白归身养血活血；陈橘红，辛苦而温，燥湿化痰，《本草纲目·果部》卷30云："橘皮，苦能泄能燥，辛能散，温能和。其治百病，总是取其理气燥湿之功。同补药则补，同泻药则泻，同升药则升，同降药则降。脾乃元气之母，肺乃摄气之籥，故橘皮为二经气分之药，但随所配而补泻升降也"，方中用之既可助沙参、贝母等祛痰，又可健脾，增山药、茯苓之功，尚可理气，颇有"善治痰者不治痰而治气"之意，使气顺则痰消；黑料豆色黑入肾，与女贞子同用，补肾填精，针对肾水不足；红枣、荞饼调理脾胃，有助陪土生金。全方标本兼顾，仍以化痰散结治标为主，陪土生金、补肾为辅。